U0105209

第二版

圆运动的古中医学

彭子益 著

李 可 主校

李洪渊 主编

全国百佳图书出版单位
中国中医药出版社
·北京·

图书在版编目（CIP）数据

圆运动的古中医学 /（清）彭子益著；李可主校；李洪渊整理 . -- 2 版 . -- 北京：中国中医药出版社，2024.5

ISBN 978-7-5132-8723-4

Ⅰ . ①圆… Ⅱ . ①彭… ②李… ③李… Ⅲ . ①中医学—中国—古代 Ⅳ . ① R22

中国国家版本馆 CIP 数据核字 (2024) 第 070381 号

中国中医药出版社出版
北京经济技术开发区科创十三街 31 号院二区 8 号楼
邮政编码　100176
传真　010-64405721
河北品睿印刷有限公司印刷
各地新华书店经销

开本 787×1092　1/16　印张 20.5　字数 375 千字
2024 年 5 月第 2 版　2024 年 5 月第 1 次印刷
书号　ISBN 978 - 7 - 5132 - 8723 - 4

定价　45.00 元
网址　www.cptcm.com

服 务 热 线　010-64405510
购 书 热 线　010-89535836
维 权 打 假　010-64405753

微信服务号　zgzyycbs
微商城网址　https://kdt.im/LIdUGr
官 方 微 博　http://e.weibo.com/cptcm
天猫旗舰店网址　https://zgzyycbs.tmall.com

如有印装质量问题请与本社出版部联系（010-64405510）

《圆运动的古中医学（第二版）》
整理委员会

主　　校	李　可				
主　　编	李洪渊				
执行主编	刘　超	陈嘉彬	胡天静	陈君富	蒋良君
编　　委	李　可	李洪渊	刘　超	王晓鹤	吕　英
	孔乐凯	李建西	雒晓东	李　芹	严　芳
	陈长青	陈嘉彬	胡天静	陈君富	蒋良君
	陈　璞	孙喜冬	马金莲	齐玉茹	梁　健
	刘加申	姚　钧			

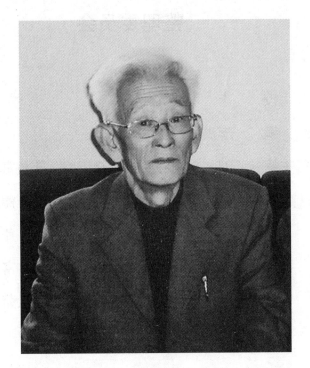

李 可

遇到《圆运动的古中医学》，是我一生中最大的机缘。这本书让我找到了中医的灵魂。

当今这个信息发达的时代，中医知识的积累很容易，但构建纯正的中医知识体系较难，建立纯正的中医世界观更难。

我是热爱中医的，高考第一志愿填报的就是中医学院。当我从中医学院毕业后，并没有像自己想的那样进入医院成为一名中医临床医生，而是留校在中医学院从事教学管理。1995年我去中国中医研究院（现中国中医科学院）学习了研究生课程，但自我感觉似乎还是没有学会怎么看病。直到2005年山西省卫生厅抽调我参加全省中医基本情况调研，我发现很多自学中医的民间老中医看病的疗效很好！——为什么我专业学习中医多年，还不如一个自学的民间中医呢？此后，我拜访山西灵石李可老中医，他讲述自己对历代医家的认识，一席话完全改变了我对中医的认知：能否成为好中医，不是悟性的问题，是系统中医知识的传承，是中医世界观的问题。

每一次观看李可老中医诊疗过程，包括开方用药的剂量以及疗效，都完全震撼到我，让我觉得自己找到了一个真正的中医。于是毫不犹豫地磕头拜师！拜师之后，师父讲他的医学体系的形成，得益于一本书，即《实验系统的古中医学》，作者是清末民初的彭承祖，字子益。当时师父手边只有一个残存的早期版本。师父说：这书最后一版命名《圆运动的古中医学》，可惜多方寻觅而难见真迹。当时并未意识到这本书的真正价值。后历时一年多，最后在北京国家图书馆找到保存最为完整的底本。于是，我将本书逐页进行拍照。学术乃天下之公器。——秉承师父的意愿，将我历尽辛苦找寻的《圆运动的古中医学》照片全部发布在当年人气很高的伤寒论坛网上，与一些喜欢传统中医的网友共同整理、校对。此后，我们多方奔波，力求全面系统地还原历史，又搜寻了多种其他参校版本，互补遗缺。所以说《圆运动的古中医学》是多个不同历史时期版本的精华汇集。最终将历经十多次精细校勘的版本请师父审定。2007年在中国中医药出版社鼎力支持之下，《圆运动的古中医学》（含续集）得以出版问世。

在恩师引领下，我读此书过了第一关——"明理关"，之后跟师临床学习，整理医案，使我重新回到了中医临床之路，把自己的爱好变成了工作。院校教材的知识就像叠放整齐的树枝，《圆运动的古中医学》更像一棵树，有条理、有脉络可循，是一棵有生命、有灵魂的树。

再版之际，十八年过去了，恩师也离我们而去，但他的名字却被更多的人牢记在心。古中医学术流派，从国家层面得到广泛认可。山西"李可传承工作室"得到国家中医药管理局专项科研资金支持；广州建立"国家李可学术流派传承基地"；广东省中医院创建了纯中医、古中医的危重病科室；山东、福建、甘肃乃至全国各地弟子代代传承……可以说，李可老中医的学术思想与临床经验影响了一个时代！

师父说："我没有创什么派，只是回到汉代以前的中医之路，一定要冠个名，就用彭子益的古中医吧！"今年央视的《中国中医药大会》节目中演绎了汉代医圣张仲景，跨越时空，以古今对话的方式，将悬世之壶交给了老中医李可的场景。这是全社会在疫情之后对中医的进一步认可，也是对恩师"当代仲景"的认可，因为他将失传了500余年的中医方药剂量找回来了，并验证于临床。在疫情中，中医能够超常规、破格大剂量使用中药抢救危重病人，是因为有先行者的经验。恩师在这个时代，是运用大剂量中药治疗急危重病的第一人，他完全恢复了汉代经方的用法用量，并进一步突破创制新方，取得了神奇的疗效。"复兴中医，舍我其谁"，是他的使命，是他对弟子的嘱托，也是他一生的写照！

恩师李可自学中医，博览群书。通过学习《圆运动的古中医学》，他早年形成了自己的中医知识体系、建立了纯正的中医世界观。在学习浩瀚的中医典籍过程中，他能够明辨是非，取长补短，反复验证于临床实践，不断创新。好的中医都是全科医生，得益于中医是从生命的角度研究人的身体，中医天地人一体的生命宇宙观，面对疾病，是从系统的角度调治身心。恩师当年在缺医少药的乡村，面对病种繁多、病情危重的患者群体，走出了一条纯正的中医成才之路。

再版之际，我用自己的亲身体会，再一次向广大中医学者推荐此书！我从不会看病的科班中医到学会了看病，得益于此书，每一次重读此书，都会有新的体会。因为它是经典，恩师把它誉为中医"第五经典"，其他的中医古籍是学术专著，而这本书是教材，因为它把很多最基本的原理讲出来了。古代学者读四书五经、研究周易，具备阴阳五行的世界观，"秀才学医，如笼中捉鸡"，现代中医学者最欠缺的就是这个东方的世界观。反复读此书，正是补齐了这一课，它能循序渐进地把人引入纯中医、古中医之门。

这本书，讲时间的规律——天时；讲不同时间地球的特点——地理；讲人处于这个时空的状态——人和。天地人一体的观念贯穿始终。

这本书，讲阴阳。阳的本性上升，阴的本性下降，阳升极而降，阴降极而升，才有了生命，这就是太极图。阳主阴从，有阳光是白天，没有阳光是夜晚，这是以阳为主导的阴阳关系。

这本书，讲五行。真实的五行图是土居于中，左木升右金降，上南下北，左东右西，这是中国古代河洛文化的坐标图，是与真实人体直接对应的，不是五角星形的五行相生相克的关系图。

这本书，讲六气。在天为六气，这是构成宇宙的六种精微的能量态物质，在不同的时间，气候的状态就是它的表现；在地为五行，多的一气叫相火，如阳光，周流于我们这个五行世界。

这本书，讲经络。十二条经络的名字，都是描述经络的本质，十二经络如道路，不同的道路上运行着不同的六气，有的只有一种气，有的有两种气，名字就是这么简单，就好比公路上就是汽车，人行道上就是行人，航线上就是飞机。西方科学家找经络实质，犹如空气中找飞机，是因为不懂经络的本质。

这本书，讲脏腑。人秉造化的五行而生脏腑，五脏各有功用，脾土运化，肺金收敛，肾水封藏，肝木疏泄，心火宣通，相火燔灼。人身处处都有这样的作用。这些作用太过与不及就会病，但脾土的运化、肾水的封藏、相火的太过却不是病，脾土又有填实吃多的病，相火又有不降的病。

这本书，讲经方。内伤病六个方，外感病十个方，把框架先教给你，读到溜熟，再看经方，满眼皆是熟悉的感觉。提出了"本位病"的概念，脾土不运化用理中汤，脾胃本位病就是虚寒湿，肺金本位病就是津伤而燥，肺金不降。

这些最基本的原理，教材上没有系统讲解，散见于整整齐齐的知识点中，全靠悟性。犹如让我们从国级大师的棋谱中悟出"马跳日，象飞田"这些原则，如果最后学不会，则说是悟性不够。系统的知识体系传承，增长的是智慧，不仅仅是知识的堆积，大道至简。所以《圆运动的古中医学》这本书，值得我们现代中医学者反复阅读。

中医成才之路，前人总结出来有三点。一是读经典，目的是形成正确的观念，具体的体现就是掌握中医的原则、原理。本书第一部分就是精简的适合现代人的内容，反复读会形成古中医的观念，这些观念是辨证思维的基础，是中医的灵魂。二是跟名师，不仅是跟名师出诊，而且是跟随名师的成才之路。恩师在本书序言中写道："久历临床者读之，更如醍醐灌顶，格外亲切。犹如长者在侧，耳提面命……"恩师自学成才，崇尚仲景之学，从古中医学入门，博采众家，走名师成才之路，这是真正的跟名师。三是多临床，反复临床，悟到了明白了，只有临床实践中多验证、反复验证，变成自己的东西，明悟加验证，才是真的学会了。

传承古中医，是复兴中医的第一步，结合时代的特点，解决广大人民群众的健康问题，才是中医真正的复兴。中华民族的伟大复兴，一定是中国古代文化大智慧的复兴，中医当为排头兵。

李洪渊

2024 年 3 月 30 日于太原

古中医学派，必将逐一攻克世界十大医学难题中之心、肺、肾三衰及肿瘤等奇难重危急症！

向读者推荐中医"第五经典"：彭子遗书，中医之魂！

彭子遗书——《圆运动的古中医学》（原名《实验系统古中医学》），经半个世纪苦苦搜求，遍访山西全境、南北七省而不可得。终于在2005年夏末，由山东孔乐凯、广东梁健、广西刘加申提供信息，山西李洪渊亲赴北京中国国家图书馆影印成碟（残本），云南姚钧、北京陈璞无私献出珍藏秘本，又经7个月汇集各种版本，互补遗缺，终使彭子遗书基本搜集齐全。又经中国中医药出版社鼎力相助，本书始得以出版问世。

彭子遗书，是近百年中医史上的一座丰碑！

彭子遗书的问世，将唤醒国魂与医魂！将引起中医界高层的沉痛反思，将引导老、中、青三代中医走出误区与迷阵，开创中医复兴的新世纪！

医学无国界，彭子的古中医学说思想，是古代中华文化大智慧的结晶。世界医学的有识之士，必将受她的启发，重新认识"生命与宇宙整体观"，借鉴彭子学说，实现战略突破，从困境中脱茧而出。中国的古中医学派，必将逐一攻克世界十大医学难题中之心、肺、肾三衰及肿瘤等奇难重危急症，为全人类的健康长寿作出重大贡献。

彭子，讳承祖，号子益（1871—1949），云南大理鹤庆人，清末民初著名白族医学家。实验系统古中医学派创始人。

我尊称他为彭子，是因为他是"中医复兴之父"，是继医圣张仲景之后第二位医中圣人。他以《易经》河图中气升降圆运动之理，破解《内经》《难经》《神农本草经》《伤寒杂病论》及温病学说的千古奥秘，批判地继承、发展了古中医学，从头绪纷繁的古医经中，理出了"生命宇宙整体观"、科学实用的中医系统科学，成为当代继承发展中医学的入门向导、成功阶梯。他传承经典之路，为古圣继绝学，为后世创新篇，保存了古中医学火种，厥功甚伟！

我尊称他为彭子，还因为他最具中华民族的高风亮节，是骨头最硬、脊梁最直的铁杆中医。他所处的时代，正是中华民族屡遭侵略屈辱，西方资本集团垂涎中国四万万人的大市场，以传教、办现代医院，以庚子赔款培养青年西医，诋毁、弱化、消灭中医的手段，基本实现了其占领阴谋的时代。中医被四面围剿，一部分中西汇通派落入了圈套，学成归国的海归派，如余云岫之流成为他们灭绝中医的急先锋。正是在中医生死存废的历史关头，彭子奋力支撑将倾的大厦，以坚韧不拔的毅力，以半个多世纪的漫长岁月，为保护中医，传承古中医学正统，足迹遍及山西、湖南、江苏、四川、广西、云南，所到之处，办学、讲学，为民众义诊，口传身授，引导学生从事古中医学的临床验证，为祖国培育了大批中医后继人才，同时日以继夜，呕心沥血，先后经 31 次修订，完成了《圆运动的古中医学》的写作。书中的每一句话，都是对余云岫《灵素商兑》的义正词严、有理有据的批判。彭子在山西 20 余年间，太原一度瘟疫大流行，他以病弱之体为患者施诊、施药，救治了成千上万的病人，医学史上传为佳话。

彭子遗书的另一功绩，是找到了古中医传承断层的脉络。他认为，晋唐之后中医学派蜂起，大多背离了《内经》主旨、医圣张仲景正统。后世儿科、温病学派、时病派均标本倒置，不识人体本气自病之理，误标作本，妄杀许多人命。沿袭数百年，贻害匪浅。我读彭子遗书，深感她不仅是医病之书，更是一册"医医病书"，久历临床者读之，更如醍醐灌顶，格外亲切。犹如长者在侧，耳提面命，反思一生医事之成败，顿觉今是而昨非！对老、中、青三代中医，特别是受西化影响较深的现代中医，更要彻底"洗脑"，以不辜负中医复兴大业的使命！

诸多妙谛，细读自知。久患目疾，读写均极困难，略述感悟如上。是为序。

李　可

2007 年 4 月 21 日夜

一、居今日科学昌明时代而编著学中医的书籍，一要不止能保存中医原有的功效，而且要能增加中医原有的功效，并且要缩短学习成功的学程，方能引起学者的兴趣，而学到成功。而增加功效，缩短学程，学到成功，必先使学者彻底认识古中医学本身真相的究竟。

二、新旧医学原则上有一致之点，商务印书馆出版之大学丛书疾病总论有云：宇宙间森罗万象，无非物质势力运动。物质发生势力，势力发生运动。疾病者，细胞之物质势力运动之变动也云云。古中医学，人身与宇宙，同一大气的物质势力圆运动之学也。自古以来的医书，未曾将人是大气生的一语道破，只有似是而非的说法，无彻底明白的说法。求一有原则有系统，使学者计日成功之本，不可得。后人不能认识中医学本身真相的究竟，无不终身在猜疑摸索之中；猜摸有得，再猜再摸又不是矣。谓中医学自古迄今尚未成立，并非过论。

三、中医为人身与宇宙，同一大气物质势力圆运动之学，本书本此原则。用中医原有名词，以有原则有系统有证据的科学方法编成之，不搀入一句西医名词，因物质势力运动的原则，中西是同的，物质势力运动的方法，却不同，中医的物质势力运动，是整个不可分析的，是圆的，是活的，不是死的，如搀入西医名词，中医学的本身真相，反遭掩晦，不唯功效不能保存，中医的本身必致灭亡。

四、此书自民国十年起历充太原北平成都重庆医学教本，南京中央国医馆特别研究班、昆明市中医学特别研究班教本，前后二十余年，新旧同学二千余人，一致欢喜，认为确能使人认识中医学本身真相，增加功效，缩短学程之本，共修正过三十余次，此书原名《系统学》，从同学诸君之请，改名《圆运动的古中医学》。

民国三十六年丁亥端午彭子益
重著于广西博白年七十四岁

本书读法次序

先读原理上篇。将二十四节气太阳射到地面的热的降沉升浮简图，认识清楚。从降认识起，即得着全书整个雏形。再将十二经圆运动名词认识默记，即得着中医学整个纲领。"整个"二字的意义，言向来学医，都是枝枝节节去学，无有整个的根本学法，所以中医本是易学的事，总难学到成功，此书是一整个学法，所以于最短期间，用最少脑力，即能了然中医学的究竟，而且能运用其方法。

次读古方上篇。中医书籍，如无字母无拼法无文法的作文，各是其是，所是皆非。学医之人，终身皆在猜疑摸索之中，得不到正确的成就，真乃苦事。本书原理上篇如字母，古方上篇如拼法如文法，各篇如作文，明了此二篇，即能得着中医学整个基础。古方上篇，前六方为内伤病的基础学，后十方为外感病的基础学，此篇读至溜熟，其余各篇开卷便成熟书。因全书的原则系统名词文法，皆在此篇，每日时时刻刻，皆在玩味此篇，一星期工夫，中医整个的根本学便算毕业，如读不溜熟，以下各篇，便难深入了。原理上篇、古方上篇未曾读好，莫先读别篇，按次读去，六个月即能将全书学完。

古方上篇读后，应读温病本气篇。叶天士、王孟英温病大家，只有经验，不知原理。自从王叔和误解《内经》经文错起，以致后人将伤寒温病麻疹，完全学错，枉死甚多，不解何故。此篇于实在的事实上，揭出本气自病的原理，又于经验的事实上，订出可靠的方法。明了此篇，一切外感皆能明了，温病以外的一切发热病症，皆能由自己寻出办法，而少却多少向来治病的无谓麻烦。

温病篇读后，应读儿病本气篇。一面能医治小儿病症，知道人身与宇宙同一大气的圆运动的意义，而加强其往前学习的兴趣。

儿病本气篇读后，应读时病本气篇。人身与宇宙同一大气的圆运动显而易见矣。

继读《金匮》方解篇、古方中篇、古方下篇。《金匮》方解篇是就本方的圆运动，释明其意义。古方中篇，与古方上篇为对待的学法，如上篇当归生姜羊肉汤治肝经寒证，中篇白头翁汤治肝经热证，相对而详说其意义之类。如此学法，庶免学中医先入为主之弊。古方下篇则推论上篇、中篇所引各方，而由此及彼，由少及多，以收举一反三之效，使学者用极少的思想得到极多的成绩。

《伤寒论》六经原文读法篇①，《伤寒论》方解篇，乃医学中的整个大事。须立起志向，将它整个彻底学清，受用太多，向来学《伤寒论》，终身学不明白，本篇读法，一读便能明白。

脉法篇，于普通脉学书外，另一写法，比较易学。读古方上篇后便须看的。

生命宇宙篇，用现代十二种科学，证明中医学本身圆运动的真相。另印单行本，以供不学中医科学家浏览。因中医之坏，坏在人人都读中医，都无一人谈得合于中医学的本身真相。此本出世，中医学本身真相，自能使人人都能认识，并使世界的人知道我中国文化起源之所在。

汤头改错篇，中医因无有教科的学法，遂无真正的学者去学中医。为人开方的医生，多数是于无聊中看几本医书来的，汤头歌诀遂成普通无教之教本。理由多错，经此番改正后，便成必要的好书。

原理下篇，与原理上篇，乃是一篇，有宜于初学时读的，有不宜于初学时读的。故将不宜于初学时读的，列为下篇。古方上篇读后随时可看。

汪释王孟英先生医案篇，王案轻灵活泼，最能医治学古方者的板重之病。学古方彻底后，一读此篇，自然发生静细思想，临证时有不可思议之妙用。但须于最后又最后读之。若古方未学成，此篇不可读。

---

① 《伤寒论》六经原文读法篇：见原书下篇，本书主要选自原书上编，未收录原理下篇、汤头改错篇等内容。

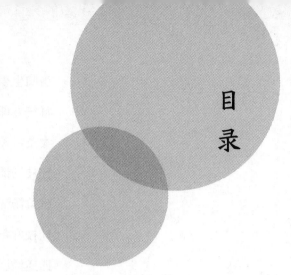

目录

原理上篇

古方上篇

三

温病本气篇

四

儿病本气篇

五

时病本气篇

古方中篇

七

古方下篇

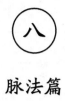

八

脉法篇

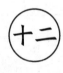

十二

《伤寒论》方解篇

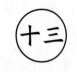

十三

生命宇宙篇

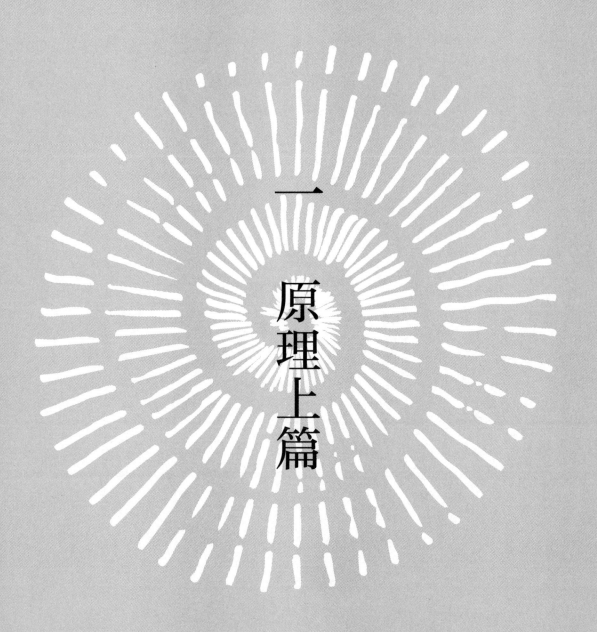

一 原理上篇

☯ 导　言

中医学，乃人身一小宇宙之学。斯言也，人皆闻而笑之，谓其空泛无当也。其实非空非泛，而且非常之实在，本来是人身一小宇宙之学，只因无法得知宇宙，遂无法得知中医。倘因不知之故，遂将中医学的本身，改变一个方法去研究他，只有愈走愈远者。只须寻出一个实在的研究方法，一研究，便得着，便将宇宙得着，得着宇宙，自然得着中医，此篇乃得着宇宙自能得着中医研究法。读者只须一字不可放松过去，总要于"实在"二字上，寻出着落，便完全得着矣。

著者识

☯ 二十四节气圆运动简明图说

欲学中医须先认识十二经名词的所以然。欲认识名词，须先认识阴阳五行六气的所以然，欲认识阴阳五行六气，须先认识二十四节气地面上所受太阳射到的热降沉升浮的圆运动。

右下左上中，降沉升浮中，秋冬春夏中，西北东南中。图的虚线为地面，虚线下为地面下，虚线上为地面上。图的圆线上方在云层之际，图的中心，为一个生物的环境的大气圆运动的中心，由中心以观察四维，便见一个生物所在地的宇宙范围，图的中心的"中"字，便是一个读者。

降者，夏时太阳射到地面的热，降入土中也。沉者，降入土中的热沉入土下之水中也。升者，沉入水中的热升出土上也。浮者，升出土上的热又与夏时太阳射到地面的热，同浮于地面之上也。中者，降沉升浮之中位也。

立秋为降之起点，立冬为沉之起点，立春为升之起点，立夏为浮之起点。

秋分前，土上热多，土下热少。秋分则土上与土下的热平分也。春分前，土下热多，土上热少。春分则土上、土下的热平分也。

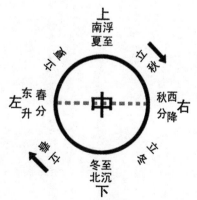

冬至者，由立秋降入土下的热，多至极也。夏至者，由立春升出地上的热，多至极也。降极则升，升极则降，升降不已，则生中力。亦大气圆运动自然之事也。

植物经秋而叶落，植物个体的热下降也。经冬而添根，植物个体的热下沉也。经春而生发，植物个体的热上升也。经夏而茂长，植物个体的热上浮也。热的降沉升浮于植物个体求之最易明了。

说植物个体的热的降、沉、升、浮，即是说宇宙大气的热的降、沉、升、浮，即是说人身的热的降、沉、升、浮。图的虚线，在宇宙为地面之际，在人身为胸下脐上之间，在脐上二寸。

热性本来升浮，不能降沉，热之降沉，秋气收敛之力降沉之也。热降，为生物有生之始，热不降，为生物致死之因，详下各篇。秋气收敛详下文。

☯ 阴　　阳

一个生物所在之地，太阳射到此地面之光热，就是阳。此地面的光热已过，与光热未来之间，就是阴（伏羲画卦，━ 为阳卦、╍ 为阴卦，其义即此）。阳性上澎，阴性下压。阳性直上，阴性直下。阴阳交合，发生爱力，彼此相随，遂成一个圆运动。阳性动，阴性静。静则沉，动则浮。由静而动则升，由动而静则降。升浮降沉一周，则生中气。中气者，生物之生命也。此大气的圆运动之所由来，亦即造化个体之所由成就。人秉造化阴阳圆运动之大气以有生。人的个体，即造化个体的遗传。先认识造化大气的阴阳，自能认识人体的阴阳。五行者，阴阳二气整个升浮降沉中的五种物质。行，即运动也。生物个体，皆有阴性阳性者，大气中有阴阳故也。此中医阴阳二字之来源也。造化二字，乃宇宙大气圆运动时，生育生物之称，亦即宇宙之称。

阴阳未交合图

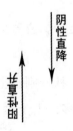

阴阳已交合图

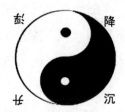

☯ 五　　行

　　一年的大气，夏气属火。太阳射到地面的热，夏时为多。太阳射到地面的热，火也。热则上浮，故夏时大气热浮而属火气。夏时太阳旺于南方，故南方属火气。一日之午时，亦属火气。午时太阳的热，射到地面的多也。春分至立夏的热，称为君火。小满至小暑的热，称为相火。君相二字之义详见下文。

　　秋气属金，秋时太阳往南，地面的压力渐大，天空之间，金气弥漫，大气的压力，即金气之下降也。天空的金气，至秋始显。故秋时大气凉降而属金气，造化之气，东升西降，降气旺于西方，故西方属金气。一日之酉时，亦属金气。酉时金气凉降之力独大也。天空之间，指地面之上言。金气详宇宙篇气象学的证明。

五行整个圆运动图

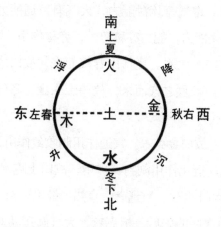

　　注：此图乃假设五行运动停止时之图。运动圆，则五行融合，只见中和，不见五行。五行一见，便失中和，便是病了。凡说宇宙，便是说人身。因人身是宇宙圆运动的大气生的，为宇宙的遗传体故也。此宇宙，名曰关于生物生命的宇宙。

冬气属水。生物的生命，全是太阳射到地面的热所产生。今夏太阳射到地面的火热，即是来年生物生命之根。然此火热，必须经过秋时降入土下，经过冬时，藏于土下的水中，然后能生生物的生命。冬时大气沉而能藏，沉而能藏者水也。大气热则上浮，寒则下沉。故冬时大气，寒沉而属水气。南方在地面之上，北方在地面之下，故北方属水气。一日之子时，亦属水气。子时，大气沉极之时也。关于生物生命的宇宙是上南下北。大气上浮之方为南，下沉之方为北。

春气属木。一年的大气圆运动，冬时为终，春时为始。终即始之根也。上年夏时，太阳射到地面之热，经秋时金气收而降于土下，又经冬时藏于土下的水中，火水化合，水气温暖，则往上升。此温暖之气，交春升泄出土，草木发生。故春时大气温升而属木气。升气旺于东方，故东方属木气。一日之卯时，亦属木气。木者水中火气，由封藏而升泄之气也。

中气属土，一年的大气，春升，夏浮，秋降，冬沉。故春气属木，夏气属火，秋气属金，冬气属水。升浮降沉，运动一周，而为一岁。夏秋之间，为圆运动的中气。地面的土气，居升浮降沉之中，为大气升降的交合。故中气属土气。金水木火土，大气圆运动之物质也。行，运动也。此中医五行二字之来源也。故人身亦有春夏秋冬，亦有东南西北。

☯ 五行相生相克

五行物质，各有能力。木气有疏泄能力，火气有宣通能力，金气有收敛能力，水气有封藏能力，土气有运化能力。能力亦称势力，亦称作用。

春气由冬气而来，故曰水生木。夏气由春气而来，故曰木生火。长夏之气由夏气而来，故曰火生土。秋气由长夏之气而来，故曰土生金。冬气由秋气而来，故曰金生水。夏秋之间为长夏。

收敛作用制疏泄作用，故曰金克木。宣通作用制收敛作用，故曰火克金。封藏作用制宣通作用，故曰水克火。运化作用制封藏作用，故曰土克水。疏泄作用制运化作用，故曰木克土。运化者，运动化合也，宣通者，宣热通散也。土克水者，土能伤水分也。

相生者，大气圆运动次序的先后。相克者，大气圆运动对待的平衡。相生者，补其不足。相克者，制其太过。相生相克，皆圆运动自身维持自身运动之圆而已。天人之气，和平则无病。运动圆则和平，亦和平则运动圆。相生则和，相克则平。相生相克者，中医学的生理、病理、医理之事也。一年的五行圆运动，要归纳一日看。一日的五行圆运动，要归纳一息看。一呼一吸则大气升降于人身，成一整个也。天人的"天"字，乃整个造化的简称。

☯ 六　气

一年大气的圆运动，春木主生，夏火主长，秋金主收，冬水主藏，中土主化。生长收藏化，五行圆运动之成功也。六气者，风热暑湿燥寒。乃五行运动不圆，作用偏见之气。五行各一，唯火有二，故曰六气。君火运行，重在上升。相火运行，重在下降。相火由秋降入水中，再由春升上，乃为君火。而君火又随相火下降。名曰五行，其实六行。因六气各有事实，故又曰六行六气。

六行六气，是融合极密，分析不开，和平不偏的圆运动。木气偏见，则病风。君火之气偏见，则病热。相火偏见，则病暑。金气偏见，则病燥。水气偏见，则病寒。土气偏见，则病湿。故六气名目，而有厥阴风木、少阴君火、少阳相火、太阴湿土、阳明燥金、太阳寒水之称也，《内经》谓在地为五行，在天为六气，在事实上，说不过去。

六气圆运动图

此即五行图，加一相火，名曰五行六气，其实六行六气。阳升阴降，自然之事。阴性本降，三阴之升，阴中有阳也。阳性本升，三阳之降，阳中有阴也。金木水火，分主四维。相火土气，同主中宫。中宫在地面之际，四维距地面较远。

六行六气的圆运动，四节一气。大寒、立春、雨水、惊蛰属初之气。春分、清明、谷雨、立夏属二之气。小满、芒种、夏至、小暑属三之气。大暑、立秋、处暑、白露属四之气。秋分、寒露、霜降、立冬，属五之气。小雪、大雪、冬至、小寒属六之气。此时令病发生之根源也。圆运动的天人一气，时令病上，最为显著。内伤杂病，亦属六气，特不似时令病关系生死之速耳。因时令病，乃整个六气分散，中气消灭极易，故死甚速也。

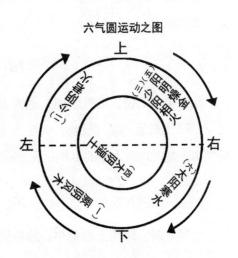

六气圆运动之图

厥 阴 风 木

地面上属阳，地面下属阴。初气之时，大气由寒而温。地下水中所封藏经秋收来的阳热，动而上升。此阳热与水化合，是为木气。木气者，一年之阳根也。大寒节气，当阴极之时，故称厥阴。厥者，极也。木气主动，动而不通，则成风，故称风木。

少 阴 君 火

二之气，亦从地下阴位升出地面，即木气上升之气也。此时大气较热，不似厥阴之阴极，故称少阴。木气上升之气，即水中所藏上年秋时下降的阳气。此阳气，由地下升至地上，照临大宇，光明四达，上升之象，有如君位，故称君火。此时大气由温而热，又称热火。

少 阳 相 火

三气之时，地面上阳热盛满。经暮夜大气之凉降，降入地面下之水中，然当暑热上腾之时，旋降旋升。地下水中，为生物生命之所从出，此阳热实为生命之本，地面上阳热盛满，地面下所得阳热不多，故称少阳。此阳热降入地下水中，以生中气。中气旋转，则上下交济，有如相臣之职，故称相火。此火不降，暑热熏蒸，又称暑火。

太 阴 湿 土

四气之时，地面上阳热盛满，地面下旧有的阳气亦升上来，地面上非常之热，地面下非常之寒。热属阳，寒属阴。大气阴多，故称太阴。火在水下则生气，火在水上则生湿。此时地面上阳热盛满，尚未降入土下。寒热相逼，湿气濡滋。土气在升降之交，故称湿土。

阳 明 燥 金

地面上为阳位，五气之时，地面上盛满的阳热，经秋气之收敛，正当下降。中土之下，阳气充足。湿气已收，大宇光明。阳盛而明，故称阳明。金气当旺，湿气收则燥气结。此时地面上空的金气，压力极大，故称燥金。

太 阳 寒 水

六气之时，地面上的阳热，经秋气之收敛，全行降入土下的水中。造化之气，中下为本。中下阳多，故称太阳。此阳热降入水中，水即将它封藏不泄。此时大气降压，水外即寒。水外已寒，则水内阳藏，故称寒水。

五行的运动圆，合成一气。木升金降，木不病风，金不病燥。水升火降，火不病热、不病暑，水不病寒。土运于中，土不病湿。运动不圆，升降不交，各现各气，则病风、热、暑、湿、燥、寒，病者，大气病也。人身之气，亦如是也。初气之时，宜养木气。二气之时，宜养火气。三气之时，宜补相火之气。四气之时，宜养土气。五气之时，宜养金气。六气之时，宜补水气。相火下降于水中，为君火之始气。君火者，相火之终气，君火又随相火下降也。

☯ 人秉大气五行而生脏腑

人秉大气的木气而生肝脏与胆腑。造化的木气，乃太阳射到地面的热，由秋季降入冬季，再由冬季水中，升出春季而成。人身的木气亦然。肝胆的体质，均在右。肝经的作用在左，胆经的作用在右。必胆经相火，由右降入下部水气之中，再由下左升，然后发生肝经作用。肝经有病，诊在左脉，左腹有病，治在肝经，肝胆主筋，有疏泄作用。人身处处有疏泄作用，处处有木气。

秉大气的火气而生心脏与小肠腑。心与小肠主血，有宣通作用。人身处处有宣通作用，处处有火气。

秉大气的金气而生肺脏与大肠腑。肺与大肠主皮毛，有收敛作用。人身处处有收敛作用，处处有金气。

秉大气的水气而生肾脏与膀胱腑。肾与膀胱主骨，有封藏作用。人身处处有封藏的作用，处处有水气。

秉大气的土气而生脾脏与胃腑。脾与胃主肉，有运化作用。人身处处有运化作用，处处有土气。

秉大气的相火而生心包脏与命门腑。命门亦称三焦。心包与命门主油膜，有燔灼的作用。人身处处有燔灼作用，处处有相火之气。右肾内的白油，即是命门相火。心房为心脏，油膜包住的心尖，为心包脏。燔灼，即是燃烧。

胃为脾之腑，脾为胃之脏。脏者，藏也。腑者，化也。阳性化，阴性藏。藏者藏其所化，化者化其所藏。人身秉造化的阳气而生腑，秉造化的阴气而生脏。腑属阳，其色明。脏属阴，其色暗。阳而明，故能化。阴而暗，故能藏。此"脏腑"二字之意义也。他脏他腑仿此。

人身肝木之气，疏泄不及，则现无汗、尿少、粪难、腹痛、胁痛、妇人月经来迟等病。疏泄太过，则现自汗、尿多、遗精、发热、头晕、耳鸣、妇人白带、月经来早等病。疏泄不及者，水中的火气不足，疏泄太过者，金气不足也。

人身肺金之气，收敛不及，则现汗多、头晕、发热、咳逆、上气、遗泄、尿多、痿软等病。收敛太过，则现恶寒、粪艰、胸闷、无汗等病。收敛不及者，木气过于疏泄，收敛太过者，火气不能宣通也。

人身心火之气，宣通不及，则现血痹、神倦、口淡、血寒等病。宣通太过，则现舌痛、喉痛、心跳、心烦等病。宣通不及者，木火之气虚。宣通太过者，中气虚，金气不降也。

人身肾水之气，封藏不及，则现阳越、头晕、发热、足肿等病。封藏不及者，金气收敛之力衰，木气疏泄太过也。肾水无封藏太过之病，肾水愈能封藏，阳根愈坚固也。

人身脾土之气，运化不及，则现腹满、停食、上吐、下泻、四肢不举、全身倦怠等病。运化不及者，水火之气虚也。脾土无运化太过之病，有土气填实之病，土气填实，则不能运化也。

人身相火之气，燔灼不及，则现下寒、肾寒、脾胃衰弱、二便不固等病。燔灼不及者，相火的本气少也。相火无燔灼太过之病，有相火不降之病。相火降于水中，水中有火，则生元气。相火不降，则燔灼于外，而发烧热也。外之烧热愈大，内之相火愈少也。

圆运动的五行，是融合不能分析的。五行之病，皆运动不圆，作用分离，不能融合所致。以上各病，略举数端，以概其余。

大气的五行，是融合的，分析不开的，人身亦然。五行融合，中气之事，造化个体的中气，在地面之际，而分布于整个造化之间。人身的中气，在胸下脐上之际，而分布于整个人身之间。中气如轴，四维如轮。轴运轮行，轮运轴灵。轴则旋转于内，轮则升降于外。此中医的生理也。中医的病理，只是轴不旋转，轮不升降而已。中医的医理，只是运动轴的旋转，去运动轮的升降，与运动轮的升降，来运动轴的旋转而已。由轮而轴，是为先天，由轴而轮，是为后天。《易经》河图所以表示先天后天的生理的运动，病理医理，都在其间矣。河图详生命宇宙篇。

由轮而轴者，由升降而成中气也，由轴而轮者，由中气而成升降也，大气是实在的物质，大气的物质运动，有一定的方法，有显明的程序，有各别的作用，由各别而共同，由共同而各别，此圆运动的河图，所以立造化之极也。

太阳射到地面的热，经秋金收降于土下的水中，经水气的封藏，阳热与水化合，升出地面而成木气。木气再升而成火气。是为四象。四象运动而生中气，中气亦名土气，土气在四象之中也。此一个五行的圆运动，称曰宇宙。宇乃大气圆运动的个体，宙乃大气圆运动的范围。此宇宙不过地球与日球公转之间，地面上之际，极小极小的一段，是寻常的，是现成的，是自然的，是简易的，人身个体，是宇宙圆运动的大气生的，为宇宙的遗传体。故曰，人身一小宇宙也。

十二经气圆运动图

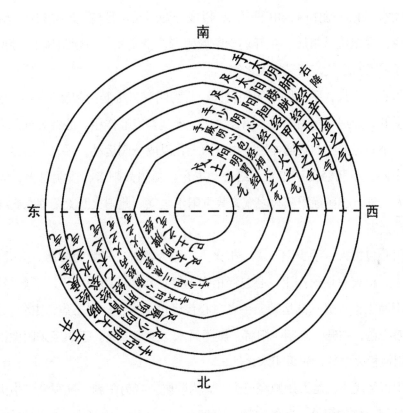

◉ 十二经名词的说明

手太阴肺经辛金，手阳明大肠经庚金。肺为阴脏，大肠为阳腑，同秉大气中金气而生。庚辛者，分别金气的阳性、阴性之称。金气有收敛作用。肺经金气的收敛作用，由上而下，大肠经金气的收敛作用，由下而上，以成一圆运动。手者，肺经自胸走手，络大肠，主降。大肠经自手走头，络肺，主升。太阴阳明者，太阴湿土，阳明燥金。

大肠经秉阳金之气，肺经秉阴金之气，兼秉阴土之气。

足太阳膀胱经壬水，足少阴肾经癸水。肾为阴脏，膀胱为阳腑。同秉大气中水气而生。壬癸者，分别水气的阳性、阴性之称。水气有封藏作用。膀胱经水气的封藏作用，由上而下，肾经水气的封藏作用，自下而上，以成一圆运动。足者，膀胱经自头走足，络肾，主降。肾经自足走胸，络膀胱，主升。太阳少阴者，太阳寒水，少阴君火。膀胱经秉阳水之气，肾经秉阴水之气，兼秉阴火之气。

足少阳胆经甲木，足厥阴肝经乙木。肝为阴脏，胆为阳腑。同秉大气中木气而生。甲乙者，分别木气的阳性、阴性之称。木气有疏泄作用。胆经木气的疏泄作用，由上而下，肝经木气的疏泄作用，由下而上，以成一圆运动。足者，胆经自头走足，络肝，主降。肝经自足走胸，络胆，主升。少阳厥阴者，少阳相火，厥阴风木。肝经秉阴木之气，胆经秉阳木之气，兼秉相火之气。

手少阴心经丁火，手太阳小肠经丙火。心为阴脏，小肠为阳腑。同秉大气中火气而生。丙丁者，分别火气的阳性、阴性之称。火气有宣通作用。心经火气的宣通作用，由上而下，小肠经火气的宣通作用，由下而上，以成一圆运动。手者，心经自胸走手，络小肠，主降。小肠经自手走头，络心，主升。少阴太阳者，少阴君火，太阳寒水。心经秉阴火之气，小肠经秉阳火之气，兼秉阳水之气。此阳火乃太阳寒水封藏之大火，故小肠经称太阳。

手厥阴心包相火，手少阳三焦经相火。心包为阴脏，三焦为阳腑。同秉大气中相火之气而生。相火有燔灼作用。心包经相火的燔灼作用，由上而下，三焦经相火的燔灼作用自下而上，以成一圆运动。手者，心包经自胸走手，络三焦，主降。三焦经自手走头，络心包，主升。厥阴少阳者，厥阴风木，少阳相火。三焦经秉阳性相火之气，心包经秉阴性相火之气，兼秉阴木之气。

足阳明胃经戊土，足太阴脾经己土。脾为阴脏，胃为阳腑，同秉大气中土气而生。戊己者，分别土气的阳性、阴性之称。土气有运化作用。胃经土气的运化作用，由上而下，脾经土气的运化作用，由下而上，以成一圆运动。足者，胃经自头走足，络脾，主降。脾经自足走胸，络胃，主升。阳明太阴者，阳明燥金，太阴湿土。脾经秉阴土之气，胃经秉阳土之气，兼秉阳金之气。

十二经的"经"字有经过之意。脏腑如储电之瓶，经如传电之线，又经管之意也。

默记此图，为研究本书第一功夫，如难记，记每经前三字。手之三阳，自手走头，足之三阳，自头走足，手之三阴，自胸走手，足之三阴，自足走胸。将此八句，先为记熟，再记各经，亦是捷诀。如记不熟，全书皆无着落矣。特别注意，历年各校，得到最后成绩，即三日之后，默写此图的好处。自修之家，不能自己督率自己，默写此图，用力多，成功少，可惜之至。

二十四节气圆运动图

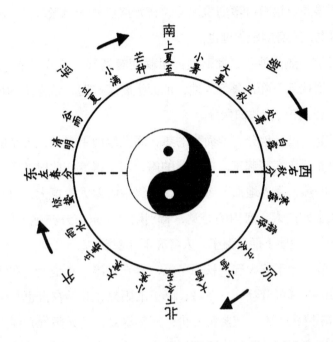

☯ 二十四节气圆运动详细说明

小暑大暑二节，太阳直射地面的热，称之曰暑。大暑者，一年的地面的热此时最大也。太阳的热，为万物生命的元素。此热经秋由地面降入地面之下，经冬则下沉而藏于地下的水中。次年交春，由水中与水化合升出地面之际。交夏浮于地面上的天空，再经秋，偕地面新到之热，降入地下的水中。此宇宙一年的圆运动也。（"地面上的天空"，此"的"字，注意，言不甚远也。）热之能降，金气之力。

立秋处暑二节，此节，为一年圆运动的起点。立秋时，距地面不远的天空之上，压力初降，降到处暑，此压力增多，遂将降到地面而未入土之热，压入土内。处者，归也，入也。言地面的热，经秋金之降，归入土内也。此时正当中伏。夏至第三庚日起，为初伏，第四庚日起，为中伏，第五庚日起，为末伏。伏者，言金之降气，将地面之热，降伏而入于土内也。初伏前，地面虽热，不觉有热气熏鼻。初伏以后，地面上即觉有热气熏鼻。中伏之日，人行地面上，觉热气由地而上蒸，特别浓厚，即是暑气入地的前驱。中伏过了，便是末伏。末伏在处暑前后，一过处暑，地面上便觉清凉，便是暑气入地已多之现象。庚金之降气，即大气的压力。详宇宙篇气象学的证明。

秋气肃杀，此"杀"字，古文亦作"降"字解。人都认为生杀之杀，以为秋乃枝上之阳，降入于根。谚语有叶落归根之言，言始终仍是一事云耳。立秋处暑之后，阳气下降，万物得根，人身即较强健也。

白露秋分二节。热降液生，此时地面早晚便有露气，秋分以前，地面上的热多，地面下的热少。到秋气下降，暑气入地，地面上有了露时，地面上的热，与地面下的热，多少一样，上下平分，故曰秋分。

寒露霜降二节。过了秋分，地面上的热，降入地面下者多，天空的压力，压入地面下者亦多，地面上遂寒冷起来。白露时的露，但觉得凉，此时的露，便觉得寒。再过半月，地面上的热，降入地面下者更多，大气中收敛力量更大，寒气增加，露便成霜。西北方居住土穴的人，穴内的感觉，特别明显。东南方亦感觉秋后屋内有热气。此时地面上觉得凉，地面下便已温了。人身亦下部增温也。

立冬小雪二节。一年的大气，秋降冬沉，春升夏浮。名是大气在降沉升浮，其实是大暑小暑的阳热在降沉升浮。立冬者，降下的阳热，开始在沉也。倘或今年小暑大暑之时的阳热，不降沉下去，或降沉者少，明年春夏，便无阳气升浮上来。不唯禾稼无粒，人身且多虚寒死病。阳热由降而沉入土下的水中，地面上由凉而寒，地面下由温而热。寒则收敛力大，雨使成雪也。矿坑下的工友，夏着棉衣，冬则赤体，地面下夏寒冬热之故。

大雪冬至二节。大雪之时，阳热下沉愈深，地面上的雪愈大。见地面上的雪大，则知地下的阳热沉得愈深。气体的圆运动个体，阳热降极则升，冬至者，阳热降极而升之位也。此时若天暖不冷，或闻雷，或起雾，阳气为外泄，便起上热下寒人死最速的温病，来年春夏病更大也。冬至之时，天人的下部阳多，阳多则动，多病遗精白带。

小寒大寒二节。降极则升，这升降是带有直上直下的性的，不能生育成物。生物的大气的升降，是圆的，阳热之性，原是动的，动则直上，自然之理。唯其冬至后，继以小寒，再往大寒。寒能封藏，阳热经寒的封藏，便不能任性直升。小寒大寒者，封藏又封藏也。沉于地下水中的阳热，为万物发生的生命根本。冬至后，寒藏的足，根本深厚，生长乃足。故冬至后寒冷，明年乃能丰收，乃无危险的病。向来无冰雪之地，冬季亦须寒冷，乃能少病。地下水中封藏的阳热，升出地面，则成雷，成雾。冬季阳热应当封藏，而反升泄，根本拔起，故重庆冬季雾大，病人多宜附子补阳。

立春雨水二节。冬寒之后，春气转温。温者，冬时封藏于地下水中的阳热，升出地面，火从水出，其气温和也。立春者，大气的阳热，由沉而升也。雨水者，阳热秋降，地面气冷，露则成霜。阳热春升，地面气温，雨则成水也。此时阳根动摇，小儿即多虚病。

惊蛰春分二节。冬时阳热，收藏于地下水中，万物即随阳热之沉而蛰藏。交春鸟兽交尾，蛇虫启蛰，草木萌动，万物随封藏的阳气升发起来，而惊动也。春分对秋分而言。秋分节前，地面上阳热多，地面下阳热少。秋分节后，地面下阳热多，地面上阳热少。春分节前，地面下阳热多，地面上阳热少。春分节后，地面上阳热多，地面下阳热少。地面下阳热减少，故春分后的时令病，多是下虚。

清明谷雨二节。阳热初升于地面，阳气弥漫，地面不明。经春分节后，再升于地面之天空，则地面清明也。此时阳热升出地面者多，雨水亦多，好种谷也。阳热升出于地面者多，地下阳根则少矣，所以此时外感发热，食凉药多坏。

立夏小满二节。地下封藏的阳热，由升而浮，则成夏季。立夏以后地面阳热较多。满者，地面上阳热满也。曰小满者，比较大暑而言也。此时地面阳热小满，不止旧年降沉的阳热升现出来的关系。今年太阳由南往北，地面受热的关系亦居其半。但生物的阳根，则旧年降沉的阳热负责较多。地面之际，阳热小满，地面之下，阳热已大虚矣。故小满节后，多下寒之时病也。

芒种夏至二节。地面之际，阳热小满，雨水又足，麦穗生芒，将成熟也。夏至者，至者，极也。冬至为阳热降极而升之时，夏至为阳热升极而降之时。夏至之后，经小暑大暑，于是立秋。冬至之后，经小寒大寒，于是立春。立春则阳升，立秋则阳降。夏至阳降，必经小暑大暑之热，然后降。冬至阳升，必经小寒大寒之寒，然后升。升降的范围大，则由升降而生的圆运动的中气足。所以夏极热、冬极冷的地方的人，特别聪明。冬至以后，交立春而后阳升。夏至以后，却未交立秋，先有初伏、中伏，而阳已先降。造化之道，唯恐阳气不降。因阳性本升，所难得者，阳之降也。所以《内经》曰：夫虚者，阳气出也。夫实者，阳气入也。阳升则出，阳降则入，所以人身交春夏则倦怠，交秋冬则健康也。

二十四节气，简言之，就是夏季太阳射到地面的热，经秋降入土下，经冬藏于土下的水中，经春由土下的水中，升出地面，经夏浮于地面之天空，再同夏季太阳射到地面的热，降入土下。升降一周，则生中气。图中之太极图，表示中气之所在。中气者，万物之生命也。

秋收冬藏，秋降冬沉，春生夏长，春升夏浮。升者，阳热升也。浮者，阳热浮也。降者，阳热降也。沉者，阳热沉也。藏者，藏阳热也。收者，收阳热也。长者，长阳热也。生者，生阳热也。

吾人所在北温带地面，夏至之时，见太阳往南，地面之天空上的压力向下，地面上的太阳热力，遂往下降。冬至之时，见太阳往北，压到地面下之水中的压力，仍往上收，压到降下水中的太阳热力，遂往上升，周而复始，遂成二十四节气之春温夏热秋凉冬寒。所谓大自然的宇宙，如此而已。甚寻常事耳。一日之卯午酉子，一年之春夏秋冬也。《伤寒论》肠胃之热证，申酉时必热加。遗精白带，半夜病作。春病温病，夏病霍乱，秋冬人则身体特别健康。皆大气运动整个发现之事实。所以学中医学，必先学知大气，必先学知二十四节气。

读此图要整个地读。在读阳升，就要注意阳降，在读阳降，就要注意阳升。在读地面之上，就要注意地面之下。在读地面之下，就要注意地面之上。在读春，就要注意秋。在读冬，就要注意夏。在读右下左上，就要注意中。将图的左右上下，合在自己的身体的左右上下看，便知人身一小宇宙一气运行之妙，而得到治病的窍要。

节气的"节"字，就是竹节。节与节之间，是滑利的。一到节上，便难过去。宇宙大气，交节必郁而后通。久病之人，交节前三日多死。大气郁，人身亦郁。久病之人，腠理干塞，交节不能通过，是以死也。凡病节前起色，以后即愈得快。可以见中医学是人身一小宇宙之学矣。故学知二十四节气，须用功夫，一点不可含糊。务必于事实上，随时随地找出凭据。欲找凭据，须在病人身上去找。我常谓在家读医书，不如医院的护士容易明白，时时与病人不离开也。中医无医院，只读空书耳。书再不好，更无法学。二十四节气的圆运动图，中医的医院也。

☯ 大气圆运动范围图说

此图的范围，即是二十四节气的范围。同温层，是宇宙的大气圆运动个体上方的外方。有定温层，是宇宙大气圆运动个体下方的外方。均与圆运动的大气个体无关。地心热力，在有定温层以下甚远之处，亦与圆运动的大气个体无关。大气圆运动个体的关系，只是地面上原有的阴冷，与太阳射到地面上的阳热，澎压交互不已的变动而已。此宇宙与生物生命有关系的宇宙。关系云者，二十四节的大气降沉浮升的圆运动也。

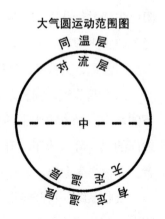

大气圆运动范围图

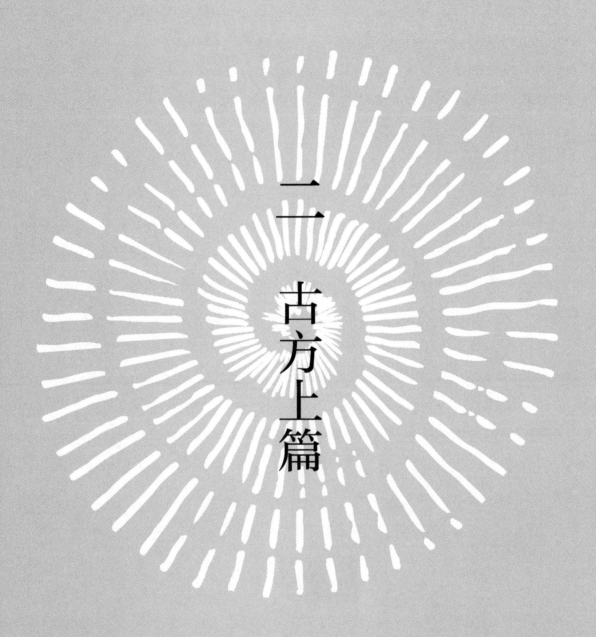

二　古方上篇

☯ 导　言

原理篇如字母，此篇如拼法、文法、作文。学会字母、拼法、文法，一切作文自能寻出办法。疾病虽多，方药虽多，只分内伤病、外感病两门。本篇引用经方共十六方，前六方为整个内伤病之法，后十方为整个外感病之法。"整个"云者，知道具体的，乃能知道抽象的，而抽象的原则，即是具体的原则。前六方作一整个读，后十方作一整个读。读至烂熟之后，自然发现意想不到之领悟。盖本篇如电力，以下各篇如电光。电力充足，电光自明。本篇读至烂熟，默写无差，以下各篇到眼皆是熟书，少费多少脑力，便得着整个的成就。如读不烂熟，以下各篇，便费力多成功少也。因以下各篇的原则系统名辞文法，皆在此篇之故。

著者识

☯ 理中丸证治本位的意义

人参　白术各二钱　干姜　炙甘草各一钱

古法煎药，只煎一次，分作三服。今人煎药，一煎二煎三煎，其害甚大。只煎一次，药质所含之成分，配合调匀。煎二次三次，药质成分，有多有少，便失制方的意义。与病机不符，服之即生他弊。亟宜煎一次，分三服也。

此方名理中汤。以此方作丸，名理中丸。用蜜为丸者，每服三钱至六钱。用水为丸者，每服二钱至四钱。温开水吞送。此份量系普通常用份量，凡古方份量用一两者，今用一钱便合功效。古方人参即党参。

治夏月寒霍乱，上吐下泻，头痛，行动无力，不渴者。脉象虚大，或微小。右脉较左脉尤微小者，病危。

此人身上下左右俱病。不治上下左右，只治中气之法也。人身分上下左右中五部。上部之气，由右下降。下部之气，由左上升。中气居中，以旋转升降。整个的圆运动图是为无病之人。上部之气，不能右降，则头痛。下部之气，不能左升，则行动无力。而实由于中气虚寒，不能运化于中所致。中气虚寒，所以胃土之气上逆，而作吐，脾土之气下陷，而作泻也。中轴的旋转停顿，四维的升降倒作，圆运动成了不运动，故上下左右俱病。不渴，无热也。

言脾胃必称脾土胃土者。因脾胃秉造化之土气而生。脾胃病湿，因土气为湿也。脾胃病寒，因土气根于相火，相火少故中土寒也。中土运动是为升降。脾胃秉土气，故脾经病则不升，胃经病则不降。如只言脾胃的肉质，则湿寒升降，皆无根由矣。

夏月的大气，中上燥热，中下湿寒。体气偏于燥热之人，感触大气之燥热，引动了本身的燥热。于是燥热偏胜，津液被劫，运动不圆，遂成热霍乱。体气偏于湿寒之人，感触大气的湿寒，引动了本身的湿寒。于是湿寒偏胜，热力消灭，运动不圆，遂成寒霍乱。

人身之气，乃升降运动息息皆圆之体。今升降大乱，中气暴亡，顷刻即死。故曰霍乱。霍者，大也，又散之速也。

此病土气湿寒，中气大虚。此方白术燥中土之湿，干姜温中土之寒，参草补中气之虚。中土温运，胃经复下降之常则吐止，脾经复上升之常则泻止。胃气降则上部气降，头自不痛。脾土升则下部气升，自能行动。中气运而整个升降复，是以诸病皆愈也。此土气湿寒之下泻，小便必不利也。中土湿寒，运动停顿，木气不能疏泄，故小便不利。

土败中虚，故脉微小。右为土脉，右脉尤小者，中土之气将亡，故危。阳败中虚，脉亦虚大。虚大脉较微小脉病轻。

人身中气如轴，四维如轮，轴运轮行，轮运轴灵。中医之法，运轴以行轮之法，运轮以复轴之法，轴轮并运之法而已。此方，运轴行轮之法。

认定着落，为本书要诀。认定土气湿寒，术姜便有着落。认定中气大虚，参草便有着落。认定上逆下陷，由于土气湿寒，中气大虚，本方理中，便有着落。余方准此。

☯ 麦门冬汤证治本位的意义

麦门冬六钱　人参三钱　炙甘草三钱　粳米三钱　大枣三钱（擘）　半夏三钱

枣有大小不同，故用以轻重为准，不擘开煮不透，故用枣必擘开。

治火逆，咳嗽上气，咽喉不利者。脉象虚而涩。

此治肺经金气不降之法也。平人中气旋转，肺气下降，故不咳嗽。肺降金收，故火不上逆。火降则气降，故不上气。气降生津，故咽喉清利。

言肺必称金者，因肺气以收敛清凉下降为常。能收敛清凉下降，则肺气不病。收敛清凉下降者，造化金气之能。肺秉造化金气而生，故不收敛不清凉不下降，则肺气病焉。故治肺气之病，必用收敛之法、清凉之法、下降之法，然后病愈。只言肺病，不称金病，则清凉收敛下降，皆无根由矣。故言肺必称金、言脾胃必称土、言肝胆必称木等，皆中医学之定法，亦古中医学之妙法。

此病由于中虚不运，肺气偏燥，伤及肺液。肺燥气逆，收令不行，故咳嗽，火逆上气，咽喉不利也。

方用炙甘草以补中气，粳米、大枣、人参以补中生津，麦冬以润肺燥。肺气逆者，胃气必逆，故用半夏以降胃气之逆。肺降津生，收敛复旧，故诸病皆愈。脉象虚涩，涩为津液不足之象，虚乃中气虚也。

此病之咳嗽乃无痰之干嗽。此干嗽与咽喉不利，即火逆上气的事实。气往上逆，因火逆也。火之上逆，因肺金燥也。

治肺金之燥之药，只麦冬一味。而中气之药，如此之多，因中气如轴，四维如轮，轴运轮行，本乎自然。必以中气药辅肺金之药，肺金乃能降耳。且土为金母，补土以生金，圆运动之力更速也。此轴轮并运之法。

☯ 小建中汤证治本位的意义

饴糖二两调服　炙甘草二钱　大枣肉六钱　桂枝钱半　生姜一钱　炒白芍三钱

治虚劳里急，腹中痛，衄，手足心烦热，咽干口燥，梦中失精，四肢痛者。脉象浮虚，或涩数。

此治胆经相火不降之法也。虚劳者，气血皆虚。劳，极困之意。里急腹痛者，胆木不降则肝木不升，郁而不舒，冲击作痛也。肝胆的肉质，俱在身右。肝经胆经的作用，则胆经作用在右，肝经作用在左。必胆经相火下降之气，藏于少腹，然后发生肝经作用。胆经作用在右降，肝经作用在左升也。言肝胆必言称肝木胆木者，木本生火。胆木降生相火，肝木升生君火。人身肝胆，秉造化的木气而生，所以肝胆之病，属木气之病。

衄者，鼻中血出。肺窍于鼻。胆木不降，相火逆行，肺金被刑，不能收敛也。肺秉造化的金气而生，有收敛的作用。金性收敛凉降，火性发散热腾。造化的火气，能克金气。人身的火气，能克肺气。故曰肺金被火刑克，不能收敛也。

手足心烦热者，甲木不降，心包相火逆行，故手心热。乙木不升，郁生下热，故足心热也。甲乙乃分别木气的阴阳的符号。不曰甲木乙木，只曰胆木肝木亦可。唯不曰胆木肝木，只曰胆腑肝脏则不可。只曰胆腑，如何能使手心热。只曰肝脏，如何能使足心热。手心，乃心包经穴道。心包属相火，故胆经相火之气不降，心包相火不降，手心即能作热。足心乃肾经穴道。肝木生于肾水，肝木之气不升，下陷于肾水之位，故足心即能作热。

咽干口燥者，甲木不降，风热耗伤肺液也。风者，人身之动气，为木气所发生。甲木下降，风气自平。甲木乃阳性之木，如其不降，阳性主动，风气亦动。风动狂肆，肺金不能收敛，则肺家津液即被风木耗伤。金伤不降，火气不收，故燥热也。肝胆，病则疏泄。疏泄者，木气之作用。凡动风发热，皆木气疏泄使然。故言肝胆，必曰木气，唯肝胆本脏肉质有病，则曰肝脏胆腑也。

梦中失精者，甲木不降，相火拔根。子半阳生，阳生木动。经脉滞塞，运动不通。阳气郁阻，故疏泄而梦中遗精也。妇人带病，亦经脉滞塞，甲木不降，水气不藏之故。

四肢痛者，四肢秉气于脾胃。土困木贼，津液干枯。脾胃病于内，荣卫经络瘀塞于外也。荣卫，详下文桂枝汤、麻黄汤。

木火金水俱病，中气之虚极矣。中气虚极，不能运化四维，故病如此。

此病全由胆经甲木不降，克伤中气，相火上逆，烧灼肺液，腠理瘀塞而起。故方中重用芍药，以降甲木敛相火而通腠理。重用饴糖，以养津液。并用炙草、姜、枣以补中气而调荣卫。甲乙木本是一气。甲降则乙升，故重用芍药以降甲木，轻用桂枝以升乙木。木调土运，肺降津生，火降归根，中气转旺，经气之升降既复，木不克土，脾胃气和，饮食加增，气血充足，故虚劳诸病皆愈。腠理详原理下篇。脉象涩而数。涩为津少，数为中虚，又为虚热。浮虚者，火逆中虚故浮虚也。

降胆经必重用中气药，中气旋转则四维升降也。建中气必降胆木，四维升降则中气旋转，中气生于相火也。此轴轮并运之法。

☯ 当归生姜羊肉汤证治本位的意义

当归三钱　生姜三钱　羊肉半斤

治寒疝，胁痛，里急，腹痛，及产后腹痛者。此病脉象虚大，或细微。

此治肝经木气不升之法也。肝经木气者，生气也。温暖滋润，则生气充足，条达上升，而化心火。如不温暖滋润，则肝阳下陷，生气下郁，而病寒焉。

足厥阴肝经，下络睾丸。肝木下陷，陷则生寒。故病寒疝。疝者，睾丸肿痛，木气结聚成形也。胆经循右胁下降，肝经循左胁上升。肝家生气郁而不升，是以胁痛。肝木之气升于左而发于右，循行腹部全体。生气郁而不舒，升不上来，故病里急腹痛。产后腹痛者，产后血去，温气消失，肝经生气不足，木气郁而不舒也。当归温补肝血，羊肉温补肝阳，滋补木中生气，以助升达。加生姜以行其寒滞，故诸病皆愈也。

肺金应乎秋气，清凉则降。肝木应乎春气，温暖则升。此方所治各病，皆肝木纯寒，无一些风燥之病。所以服温暖之药，诸病皆愈。脉象虚大细微，皆肝经阳气不足，因而生寒之象。

肝经因寒不升，而现寒疝等病。此等病都不能食者，四维不能运动，中气因以不足故也。人身中气旋转，则四维升降。四维升降，则中气旋转。凡病愈的结果，在四维升降，而中气复原，生命乃能复原。古方之有补中药者，直接补中之法。无补中药者，皆调理四维之升降，以复中气之法。此方当归、生姜、羊肉温补肝经，使其上升，即是调理四维之升降，以复中气之法。四维之运动圆，则生中气是也。此运轮复轴之法。

☯ 肾气丸证治本位的意义

干地黄八钱　薯蓣四钱　山茱萸二钱　粉丹皮三钱　茯苓一钱　泽泻一钱　桂枝一钱去皮　附子二钱

治虚劳消渴，小便过多，或小便不利，里急，少腹拘急者，脉虚两尺极微。

此治肾经水气不升之法也。肾水者，人身津液之存于下部者也。津液来源，在于肺金。津液消耗，在于肝木。肾水主藏，肝木主泄。木气疏泄，则生风气。消渴者，肾水被风消耗，水气不能养木。风气愈增，且消及肺家津液也。肺液被消，故渴。

人身小便流通，原赖肝木疏泄之力。平人小便亦不过多，亦无不利者，木气和平，疏泄适宜也。消渴之病，水火不足，不能养木。木气失根，忽而疏泄太过，忽而疏泄不及。疏泄太过，则小便太多，疏泄不及，则小便不利。虚劳里急，小腹拘急，皆水气不足，木气失根，郁而不舒耳。

方用地黄润木气，调疏泄，而保水气。薯蓣补金气，助收降，而生水气。茱萸敛火，丹皮清热，苓泽除湿。湿者，木金升降不遂，土气郁而为湿也。用附子，补水中之火以培木气之根也。用桂枝，达木气之郁也。水火俱足，木气得根，故风平渴止，小便照常，诸病皆愈。水中火足，则生木气。水中有气，则木气上升。木气上升，则疏泄自调。脉象两尺极微。肾为人身津液之主，候在尺脉。津液少故两尺脉微。两尺以候肾，左尺以候水，右尺以候肾水中之相火。此病两尺脉微，右尺必较左尺更微。所以养水药中，又用附子。附子大热，专补下焦相火之药。中气为生命之主，肾气为中气之根也。消渴，小便过多，小便不利，里急，小腹拘急，此木气成风的事实也。

造化之气，春木主升，秋金主降。木升生火，火气又随秋金而降入水中，金降生水，水气又随春木而交入火内。木升金降，火水交济，四维既圆，中气自旺。人与造化同气，无病之人的气化，即是一个肾气丸。病此病者，服此方后，病愈身安，精神爽健，饮食增加。即是四维的升降既已复旧，中气的旋转因而照常也。此运轮复轴之法。

☯ 大黄黄芩黄连泻心汤证治本位的意义

大黄一钱　黄连一钱　黄芩一钱

麻沸汤渍少顷，热服。沸水多时，泡如麻子细，为麻沸汤。

治心火不足，吐血衄血者，脉洪，重按不空。

此治心经火气不降之法也。人身水气在下，火气在上。水气在下，应往上升。火气在上，应往下降。火者，动气也。火气不降，动而上逆，则吐血、衄血。手之三阴，其气主降。心气不足，降气不足也。法当同三黄以降心火。渍而不煎，取味最轻。麻沸汤，性轻而浮，使三黄之性缓缓下行也。曰泻心汤者，只降上脘以上之火，不降及中脘之意。如泻及中脘，便生大祸矣。心火不降，心包相火不降也。心经君火不病。脉象洪，洪乃上盛之象。浮多降少，故上盛而洪。重按不空，故可用三黄。

火气最易直上，全赖金气收而降之，入于土下。吐血、衄血者，金之降气，被火之升气所伤，金之收令不行也。三黄苦寒，将火降下，肺金乃收。运动复圆，故病愈人安也。病愈人安者，四维升降，中气复旺也。此运轮复轴之法。

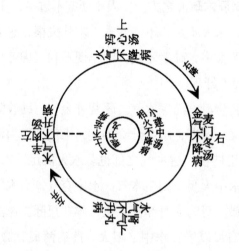

图的说明

将此图合在自己身体上，揣想五行整个圆运动的生理与病理与医理。揣想明白，便得着整个医学的基础。此图君火相火，均往下降。君火为相火的终气，相火为君火的始气。造化之气，今年太阳直射地面的相火，降入冬季水中，明年由水中升至地面的天空，则成君火。人身之气，今日胆经的相火，降入肾水之中，明日由肾水中升至心房，则成君火。虽是五行，实是六行。

人身一小宇宙。中土旋转于中央，火金右降于南西，水木左升于北东。理中丸，中土不运之方。麦门冬汤，金气不降之方。小建中汤，胆经相火不降之方。当归生姜羊肉汤，木气不升之方。肾气丸，水气不升之方。泻心汤，心火不降之方。人身六行六气之病与治法，即以此六方为大法。大法者，大概以此为准之法也。此六方，须作整个圆运动读。

方名	症状	原理	治法	脉象	备考
理中丸	上吐下泻，头痛，行动无力，不渴	中气虚，土气湿寒	补中燥湿温寒	微小或虚大	治中土不运法
麦门冬汤	火逆，咳嗽上气，咽喉不利	中气虚，肺气燥逆	补中润肺，降肺降胃	虚涩	治肺经金气不降法
小建中汤	虚劳里急腹中痛，衄，手足心烦热，咽干口燥，梦中失精，四肢疼痛	中虚胆逆，土木两枯，相火外泄，滞寒荣卫	补中气，降胆经相火，润燥通塞	涩数或浮虚	治胆经相火不降法
当归生姜羊肉汤	寒疝腹痛胁痛，产后腹痛	肝经寒	温润肝经	虚大或细微	治肝经木气不升法
肾气丸	虚劳消渴，小便不利，或小便过多，里急，小腹拘急	肾气不升	补气滋肝，除湿补火	两尺极微	治肾经水气不升法
泻心汤	衄血，吐血	心经降气不足	降心气	洪	治心经火气不降法

人身疾病多矣，事实上只分内伤病、外感病两门。内伤病，不论何经有病，仍是圆运动着的。必待积年累月，形质力量损坏消灭，不能运动，中气不能复生，然后人死。

外感病，六气运动失圆之病也。初则一气偶偏，继则一气独胜。一气独胜，诸气败亡，中气消灭，所以人死。前六方治内伤病，除理中丸证，中气暴亡，其死甚速外，其余各病，皆可徐徐调理，将五行运动失圆之处，调之使圆。若外感一气独胜之病，救治稍迟，即致死亡。因形质不易损灭，气则易于消散也。外感病以《伤寒论》为宗。伤寒病，分荣卫表病、脏腑里病、少阳经病。外感风寒，项强，身痛，恶寒，发热，可发汗而愈之病，为荣卫表病。阴脏病寒，温补乃愈。阳腑病热，攻下乃愈之病，为脏腑里病。表主外，里主内也。不在表，不在里，不可发汗，不可温补，不可攻下，和解乃愈之病，为少阳经病。少阳经病，在表里之间也。

荣卫的意义

宇宙间澎力压力混合而成圆运动的大气个体，内含一开一阖的作用。开则疏泄，阖则收敛。疏泄则成风，收敛则成寒。人身阴阳混合而成圆运动的气体，内含一开一阖的作用。开则疏泄，阖则收敛。疏泄则发热，收敛则恶寒。疏泄谓之荣，收敛谓之卫。疏泄者，木火之气。收敛者，金水之气。木火之气，由内向外，有发荣之意，故曰荣。金水之气，由外向内，有护卫之意，故曰卫。荣卫者，脏腑以外，整个躯体圆运动之气之称。整个圆运动分离，则疏泄偏现而荣病，收敛偏现而卫病，分而复合，荣卫交互，圆运动恢复整个，则汗出病愈也。荣卫为风寒所伤，则荣卫分离也。分离小则病轻，分离大则病重。

☯ 桂枝汤证治本位的意义

芍药三钱　炙甘草二钱　大枣六钱　生姜三钱　桂枝三钱

水四杯，煎成二杯，温服一杯，饮热稀粥一杯。覆衣，取微汗。如不汗，再服一杯。如仍不汗，再煎一剂。服如前法。禁生冷黏滑油肉面酒酪五辛臭恶之物。

治荣卫外感于风，项强，头痛，身痛，发热，汗出，恶风，脉浮缓者。

此治荣卫表证，偏于疏泄之病之法也。风者，空气中疏泄之气。荣者，人身中疏泄之气。疏泄故发热恶风。疏泄故汗出。风性疏泄故脉缓。缓者，疏泄虚散之意。荣卫行身之表。荣卫病故脉浮。荣卫不和，故项强，头痛，身痛。卫气收敛，与风异性，故风不伤荣而伤卫。卫被风伤，病却在荣。风伤卫而荣病者，卫伤则卫的收敛作用减少，荣的疏泄作用加多，多则郁，郁则病也。

此方用芍药收敛荣气之疏泄，以交卫气为主。用桂枝者，桂枝实表阳，调荣卫也。荣气偏郁，运动不圆，中气必虚。故用炙甘草以补中气，生姜、大枣助胃气，补胃液，以调荣卫也。芍药敛荣气之疏泄者，降胆经也。服此汤后，中气复而荣卫和，故汗出而病解。已经自汗伤津，饮热粥助津液，以作汗也。禁生冷诸物者，荣卫根于脾胃，荣卫郁则脾胃滞。生冷诸物增加脾胃之滞，荣卫更不能调和也。

☯ 麻黄汤证治本位的意义

麻黄三钱　杏仁三钱　炙甘草二钱　桂枝二钱

水五杯，先煎麻黄，减二杯。去沫，入诸药，煎二杯，温服一杯。覆衣取微汗，不用饮粥。禁如桂枝汤法。

治荣卫外感寒邪，项强，头痛，身痛，骨节疼痛，无汗恶寒，脉浮紧者。

此治荣卫表证，偏于收敛之病之法也。寒者，空气中收敛之气。卫者，人身中收敛之气。收敛故恶寒。收敛故无汗。收敛故脉紧。紧者收敛闭束之意。荣卫行身之表，荣卫病故脉浮。荣伤卫郁，荣卫不和，故项强头疼身痛，骨节疼痛。荣气疏泄，与寒异性，故寒不伤卫而伤荣。荣被寒伤，病却在卫。寒伤荣而卫病者，荣的疏泄作用减少，卫的收敛作用加多。多则郁，郁则病也。

此方用麻黄泄卫气，卫气之收敛以交荣气为主。用桂枝者，桂枝益表阳，调荣卫也。卫气偏郁，运动不圆，中气必虚，故用炙草以补中气。用杏仁者，卫闭则肺逆作喘，杏仁降肺逆也。不用生姜、大枣，不饮热粥者，未经自汗，中气与津液未伤也。服此汤后，中气复而荣卫和，故汗出而病解。此症项强身痛，较桂枝汤证重，卫气闭束之故。

桂枝善实表阳。桂枝汤证自汗出，表阳虚，桂枝与芍药之收敛，相辅而行也。麻黄汤证之用桂枝，麻黄发汗，最虚表阳。桂枝所以善麻黄之后也。

阴阳二气合成的圆运动个体，一开一阖。荣气疏泄，病在开，桂枝汤以合之之法为治。卫气收敛，病在阖，麻黄汤以开之之法为治。荣卫分离，中虚之故。桂麻二方，皆重在补中。此伤寒表病之大法。一切外感病发热恶寒之法统此。桂枝汤并非治外感入了身体之风，风伤卫耳，风并未入了人身也。麻黄汤并非治外感入了人身体之寒，寒伤荣耳，寒并未入了人身也。芍药所以收敛荣气，非散风也。麻黄所以疏泄卫气，非散寒也。若果风寒入了人身，岂有反用芍药收敛而病愈之理。

☯ 桂枝麻黄各半汤证治本位的意义

芍药钱半　桂枝钱半　麻黄钱半　杏仁一钱　炙甘草钱半　生姜一钱　红枣肉三钱

治荣卫双郁，发热恶寒，无汗，项强身痛，八九日不解，形如疟者。脉虚。此荣卫双解之法也。外感之病，偏于疏泄，汗出发热，偏于收敛，无汗恶寒。荣卫之气，如环无端。单卫郁者少，单荣郁者亦少。荣郁卫必郁，卫郁荣必郁者实多，不过分何方郁的轻重耳。

此荣卫双郁，多日不解。既现荣卫双郁之证，而脉转虚。虚者，不偏紧不偏缓，微弱之象。微弱之脉，病势不盛。荣卫单郁者病重，双郁者病轻。单郁者，一方隔绝之势。双郁者，双方欲和之机。双方欲和而未能，故用桂麻二方，减轻合用以和之。服后得欲似汗即解矣。

荣卫单郁，中气大虚，易入脏腑。荣卫双郁，双方平衡，中虚较轻。故病八九日有如疟状，仍在表也。

此三方为治外感表病大法。荣郁发热，偏于疏泄。卫郁恶寒，偏于收敛，是对待的。表病不解，入脏病寒，入腑病热，亦是对待的。荣卫病，乃人身荣卫为风寒所伤，而荣卫自病，并非风寒入了荣卫为病。入脏入腑云者，亦脏腑自病，并非风寒入了脏腑为病。此点要紧，切不可忽。

中气不足，故荣卫偏郁。中气败甚，故表病入里。里气偏寒之人，故脏病。里气偏热之人，故腑病。名曰表病入里，其实乃脏腑里气自病。自病二字解决，全部《伤寒论》解决，一切外感病解决。

荣卫之气，外发则吉，内陷则凶。荣卫病，总以早得汗而解为好。汗则外发也。以上荣卫表病。

☯ 四逆汤证治本位的意义

附子三钱　干姜　炙甘草各二钱

治太阴病，自利，腹自痛，腹满而吐，食不下，脉沉而微。

此治太阴脾脏病之法也。脾乃阴脏，阴中阳足，则脾经上升，与胃经合成圆运动。阴阳和平，不病寒也。病则太阴阴盛，胃气消灭，则病湿寒。寒湿偏多，故自利，腹满，吐而食不下。水寒火灭，木气失根，郁而冲击，故腹自痛。此火土两寒，中气将脱，危险极矣。

此方用炙甘草补中气，用干姜温中寒，除湿气，用附子温肾水以救火。火土俱复，阳与阴平，运动复圆，所以病愈。

此六气运动不圆，太阴湿土之气独胜之病。病在荣卫，不速汗解。平日脾阳素虚之人，病即由表入里，则成此病。或表证才现，里证即作，则成此病。病成之初，必面色灰黯，精神短少，舌胎灰润，而口淡不渴也。表证里证兼现者，先温里，后解表。阴盛阳微，故脉沉微。

表里本是一气。表气偏，里气必偏。所以表病不解，里病必作。表气偏里气不偏者，必中气健旺之人，里气的阴阳调和，不成里病，里病一成，便成生死问题矣。他脏他腑准此。

☯ 附子汤证治本位的意义

附片　白术　茯苓　人参　炒白芍各三钱

治少阴病，手足寒，背恶寒，蜷卧，但欲寐，骨节痛，脉现微细。

此治少阴肾脏病之法也。伤寒病，分太阳阳明少阳，太阴少阴厥阴。阳腑病热，阴脏病寒。少阴肾脏，病则阴寒。水寒克火，火灭土亡。危险极矣。

四肢秉气于中土。中土阳亡，则手足寒冷。阳入于阴则寐，水寒无阳，则蜷卧欲寐，而不能寐。肾主骨，肾寒则背脊恶寒。水寒土湿，木郁风生，则骨节痛。此病致死极速。

此方用附子温补肾阳。人参、茯苓、白术，补土泄湿。芍药和木息风。附子温补肾阳，易动风木之气。附子与芍药并用，肾阳复而风木不动也。已现骨节疼痛，风已起矣。故既用附子以温水，又用芍药以息风也。火土复而木气安，阳与阴平，运动复圆，是以病愈。芍药性寒，最败肾阳。此方与附子同用，附子温补肾阳也。风乃木气，非风寒之风也。

此六气运动不圆，少阴寒水，一气独胜之病。病在荣卫，不速汗解。平日肾阳不足之人，病即由表入里，则成此病。或表证才现，里证即作，则成此病。病成之初，必神色黯淡，恶寒气微也。水寒土败，阳微气少，故脉微细。肾阳亡，故肾水寒。

☯ 乌梅丸证治本位的意义

乌梅三十枚　蜀椒　当归各四钱　桂枝　党参　附片各六钱　干姜二钱　黄连黄柏　细辛各三钱

共捣筛蜜为丸，如梧子大。服二十丸，日三服，稍加至三十丸。乌梅先用醋浸一宿，饭上蒸，捣如泥，和各药为丸。用时如无丸药可减轻分量六分之一，煎服。日三服，隔二小时服一次。

治厥阴病，厥热往还，消渴，气上冲心，心中热痛，饥不欲食，食则吐蛔，心烦，有时安静，静而复烦，脉虚细急数。

此治厥阴肝脏病之法也。厥热往还者，厥为寒冷，厥阴乃阴寒已极，微阳初生之气。厥阴风木，子气为火，母气为水。厥阴病则风动无定，或见子气而病热，或见母气而病寒。故热后复厥，厥后复热。平人之厥阴，不病厥热者，中气旺而水火交也。厥阴一病，风木克土。中气既败，水火分离。于是火气现而热，水气现而厥。热多则火土复而人生，厥多则火土亡而人死也。

消渴者，风木之气，因水寒脱根而疏泄上冲。疏泄伤津，故渴而欲饮，饮而仍渴。气上冲心，心中热痛者，足厥阴肝经为风木，手厥阴心包经为相火。肝经木气上冲，而心包相火又因中气虚败，不能下降。故气上冲心，心中热痛，饥不欲食。食则吐蛔者，风动耗津，故饥。土气已败，故不能食。蛔者乃木中阳气所生，中下既寒，蛔不安居。食后胃上加温，蛔避寒就温，故上行而吐出。心烦者，蛔乃肝家阳气所生，蛔动则阳动，阳动故心烦。

此病水寒火热，木枯土败。方用附子、蜀椒、细辛，温水寒，而培木气之损。黄连、黄柏清火热，以保木气之津液。桂枝、当归温养木气，以息风气。党参、干姜以温中补土。乌梅大生木液，而补木气。风盛则木气自伤，唯乌梅能补木气也。水温火清，木和土复。阴阳平和，运动复圆，是以病愈。

此六气运动不圆，厥阴风木一气独胜之病。病在荣卫，不速汗解。平日肝阳不足之人，病即由表入里，则成此病。或表证才现，里证即作，则成此病。病成之初，必气微而躁烦不安也。木气动而耗津，故脉虚细。微阳拔根中气虚极，故脉急数。

乌梅丸为肝脏阴寒之方。黄连、黄柏大寒之药，乃如是之重者。水寒则木郁生风，风又生热，热又伤津，津伤则风更动。寒不去风不息，热不去风更不息。寒温并用，木气之本性使然。此方虽寒温并用，仍以温水寒为主，清火热为辅。六气中为风木复杂。风木能研究彻底，余皆彻底矣。以上三阴脏病，脏病忌发汗。

☯ 大承气汤证治本位的意义

大黄四钱　枳实　芒硝各二钱　厚朴八钱

治阳明病，胃家实，日暮潮热，六七日不大便，谵语，手足濈然汗出，腹满痛拒按。脉大而实。

此治阳明腑病，肠胃燥结实证之法也。承气者，承中气也。中气左旋化阳，右旋化阴，阴阳平均，中气乃治。阴进则阳退，阳盛则阴消。阴阳偏胜则中气伤而人病。阴阳偏绝，则中气亡而人死。三阴病，阴盛阳绝。大承气汤证，阳盛阴绝。当此之时，阴阳平均的中气，几乎有阳无阴了。日暮潮热者，阳明燥金，气旺于申酉之时。燥金气旺，每日申酉加热，如潮来之有定时。此时胃中阳旺，故阳明病必此时热增也。谵语者，胃中津液消亡，心火不降，烧灼神昏也。手足濈然汗出，六七日不大便者，胃肠燥极也。腹满痛拒按者，肠胃有燥屎结实也。《伤寒论》云，胃中有燥矢，乃胃中食物，被燥气炼干云耳。故曰胃家实也。矢，古屎字。

阳明燥金，大肠主气，胃土从化。金气以收敛为能，故金燥必结，故燥屎坚硬也。阳明胃腑燥热之证，亦有泻稀水放屁，而潮热谵语，腹满痛拒按者，此肠中必有燥屎数枚。所谓热结旁流，亦大承气汤证也。凡用下法，总要以手按大肠部位，名曰腹诊。

此方大黄、芒硝，攻下燥屎。枳实、厚朴，开通滞气。阳退阴复，中气承接，运动复圆，是以病愈。

此方妙处，在大黄、枳实性寒，芒硝、厚朴性热。寒热混合，则生圆运动的作用。如不用芒硝、厚朴之热[①]，只用大黄、枳实之寒，直攻而下，一定将人下死。脉实而大，阳热充满之象。与三阴脏病，阴盛阳微，是对待的理法。世谓芒硝性寒，错误。

但是要用大承气汤，须先以小承气汤试探。服小承气汤后，放屁是有燥屎，可用大承气汤。若不放屁，是为无燥屎，便不可用。小承气汤，大黄二钱，枳实一钱，厚朴二钱。

此六气运动不圆，阳明燥金一气独胜之病。病在荣卫，不速汗解。平日胃阳偏旺之人，病即由表入里，则成此病。病成之初必蒸蒸发热，汗出气盛，而舌胎干黄。数日之后，乃成此证。不比三阴病成之速也。此病表证未罢，里证续作。当先解表，然后下里。与三阴表证里证兼现，当先温里，然后解表，是为对待的理法。一气独胜，诸气消灭，圆运动解体，所以人死。

---

① 芒硝、厚朴之热：历代本草著作多记载芒硝性寒，此处疑误。

☯ 桃核承气汤证治本位的意义

桃仁三钱　桂枝二钱　炙甘草二钱　大黄二钱　芒硝一钱

治太阳腑病，其人如狂，少腹急结，内有蓄血，小便利者。脉象沉实。

此治太阳膀胱腑病之法也。太阳之腑，膀胱也。膀胱位在小腹。膀胱有热大肠血瘀，故小腹急结。血热必神乱，故人如狂。热实，故小便利。热结在里，故脉沉实。

此方大黄、芒硝，以下膀胱腑热，桃仁以下瘀血。膀胱腑虽有实热可下，而胃中却无可下之物。硝黄极伤胃气，故用炙甘草以补胃气。用桂枝者，达表气也。因太阳膀胱之经，在荣卫之内。膀胱本腑有热，其经气即将荣卫之热，引入本腑而成此证。故用桂枝将其经气，仍达于表也。小便如不利，内热未实，便不可下。如血自下，血去热退，不必服药自愈也。

此六气运动不圆，太阳腑热之病也。病在荣卫，不速汗解。平日血热阳胜之人，病即由表入里，表证不罢，里证即作，则成此病。病成之时，但觉小腹急结，忽然发狂也。以上阳明太阳腑病。腑病忌发汗。

☯ 小柴胡汤证治本位的意义

柴胡　黄芩　法夏　生姜　人参　炙甘草各三钱　大枣肉六钱

治少阳经病，寒热往来，口苦，目眩，耳聋，咽干，胸满，胁痛，默默不欲食，心烦喜呕。脉象虚小弦数。

此和解少阳经病之法也。少阳胆经，居荣卫之内，脏腑之间。此经一病，阴阳不和。阴郁则恶寒，阳郁则发热。郁而不解，故寒热往来。胆经不降，相火上逆，故口苦、耳聋、目眩、咽干。胆经自头至足，循耳后，下胸，环胃，循胁。胆经不降，故胸满、胁痛、不食、心烦喜呕。胆经与三焦经同属少阳相火。胆经相火，既上逆不降，三焦相火，必下陷不升。上逆下陷经气结滞，故病有以上诸证。三阳腑三阴脏是平列的。少阳却无腑证，而有经证。是平列中的不平处。

此方柴胡升三焦经之下陷，黄芩降胆经之上逆。胆经逆胃经必逆，半夏、生姜降胃经之逆。相火上逆，中气与津液必伤。姜、枣、炙甘草、人参补中气生津液。中伤火逆，脏阴易动，故重用补中品，以防止脏阴之动也。此病上逆下陷中虚，此方一面升陷，一面降逆，一面补中以调升降。此和解之法也。火陷中虚，故脉虚小。木火结滞，故脉弦数。

☯ 大柴胡汤证治本位的意义

柴胡　黄芩　法半夏各二钱　大黄　枳实　生白芍各二钱　生姜三钱　大枣六钱

治少阳经病，寒热往来，口苦目眩耳聋，呕而下利，胸下痞硬，脉象右实左弱。

此和解少阳之经兼下阳明腑之热之法也。如小柴胡汤口苦，目眩，寒热往来，又兼呕而下利，胸下痞硬。呕利为胆胃二经热滞，痞硬为胆胃二经横结，下利为胃腑之热。于小柴胡汤去参、草之补中，加大黄、枳实以下胃热，加芍药以降胆经而舒胃经。一面和解少阳之经，一面下胃腑之热也。

小柴胡汤证，脉象虚小，略兼弦数。虚小者，中阳虚而三焦之气下陷。弦数者，木火病而胆经之气上逆也。

大柴胡汤证，脉象右实，左弱。右实者，阳明胃腑热滞，左弱者，木气结而津液伤也。

此二证，大柴胡汤证少，小柴胡汤证多。因中虚不运，荣卫乃病。中虚之家，胆经相火易于上逆，相火上逆，中气更虚。故小柴胡汤证多。胃阳盛乃病大柴胡汤证。胃阳盛则中气少有虚者。中气不虚，荣卫偶病，自能汗解，不至入少阳经也。故大柴胡汤证少也。名曰入少阳经，其实乃少阳经自病。

此六气运动不圆，荣卫表病，未得汗解。脏腑阴阳，又不偏动。病气既不外出，又不内入。少阳经气被迫而成之半表半里病也。以上少阳经病。

少阳经病，不可汗，不可下，不可温，只可和解。柴胡汤和解之方也。不可汗，柴胡略有汗意。不可下，黄芩略有下意。不可温，党参、炙草、生姜、大枣略有温意。此和解之事实也。

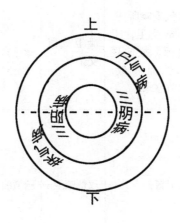

图的说明

发热为荣气疏泄之病，恶寒为卫气收敛之病。卫气之收敛，能交荣气之疏泄，则荣不发热。荣气之疏泄，能交卫气之收敛，则卫不恶寒。荣卫相交，中气之事。

厥阴病，为肝脏病寒之病。太阴病，为脾脏病寒之病。少阴病，为少阴肾脏肾水病寒之病，非少阴心脏君火之病。乃少阴肾水无阳，寒水克火之病。少阳之阳足，能交厥阴，则肝脏不病寒。阳明之阳足，能交脾土，则脾脏不病寒。太阳之阳足，能交少阴，则肾脏不病寒。

阳明病，为胃腑病热之病。太阳病，为膀胱腑病发热之病。太阴之阴足，能交阳明，则胃腑不病热。少阴肾水之阴足，能交太阳，则膀胱腑不病热。唯少阳胆腑，附肝脏而生，入胃腑而下。胆的本身，却无腑病，只有经病。少阳病之寒热往来，乃肝脏之阴与胃腑之阳之气。

表里本是一气。表气的荣卫偏盛，里气的脏腑即偏郁。荣卫不得复和，则表气的荣卫偏得愈甚，里气的脏腑即愈郁而愈偏，遂成阳腑病热，阴脏病寒之病。如表气不得复和，里气又不偏盛，则成少阳经病。此整个圆运动的《伤寒论》的原则也。荣卫病，乃荣卫被风寒所伤，而荣卫自病。并非风寒入了人身为病。此点认清，不唯《伤寒论》的原理明，温病、疹病一切外感病的原理俱明矣。一部《伤寒论》，如内容六瓣之一橘。荣卫如橘皮，脏腑如六瓣，少阳经如橘络也。

方名	症状	原理	治法	脉象	备考
桂枝汤	项强，头痛，身疼，发热，汗出恶风	卫气受风所伤不能交荣，荣气郁，故偏现本性而疏泄，疏泄故发热	敛荣气以交卫气	脉浮缓	此方用芍药之理不可含糊。外感之病，非风寒入了人身作病，乃荣卫被风寒所伤，人身的荣卫自己作病。此点解决，古医学复明矣
麻黄汤	项强，头痛，身疼，骨节疼痛，无汗恶寒	荣气受寒所伤，不能交卫，卫气郁。故偏现本性而收敛，敛故恶寒	泄卫气以交荣气	脉浮紧	麻黄汤证病在收敛偏盛，桂枝汤证病在疏泄偏盛。时令收敛则麻黄证多，时令疏泄则桂枝证多。大气寒则收敛，大气热则疏泄
桂枝麻黄各半汤	恶寒，发热，无汗，项强，身痛，数日不解	荣卫皆郁	双解荣卫	脉微弱	芍药麻黄并用，一开一阖。荣卫双郁，一定之法。后人不解桂枝汤用芍药之理，一心总以为是风寒入了人身，须祛风提寒之药，冬多用些才行，于是外感病误于升散药者多矣

方名	症状	原理	治法	脉象	备考
四逆汤	自利腹痛，腹痛胀满而吐食不下	火土双败	燥湿温中补火	脉沉微	三阴脏病不下利者不死，下利不愈者必死。下利乃太阴之事，脾阳不衰不唯太阴不病，即少阴、厥阴亦可不病。太阴脾土关系大矣
附子汤	肢寒，背恶寒蜷卧，但欲寐，骨节痛	水寒土败风动	温水补土息风	脉沉微细小	少阴一气，心脏与肾脏属之。心属火，肾属水，土败中灭，水火分离，水寒克火，故少阴脏病法当温水气之寒，扶土气之衰，同时兼防木气之动。少阴多死证，火不生土，木又克土之故。方中不用甘药，嫌壅滞也
乌梅丸	厥热，消渴，气上冲心，心中热痛，饥不欲食，食则吐蛔，心烦有时安静，静而复烦	水寒火热，木枯土败，中气虚寒	温寒清热补中养木息风	脉虚细急数	厥阴风木，在春冬之交。微阳升动，阳根不足一动即泄，所以厥多死证也。少阴厥阴之死证非医误之过，乃木气水气应有之事
大承气汤	胃实潮热，手足汗出，谵语，六七日不大便，腹满痛拒按	燥热结实，胃有燥屎	下燥屎	脉大而实	胃家阳盛全是阳盛之象。脉则大实，重按有力。当表证已罢，蒸蒸热盛之时，以调胃承气汤和其胃热，不至成大承气汤证也。调胃承气汤详见"《伤寒论》读法篇"
桃核承气汤	发狂，小腹急	膀胱热结，少腹有蓄血	下热攻血，顾中达表	脉沉实	膀胱腑证极少。阴脏病寒，分见三阴。阳腑病热，统属阳明。故古人以三阴与阳明对称
小柴胡汤	寒热，口苦，目眩，耳聋，咽干，胸满胁痛而兼呕烦	少阳经病，脏阴易动	和解经气，预防脏阴	脉虚小弦数	此证常有十数日不愈者。因少阳经气居半表半里之间，既不能出表，又不能入里之故，所以非和解不可

方名	症状	原理	治法	脉象	备考
大柴胡汤	寒热，口苦，目眩，耳聋。兼呕而下利，胸痞而硬	少阳经病，腑热已结	和解经气兼腑热	脉右实左弱	此证只须认明有少阳经证，则下利系阳明热利显而易见。面上神色是阳象无阴象，亦易分辨

☯ 读《伤寒论》十方读法五条

——要先将内容六瓣之一橘的譬喻明了。

——要先将荣卫脏腑少阳经病的各症状名目，分别记清，再合成一个整个记清。

——要于记清之后默记溜熟。

——要于默记溜熟之后，将各症状的所以然，与治法分别记清，再整个默记溜熟。所谓电力充足，电光自明之功效，于最短的期间，便能得到整个成功的基础。

——《难经》曰：伤寒有五。一曰中风，二曰伤寒，三曰温病，四曰湿温，五曰热病。伤寒有五的"伤寒"二字，乃外感之统称。二曰伤寒的"伤寒"二字，才是伤寒麻黄汤的伤寒。仲圣"伤寒论"三字的意义，乃外感论的意义。此点要记明白。

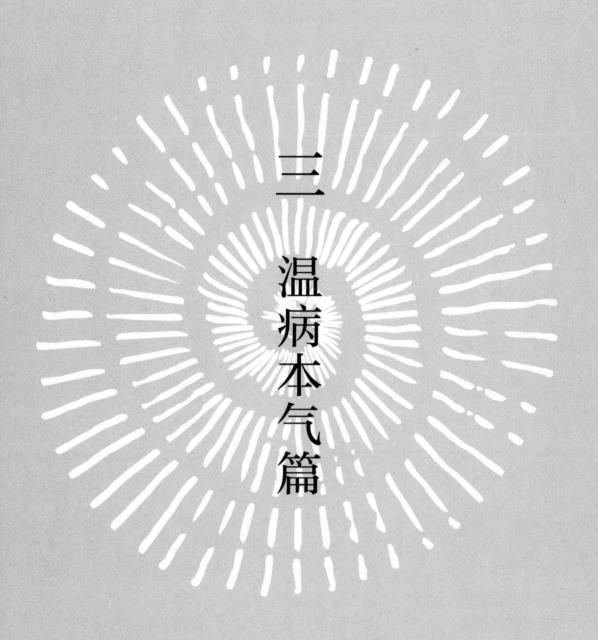

三　温病本气篇

☯ 导　　言

　　自来治温病，以新感与伏邪为两大原则。吴鞠通《温病条辨》，谓风寒伤人由皮毛而入，温病由口鼻而入，初入上焦，再由上焦入中焦，再由中焦而入下焦，直行中道云云。人身由上部至下部是整个的气化圆运动，即以形质而论，亦曲折重叠，并无直的中道可行。所谓新感温病如此。王孟英著《温热经纬》，称仲景有伏气温病之文。仲景伏气温病之文，乃谓伏有何脉，即现何病，乃泛言各种病如此，非专言温病，非谓冬月伏有寒气，至春变温。只因王叔和于《伤寒论》首，妄加序例曰：冬日伤寒，即病者为伤寒，不即病者，寒毒藏于肌肤，至春变为温病云云。后人遂认为伏气温病。此王叔和误解《内经》"冬伤于寒，春必病温"的"寒"字之贻祸也。《内经》云：风寒中人，使人毫毛毕直。岂有寒气伏藏于肌肤三月之人，安然无恙，至春变为温病之理。所谓伏气温病如此。一唱百和，不求甚解。原则既差，理路遂乱。因就经过事实，根据原理，作温病本气篇。言温病乃人身本身之气自病，非由口鼻而入，非伏去年之寒，变成今年的温。认为温邪由口鼻直入中道，认为伏邪变温，于是以去邪为主义，遂用去邪之药。去邪之药，最伤本气，本气受伤，病必加重。及至病加，犹以为邪深难去，比比然矣。认为本气自病，自知用调和本气之药。病去身安，乃无遗误。抱本气自病的原则，以研求《温病条辨》《温热经纬》所载症状与其方法，自能得着适当的妙处，而不为其所持原理的错处所误。

　　欲知病理，但凭药性。世之治温病，皆以银翘散、桑菊饮为宗，银翘散、桑菊饮之药，皆疏泄降肺之药，乃燥病之药，非温病之药。燥则金气敛结，药宜疏泄，温则木气疏泄，药宜收敛。断无疏泄之病，用疏泄之药，治之之误也。

著者识

☯ 温病的意义

　　伤寒病起于荣卫，终于脏腑，荣热卫寒，腑热脏寒，腑热则实，脏寒则虚。脉象紧数，按之明爽，病人神色清明。温病起于荣卫，终于气血，荣卫气血，皆热不寒，皆虚不实，脉象或洪或小，按之躁急模糊，病人神色昏晦。亦有强壮之人，脉象较实者。虽脉象较实，仍按之模糊，不似伤寒脉象之明爽。特强壮之人，少有病温病者耳。

世谓右脉大为温病、左脉大为伤寒，事实上并不尽然。

温病者，人身木火偏于疏泄。金气被冲，而失收降之令，水气被泄，而失封藏之能。水不藏则相火益事飞腾，金不收则风木益事泄动。上焦则津液伤而热气冲塞，下焦则相火泄而元气空虚，中焦则中气衰败，交济无能。一年的大气运动，春升夏浮，秋降冬沉。春温夏热，秋凉冬寒。春生夏长，秋收冬藏。人身春木之气，升动生发失其常度，则温气病焉。此乃人身本气之病，非中今年之温，由口鼻而入，非伏去冬之寒，变为今春之温。不过虽是人身本气自病，必须感受时令偏于疏泄的大气，引动里气，然后病成耳。

《伤寒论》云：太阳病发热而渴，不恶寒者为温病。此乃借温病以分别伤寒之言，非专为温病整个说法立言。温病的事实上，常有得病一日，发热之中仍带恶寒者。不恶寒之发热作渴，脉象应无虚象，而事实上则脉虚者甚多，且多不渴者。脉虚之温病，关系生死较脉不虚者迅速。温病诸书，对于脉虚温病的方法，少注重者，大概遵守论文，而由口鼻而入伏寒变温的讹传，未及就六气的事实上寻原理也。温病实证少，虚证多，实证易治，虚证难治。此篇注重虚证，因正当厥阴风木之时，阳气幼稚故也。如果脉实，则易治矣。虚证如肆用散药、凉药，必死。实证的"实"字，乃比较上的实，非真正的实，所以温病的下证，无承气汤证，只有黄龙汤证。黄龙汤详下文。

伤寒表里之分，为荣卫脏腑。温病表里之分，为荣卫气血。亦有病在肠胃者。如两感温病，则责在肾家。各详下文。病在肠胃，乃肠胃自病。病在荣卫气血，乃荣卫气血自病。自病的意义，无人讲求，皆王叔和误解《内经》文字，后人又盲从叔和之故。叔和误解《内经》文字详下文。

伤寒易治，温病难治。伤寒表里寒热，界限分明。温病表里皆热，界限难分。此篇于难分之中，求分之之法。能分得出，然后用药有着落也。

☯ 病 在 荣 卫

温病分纯温病，兼感寒温病。初起头疼身痛，先恶寒后发热，发热之后但热不寒，神智昏迷，精神倦怠，此病在荣卫也。舌无胎，脉洪虚躁急模糊，轻按多重按少。发热大者，方用乌梅白糖汤。肥乌梅五枚，白糖一两。舌无胎，脉虚小者，方用扁鹊三豆饮。黄豆、黑豆、绿豆各三钱。乌梅证、三豆证，是为不兼感寒之纯温病。

若脉洪虚，发热之后，仍兼感寒，是为兼恶寒温病。于乌梅白糖汤中，加绿薄荷一二钱。若脉虚小，发热之后，仍兼感寒，是为兼恶寒温病。于三豆饮中，加薄荷五分至一钱。唯兼恶寒之脉，必不纯虚，必重按兼有弦紧之象。弦紧乃收敛闭束之象。纯虚之脉，只向外疏散，不向内收敛闭束也。病人所在地，冬春无大风，冬不鸣雷，少纯虚温病。

乌梅白糖汤

人身荣卫。荣属木火，其性疏泄，卫属金水，其性收敛，主管表气，而根于里气。节令一交木气，大气降极而升，疏泄起来。中气不足之人，本身的荣气，即随造化的木气升动疏泄。乙木为风木，甲木为相火。里气的乙木升而甲木不降，则相火外泄。荣气与木火升泄，故发热。热由木火升泄，故发热而不恶寒。荣卫失和，故头痛身痛，相火外泄的多，故发热甚大。火泄中虚，故神智昏迷、精神倦怠也。

此证脉象洪盛，乃木火外泄。重按虚微，乃木火之虚。虚者，木火升泄自伤本气也。病在荣卫之时，外泄之相火，正在浮游，尚未化生定在之热，故舌上无胎。乌梅酸收，降甲木安乙木，敛相火而大补木气。木气动于上必虚于下，故乌梅为风木要药。收而不涩，能生津液，温病尤宜。白糖能补中而不横滞，与乌梅酸甘生阴，最宜温病虚证。故服之病愈。若发热仍兼恶寒，是感大气之疏泄，又感大气之收敛，而本身卫气闭束不舒，故加薄荷以开卫气之闭束也。脉来躁急模糊，根本动摇之象。

扁鹊三豆饮

此证，外证与乌梅汤证同，但脉不洪虚而虚小。虚小者，木气本虚，一经疏泄便无力也。黄豆、黑豆，养木养中平疏泄，兼降胆经养津液，绿豆养木养中，兼清肺热，故服之而愈。如右脉重按不虚，加淡豆豉三钱以宣滞。此方平淡和养，最宜温病。如发热之后，仍兼恶寒。是感大气之疏泄，又感大气之收敛，而本身卫气闭束不舒，故加薄荷以开卫气之闭束也。豆须煎成即服，不可隔夜。生用莫炒。

乌梅汤收外以安内。三豆饮养内以和外。皆温病初起虚证的极效方法。温病脉实为顺，脉虚为逆。乌梅汤证，小便长者为乌梅忌用。改用三豆饮，加倍煎服。三豆证小便短者，加白饭豆三钱，以利湿气。唯病人所在地，冬春风少，冬不鸣雷，大气中木气不伤，人身的木气较足，乌梅、黄豆补木之品，只宜轻用。疹病亦然。

《内经》曰：温病虚甚者死，木火之气泄而不复故也。泄而不复，中气之虚。中气不虚，木火虽泄，金气能收，火仍归水。木气得根，必不致死。《难经》曰：温病之脉，不知何经之动也。可见其虚也。三豆饮原方系红饭豆、黑豆、绿豆。红饭豆即点心铺做洗沙之红豆，能除湿气，伤津液，故改用黄豆。红饭豆，世误用赤小豆，有大毒。黄豆养中养木养津液，兼降胆经，温病疹病要药。

脉气洪虚，与虚小者，面色多红。面色红者，火浮于外，必虚于内。凉药下咽，即生变故。此医家之所忽。如认面红为内热，故意用凉药以清内热，必一泻而死。脉虚故也。

《伤寒论》立桂枝汤以治荣病之疏泄，立麻黄汤以治卫病之收敛。桂枝汤之芍药，全在收敛木火，乌梅三豆亦全在收敛木火。唯温病里气大虚，故不能用芍药之苦寒。乌梅三豆并补里气之虚。温病表里俱热，故不能用桂枝、生姜以助热。不能用炙草、红枣以补中，而乌梅三豆，却有补中之能。如兼卫气闭束而恶寒，兼用薄荷以通卫闭，亦《伤寒论》麻桂各半汤之法所变通之法。不过桂枝汤麻黄汤之荣卫病，有表里之分。温病之荣卫病，表里之分不显，而全是里虚之病耳。乌梅白糖汤、三豆饮治温病，下咽即能汗出病解，出汗的理由，详原理。用此方见效之后，自能知道《温病条辨》用银翘散、桑菊饮的根本全错。发热为荣气之疏泄，恶寒为卫气之闭敛，神昏倦怠为相火离根，故用乌梅三豆以平荣气之疏泄，薄荷以开卫气之闭敛，相火离根，中下虚惫，故用乌梅三豆平和补益木气之品，不能用其他苦寒伤中之味。此中关系，非比寻常。况且木气偏于疏泄，都缘金气不能收敛。叶天士谓温病首先犯肺，逆传心包。叶虽不知温病原则，却已认识肺金不可伤。其谓逆传心包，因不知温病是本身木火疏泄伤肺之病，心包之脏木火自病也。

葱豉汤

温病脉虚身乏、身痛、发热恶寒，是兼感寒温病。葱豉汤：葱头三五个，淡豆豉五钱，不加盐，煎服。豆豉和木气以治温，葱头散卫气以治寒，平稳之方也。如不恶寒，忌用葱豉。不恶寒单发热，乃是温病，黄豆一味煎服即愈。豆豉宣散亦不可用。黄豆润津液益中气养木气而平疏泄，故效。兼有卫气闭敛之证据。葱性疏通卫闭，其性平和，豆豉宣滞不伤中气，取效甚宏，故宜用之，比薄荷稳也。

加减三豆饮

乌梅三豆饮证，如脉不模糊，不洪不虚，重按较轻按有力，面色不浮红，昏睡不醒，是兼感寒温病。病在荣卫，里热已作。此肺金收敛力大，将木火疏泄之气，敛成有定在之实热。宜加减三豆饮：金银花、天花粉、玉竹各三钱以清热，枳实、薄荷各一钱以泻肺闭，黑豆、绿豆、淡豆豉各三钱以养木气，兼清木热，而舒通胃滞也。乌梅、黄豆皆是补品，脉不虚忌用。若舌有干黄胎，加生大黄、生甘草各一钱以消胃热。此证不愈，即成下文病在气分、病在肠胃两证。

☯ 病 在 气 分

发热，咳嗽，恶寒，身痛，大渴，舌胎粉白，脉象不洪，重按有力，此病在气分也。用枳实银菊散，生枳实、薄荷、竹叶、桔梗、菊花、金银花、天花粉、玉竹、麦冬、贝母、知母各三钱。服后热退病减，过时仍旧者，其脉必实，生枳实加成五钱即愈。粉白，如铺干粉于舌上，燥而不润，满舌皆白。满舌粉白，此为肺热之证。

枳实银菊散

咳嗽口渴，舌胎粉白者，相火被卫气闭束，成为有定在之热。热胜克金，热伤肺家气分也。肺气热逆，故咳嗽。气热津伤，故口渴。气热津凝，故舌胎粉白。菊花、金银花、天花粉、玉竹、麦冬、知母、贝母清肺热以顾津液，薄荷、竹叶、桔梗、枳实破肺气的实滞，故服之病愈。脉重按有力，是气实之象。实则不模糊也。此方服后，必大汗而解。汗出之先，有发狂者，有发战者，热深故也。亦有热深脉伏者。

治温病须先分别相火浮游，与热有定在两个时期。病在荣卫，舌上无胎，为浮游时期，舌上有胎，为定在时期。浮游时宜收回相火，定在时宜清降定热。浮游时用清药，火不可清也。春初之火，只见不足，不见有余。火如被伤不能归于水位，化热灼津，上焦清虚之境，神明所出之地，尘蔽烟熏，枯干窒塞。种种昏迷烦喘，气短呃逆，甚而吐血躁扰，手足瘈疭，昏厥不语，险证迭出。如现烦喘等证，乌梅三豆两方合用自愈，不加薄荷。上焦之热愈盛，下焦之火愈虚，既现败证，其火更虚。降火而不伤火，是为治温病之大法。必热实气实脉实，热有定在，如枳实银菊散证，乃可用清热通气之药，以清定在之热。

枳实银菊散，不用黄连。因其性大寒，不唯伤火，并且败中，况黄连性极干燥，最伤津液，温病初起所忌。此病脉既有力，仍只用清凉疏淡之品，因脉之有力，乃相火化热伤津之热，非火土之气之实。相火所化之热多一分，下焦相火即少一分。相火少一分，中气即虚一分。倘用黄连大寒之药，火土一伤，必贻后患。津液再劫，必增纠缠矣。

枳实银菊散证，小便必长而次数多，或小便点滴俱无，或泻稀黄水，皆气分热也。气分热而木气之疏泄更甚，故小便长而次数多。气分热而津液胶固，故无小便。肺与大肠相表里，气分热及大肠，热气主动，大肠金气受热不能收敛，故泻稀黄水。见此症状，切不可认为小便长多为小便清利，更不可认无小便为脾湿而用苓泽利尿，更不可认泻稀黄水为虚而用补涩。肺气热清，诸证自愈。《温病条辨》之银翘散、竹叶牛蒡桔梗等药，破肺气伤肺液，连翘除湿伤津，疏散力大，温病大忌。肺气再伤，收敛更减，疏泄更甚。肺津再伤，水源枯竭，上焦更不能清降，相火更逆，木气更枯，则病重矣。

乌梅汤、三豆饮、葱豉汤、加减三豆饮、枳实银菊散，服后病愈，皆自然出汗。温病忌发汗，因温病乃疏泄之病，用药发汗，则疏泄而又疏泄，多致于死。自然出汗者，荣卫复和，火降中复，圆运动复原也。凡病出汗而愈，皆自身圆运动复元之故。

温病为木火上冲，肺金不能收敛之病。木火上冲，既已热伤肺金，只宜清肺家之热，不可清木气之温。因木火冲于上，必虚于下。知肺热当清，木温当养，便将温病的根本解决。温者，木之生气也。

☯ 病 在 肠 胃

病在气分证中，加日晡潮热谵语，腹满拒按，舌胎由白转黄，燥而且厚。脉象右大而实，左则弱小。方用加减黄龙汤。大黄、枳实、厚朴各一钱，元明粉五分，党参二钱，当归、柴胡、炙草各一钱，白芍二钱，分三服。

加减黄龙汤

病在气分，失于清降，则热结肠胃而成潮热腹满胎黄之下证，自当用承气汤下之。但热虽实，胃并不实，且气血均为热所伤耗，只宜大黄等味轻剂，并用参归补益气血，炙草补益中气，柴芍疏解木气。如一服，半日后放臭屁，腹已不满，右脉已平，无论已否得下，即止后服。虽未得下，脉平腹不满，已不拒按，是热实已解，黄胎亦将自退，不能再受下药。如脉已平，腹已不满，而身热不退，用三豆饮浓煎以养中滋木，热即退矣。因温病只有虚证，无有实证故也。如服后，半日不放臭屁，腹仍满，仍拒按，脉仍不平，再服一服，得下稀粪少许即勿再服，即能热退人安，养息即愈。

以上各方，乃治温病大法。无论何证中兼见他证，如乌梅汤证兼见面红目赤，三豆饮证兼见羞明咽痛，枳实银菊散证兼见小便长多，或无小便，加减黄龙汤证兼见泻利黄水等，皆仍用乌梅三豆等本方。因病之状态虽异，病之原因则同，原则既同，方法亦同。

☯ 病 在 血 分

相火既化成有定在之热，平日气分偏热之人，热即入于气分，平日血分偏热之人，热即入于血分。血分既热，舌色即现绛赤，脉象即转弦数，身热不退，口干而不饮，心烦夜不成寐。方用加减黄连阿胶鸡子黄汤。阿胶、生地、龟板、鳖甲各二钱，赤芍、丹皮、黄连各二钱，鸡子黄一枚，生调，分二次服。

加减黄连阿胶鸡子黄汤

阿胶、生地、龟板、鳖甲以养血而平热，赤芍、丹皮以活血而清热，黄连降心火以除烦，生鸡子黄补中气、温肾阳、补津液以交心肾。虽系热伤血分，亦由心经心包经火气不降，自现本气。火气不降自现本气者，中气虚而肾阳不升也，故用鸡子黄补中气、补肾阳以交心肾。脉虚甚者加炙甘草一钱以补中。如舌绛赤而有黄胎，鸡子黄、炙甘草忌用。肾阳升则心火降。徒降心火不升肾阳，不能成功。鸡子黄关系此病极大。

中下阳虚，故身热不退。血热而心气不降，故心烦。肾阳不升，故不成寐。热伤血，故口干。热甚则火衰，故不能饮。血被热伤，不能养木，木现本气，故脉弦。中气虚，故脉数。

生鸡子黄对于此病的身热不退，夜不成寐，关系极大。生鸡子黄，大温大补，脾肾之药也。此病之不寐，一方面由于心火化热，不能下降，一方面由于肾阳耗泄，不能上升。生鸡子黄与黄连配合，鸡子黄温升肾阳，黄连清降心火，心肾相交，是以能寐。心肾之交，责在中土。鸡子黄温肾阳，补津液，又能温补中土。中土补起，热乃能退。此方之用黄连，全是与鸡子黄配合的关系，而阿胶又能和其燥也。

热在气分，气分热清，则荣卫和而汗出病解。热在血分，非养血清热，病不解也。如舌色绛红，中有黄胎者，是胃间兼有热滞。须于凉血养血之中，加牛蒡子、槟榔各五分，研末。重者加枳实五分，研末，吞服，徐徐去之。然后可用生鸡子黄。小便短者，加乌梅二枚。如口渴能饮能安眠者，去鸡子黄。此则病轻，单是血热也。

温病忌用燥药、升散药、发汗药，忌下，忌温补。总宜养风木、敛相火、保肺液、保中气。如有定在之热，舌上必有胎，用清凉去滞清轻之品，莫伤胃气为治。

☯ 两 感 温 病

两感者，本身木气疏泄偏胜，伤及肾家藏气，肾阳外泄，肾气空虚，又感时令疏泄之气之病也。此病极危险，一为肾气丸证，一为大青龙汤加附子证。

肾气丸证，其症微恶寒微发热，全身倦怠，两足困乏，神志昏迷，脉象微弱散乱。方用肾气丸六钱调服。

恶寒发热，乃荣卫之郁。寒热不甚，而全身倦怠，则荣卫之败也。两足困乏者，肾气微少也。神志昏迷脉弱而散者，肾阳外散，中气无源。肾阳外散，则心神失根，中气无源，则脉息不振也。肾气丸附子以回肾阳，桂枝以回肝阳，以定木气之根，地黄滋津液养风木，山萸肉敛浮阳补木气平疏泄，山药补肺金助收敛，丹皮去木滞清瘀热，苓泽扶土气也。肝肾阳复，心神有根，中气有源，土气健运于中，荣卫升降于外，故病皆愈。

单感时气之疏泄，肾气能自固藏，病轻。既感时气之疏泄，肾气又被拔动，故易致死。此等病证，一服辛凉，汗出腹泻即死。

大青龙汤加附子证。此方见湖南主席何健手抄伤寒古本。其症恶寒发热，身痛如被杖，头痛如斧劈，口干欲裂，烦满而渴，脉时浮时沉时数时细，方用大青龙加附子汤。

此肾阳素亏，又病感寒温病也。恶寒发热者，里气亏乏于内，荣卫郁阻于外也。身痛如被杖者，肾阳不能达于外，卫气不能外发也。头痛如斧劈者，肾阳离根上卫也。口干欲裂，烦满而渴者，上焦津液，被卫气闭敛之热烧灼也。脉时浮时沉时数时细者，下焦无阳，中气失根，不能安定也。方用大青龙汤。麻黄、桂枝各一钱，杏仁二钱以开卫闭，生石膏二钱以清卫气闭于上焦之热，炙草二钱，生姜一片，红枣二钱以补中气，加附片三钱以回肾阳也。

此症头痛而至如劈，脉又摇摇无定，肾阳拔泄，并于头上，其中下之虚极矣，非附子、炙草不能挽回根本。口干而至烦渴，上焦燥热极矣，又非石膏不能回复津液。身痛如杖，荣卫郁极，非麻黄、桂枝不能调和荣卫。温病而用麻桂，其中必兼有寒邪也。

此病用此方，非老手确有把握，不可试用。可用三豆各三钱，加薄荷一二钱煎汤，调服肾气丸五钱以代之。薄荷可代麻桂，三豆可代石膏、杏仁、甘草、红枣。肾气丸之山药、熟地、丹皮，有补津液之能，山茱萸、附、桂可回肾肝之阳，茯苓、泽泻有益中土。荣卫司于肝肺，根于中气，而起源于肾家。注重肾家以达荣卫，实为此病根本治法，见效而不犯险。

大凡外感之病，脉象微弱，或洪虚，原因皆是内伤。如浮沉细数不定，则内伤至极矣。不治内伤而徒治外感，外感之药，无不耗散伤内者，内益伤病益重矣。脉象浮沉细数不定，为用肾气丸的根据。药店的肾气丸，内有车前、牛膝，过利小便，不合此病。须用桂附地黄丸便合，即古方的肾气丸。

本篇温病方中之乌梅、三豆、肾气三方，皆内伤之要法，皆事实上常有，前人书中所无。前人书中何以无内伤治法，只因王叔和将《内经》"冬伤于寒，春必病温"二句经文的"冬寒"的"寒"字，认为"风寒"的"寒"字，谓冬日伤了寒气，登时病作为伤寒，登时不病，寒毒藏于肌肤，来春发作，化为温毒。遂认为温病为毒气，所以用药皆以解毒清热为主。不知温病全由内伤也，更不知春温的温字，乃天人的生气也。知温病为天人的生气为病，自知设法保其生，自不致将人治死也。

☯ 冬　　温

温病若发现于冬季，病势极险。因温为木气疏泄的本气，春温为木气疏泄的正病。冬季寒水封藏不密，木气拔根，故冬温人死最多，唯乌梅白糖汤最能挽回。若冬温上热下寒，足冷如冰，速服桂附地黄丸救之。冬暖必起温病。

☯ 鼠　　疫

冬至前后，气候不寒而反热，发生鼠疫。发热，神昏，气微，心乱。兼证不一，此为主证。鼠疫者，冬温之死证也。大气冬时主藏，寒则能藏。今寒反成热，已经封藏于土下水中的阳气，发泄出来。阳气拔根，遂病鼠疫。鼠生活于地面之际的土中，今土中无阳，不能生活，是以鼠死。人人于此时，呼吸土中无阳的大气。本身下部，阳气逆腾，无不头晕身乏者。本身的中气，尚能维持圆运动之常，虽身乏尚不致于病倒。一经感受大气的刺激，或为饮食所伤，中气的圆运动分开，遂随阳根发泄的大气以同病。阳根发泄，则下部空虚，阳逆于上，则上部充热，阳逆下虚，所以人死。此时用凉药清热，下咽即死，上部虽热，中下阳虚故也。唯乌梅、三豆并用，乌梅一两，黄豆、黑豆、绿豆各五钱，加白糖二两以补中气，加杏仁泥五钱以降肺气，小便不利者，加红饭豆五钱以利小便，无不特效。乌梅能收敛，由右逆升的阳气，降回水中。三豆能清上部的热，不寒中气。阳泄化热，肺气不降，故加杏仁泥以降肺气。中虚脾湿，小便不利，故加饭豆以利尿。唯治救迟延，中气已脱者，已吐血者，则来不及耳。未病时，日日服之，亦可预防。此方曾于丙辰冬绥远鼠疫，经同学实地试验，功效不虚。同学并有用理中汤加天花粉治效者。盖病的名目不同，病的原理则同。所以绥远鼠疫猖獗之时，一降大雪，遂彻底消灭。降雪则大气的阳根回复下降，人身的阳根亦随之回复下降故也。著者曾用西药之稀盐酸葡萄糖先后服下，最效。盐补中气，酸能收敛上部化热的阳气，使之下降，复其本位，葡萄糖大补下部肾家阳气，并补中气也。宇宙大气的圆运动，乃大气中的阳气，降于秋、藏于冬、升于春、盛于夏所成。人身的阳气，亦降于右，藏于下，升于左，盛于上。宇宙的冬季，人身的下部，阳气皆宜顺藏，不可逆升。冬季阳升，此之谓逆，阳气逆升，是为拔根。由右降下的阳气，乃万物生命之根，冬季寒的"寒"字，即是阳气下藏的事实，不寒反热的"热"字，即是阳气逆升的事实。阳气逆升，所以热也。并非热而后阳气逆升也。大气的中和，为生物生命的元素，冬季阳气当藏而即藏，即是大气的中和。此中和的力量，地面之际的土中最多。鼠穴地而居，向来在大气中和的中心点生活。今土中的阳气拔根，中和变成毒疠，鼠感受最切，失其生活之常，所以鼠死。人之感受在鼠之后，所以鼠先死，人后死。唯中气充足阳不逆升的人，则不死耳。虽暂时不死，呼吸阳气拔根的大气，终难免死。冬不寒而反热，中和变成毒疠。一降大雪，热降入地，阳仍归根，毒疠仍变中和。此宇宙自然的疗法。乌梅、三豆、白糖、稀盐酸葡萄糖，亦宇宙的自然疗法，降其逆助其藏而已。福建鼠疫盛行时，飞机飞过疫地境内，常常自己坠落，有疫的地方，大气的圆运动含有鼠疫的逆性故也。

☯ 湿　　温

温病数日，午后增热，头痛胸闷，舌胎润腻而不渴，此为湿温。病难速已。方用三仁汤：

薏苡仁三钱　苦杏仁泥三钱　蔻仁一枚　半夏二钱　生甘草一钱　白糖五钱　乌梅二枚

温病乃相火浮散，木败金伤，中下大虚之病。数日之后而成湿温者，火在土下则生气，火在土上则生湿。火浮于上至于数日之久，土下无火，所以湿生。湿生则土更败也。热为湿气所缠，故觉热增。其增于午后者，土气动于未时，金气动于申时。五行之性，虚则自动。土气动则湿起，金气动则敛结。热与湿合，金又敛之，故热增于午后也。

方用薏苡仁健土燥湿，蔻仁、半夏温运中气，杏仁降肺金，开敛结以降相火，湿病最伤津液，薏苡、杏仁皆温润养中，不伤津液之品，中气运则相火降，相火降则中气运，肺金降相火更降。浮散于外使人发热的相火既已降入中土以下的水中，木气得根，能行疏泄作用，湿气自消。湿消热降，头自不痛，胸自不闷，土下火复，是以病愈。《温病条辨》方中，唯三仁汤最妙。杏仁开金气之结以收相火，功参造化之方也。

治湿温不宜燥烈之品，原方厚朴删去为妥。加乌梅者，补木气以利尿，收相火以退热。既有甘草又加白糖，加白糖为乌梅之辅也。

凡发热之病，愈治愈热，皆不知热是相火不降使然，相火不降，又是中虚使然。肆用凉药以伤中气，故愈治愈坏。虚热之脉，其象必虚，得食之后，其热必减。若发热而小便不长，皆可用加减三妙汤极妙。小便长而多者，忌用苡仁、乌梅。乌梅补木气助疏泄，倘小便长多而用乌梅，必小便不止，气脱而死。

☯ 温病的坏病

病在荣卫，舌无胎，脉洪虚，乌梅白糖汤，归回相火，补益风木，恢复津液，疏泄滞气，补益中气，病即自愈，不坏也。病在荣卫，舌无胎，脉虚小，三豆饮补益木气，养中息风，病即自愈，不坏也。兼感寒者，加薄荷，以开卫闭，不坏也。病在气分，舌胎如粉，咳嗽作渴，枳实银菊散，清热去滞，降肺调中，病即自愈，不坏也。病在血分，舌绛脉弦，身热不退，夜不能寐，加减黄连阿胶鸡子黄汤，养血清热，补中温肾，病即自愈，不坏也。病在肠胃，舌胎干黄，谵语日晡潮热，腹满拒按，加减黄龙汤，泄热养胃，病即自愈，不坏也。理路分明，方法各当，一经误治，或汗或下或补，将分明的理路，混乱不清，遂成坏病。坏病之中，先分虚实，证治列下。

其脉虚者，则热不退而昏迷，精神微弱。呼吸短促。

其脉实者，则热不退而烦扰，潮热，谵语，脉转沉细。坏病大概，不过如此。脉实的"实"字作"滞"字看，不可作虚实的"实"字看。

无论脉虚脉实的坏病，只要大便不泻，即不致死，虽迟至十余日以至二十余日不大便，亦吉。如滑泻不止，便成死证。因温病乃上盛下虚之病，不滑泻者相火虽散漫于外，中气未亡，圆运动的根气尚存。只要相火下降，中气复旺，旋转升降，自能复圆。如滑泻不止，下焦早已空虚，再加滑泻，则空而又空，中气全灭，圆运动的根气全消，故死也。前人谓大便泻乃热有出路，认为佳兆，此湿热病的佳兆也，非温病所宜也。前人于温病喜用下药，亦盲从王叔和伏寒变为温毒之故。切须认清，不可含糊。

脉虚坏病，无论舌上有无黄胎，先以乌梅汤酸甘相得，徐徐饮之，自能热退身凉微汗而解。凡用乌梅汤，如脉有热，兑入清茶半杯。热退之后，舌上黄胎者，再以大黄末一二分，作三次开水吞下，以清胃滞，自然胎退思食，调养而愈。如温病过汗，热而神昏足冷者，用西瓜汁或冬瓜汁调服肾气丸三钱，或用三豆饮调服亦可。清温并用即愈。

脉实坏病，脉既转沉细，必脉沉细有力。此为津液被热灼伤，经络燥结。而烦扰不安，中气之虚极矣。先用生党参二两，生石膏三钱煎汤热服，养中生津，清润燥结，必得安眠。安眠之后，烦扰自止，然后用枳实银菊饮原方三分之一，加柴胡、厚朴、大黄各五分，每日申酉服之，以清热去滞。再用草果、槟榔片各五分，每日煎汁，少少饮之，一日二次，数日后必大泻稀水臭粪，战栗出汗而愈。泻稀水臭粪者，里气和而积结通也。汗出者，里和而后表和。战栗者，荣卫失和已久，复和不易也。

坏病愈后，调养甚难，多有三四月方能复元者。坏病治法，最宜细心，最宜静耐，因良医治病，多系接手坏病之故。

日久不大便者，必自己欲大便，方是大便之时。自己不欲大便，切不可妄用下大便之药，以夺中气，以伤肠胃津液。自己欲大便，大便不下，乃肛门干燥，注射当归水润之，或服当归一钱，大便即下。如仍不得大便，是肛门之间有燥粪数枚，因津液缺乏不能送出，非内服润药所能送下。须用手术，取出肛门燥屎，余屎自下。

乌梅汤治脉虚坏病，养津液收相火复中气。服汤得微汗，内外调，荣卫和也。西瓜汁肾气丸治脉虚坏病，生上焦津液，以清肺热，复下焦元气，以生中气也。枳实银菊散，治脉实坏病，通滞气以调升降，清积热以复津液。升降与津液俱复，中气旋转，肠胃活动于内，荣卫调和于外也。原理甚简，不过一面服药，一面静候自己的圆运动回复耳。切不可求速而进重剂以致祸。

☯ 温病系阴虚亦系阳虚

人身收敛之气能生津液，阴气也。疏泄之气最动相火，阳气也。温病之理，疏泄太过收敛不足，本是阴虚。但阳气疏泄于外，化作邪热，里阳愈少，故系阴虚亦系阳虚。仲景于温病戒汗下者，因温病是虚证，当保养阴液，尤当保护阳根也。有人问曰：温病既是阳虚，何不用热药以补阳？不知温病之阳虚，乃水中相火浮于水外也。相火浮于水外，乃木气疏泄，肺金不收。养木气，平疏泄，以收肺金，只要肺金能收，浮出水外之相火，自然归回于水内。此温病补阳之法也。伤寒发热，由于胆经不降。温病发热，不止由于胆经不降，且由于肾水不藏。温病若用热药补阳，必定增加灼肺之热，并且煎枯肾气之水。肺肾之阴再伤，岂不阴绝而死。肺肾之阴再伤，不能收藏相火，相火全出，外热更加，岂不阳亡而死。收降相火归于肾水，此种补阳之法，内伤病中用处甚多。

☯ 养阴液保阳根必先保中气

温病的病源，全是疏泄偏胜，收敛不足。疏泄偏胜，最伤阴液，最泄阳根。盖能收敛则气降而液生，能收敛，阳根乃能下藏，能收敛，然后疏泄可不偏胜。收敛之气，肺金主之，脾胃为肺金之母，脾胃足，肺金之收敛方足。中气在脾胃之间，故治温病之要，在养阴液保阳根，尤要在保中气。必津亏热起、烧灼肺家，始可用清凉之品，以泄热保肺。必津亏络涩、气机阻塞，始可兼用去滞之品，以活络清气。必津亏热盛、伤及血分，始可兼用凉血之品，以养血。必津亏热盛、热积胃家，始可稍用寒下之品，以清胃。《内经》曰：温病虚甚者死。因不能用补药之故也。虽不能用补药，然相火下降，热回下焦，津液续生，藏住相火，津液生而相火藏，中气自能回复，即是天然补药。所以大散大寒固是错误，大补亦非所宜，补则气机益滞，中气益难回复也。

☯ 温病脉是虚象

体壮的人，得了温病，热盛脉实，一经清解，便无余事。然体壮之人，得温病者少。体壮则中气足，荣卫平，收敛常旺，疏泄不至偏胜，相火不至外泄，故少得温病。即得温病，安卧片刻，中气旋转，荣卫复和，自然汗解，不成病也。唯体虚的人，中气不足，疏泄易于偏胜，易得温病。其脉模糊躁急，皆是阳根不固，阴液亏伤，木火外发，金水内竭，中气不守。故《难经》曰：温病之脉，不知何经之动也。亦有热深脉伏、疾数不明，服清凉之药，热退脉显者，乃是实脉。

☯ 温病忌发汗何以温病非得汗不解

发汗二字，误却医家不少。须知仲景《伤寒论》之麻黄、桂枝汤，皆发汗之方，其中自有得汗之理，并非麻黄汤、桂枝汤将人身的汗提而出之也。缘人身阴阳之气，和合则治，分离则病。既分离又复合，则汗出也。人身气降化水，水升化气。脏腑荣卫之气，升降调和。气化水而不滞，水化气而不停。一病外感，脏腑之气郁于内，荣卫之气郁于外，气水化生之间，即停滞不通。汗即停滞的水气，此为作汗之元素一也。荣卫分离而又复合，阴阳交通，即生津液，一如夏日酷热，一旦天气下降，地气上升，阴阳气通而降雨泽，此为作汗之元素又一也。具此两种元素，所以荣卫一和，自然汗出而病解。经方发汗，实际上乃调和荣卫也。此理自古至今，未明于世，何发之有。

伤寒阳明腑病忌发汗，服承气汤得大便后，病人安卧而通身得微汗，而病解。三阴脏病忌发汗，服四逆汤后亦通身微汗，而病解。并非承气汤四逆汤发汗，亦脏腑荣卫之气复和之故。温病忌发汗，亦与桂枝杨证忌用麻黄之理同。温病之得汗而解，亦与桂枝汤证用芍药敛荣气以与卫气平，自然得汗而解之理同。不过不可用桂枝、生姜、大枣、炙草热性横性之药耳。

☯ 温病出疹之关系

温病得汗而愈，便不出疹。不得汗，则木火内郁而出疹。出疹有吉有凶。由于阴液续生而血热外达，所出之疹与出汗同，吉疹也，疹出则病愈。由于阴液内竭，热灼血干，所出之疹凶疹也，疹出则病加。吉疹色红而正，凶疹色赤而黑。但色黑固然是凶，色红亦有凶者。中气将脱，表里分离，荣卫无归则疹出而红，疹虽已出，人亦不活，此色红未可为吉也。疹出而黑，阴气已绝，故凶。然热极亡阴，阴气但能续复，外出之疹虽黑，内竭之阴已生，仍可转凶为吉。

其实诊断温病之吉凶，全不在出疹之关系，全在腹泻不腹泻、胸紧不胸紧。如腹泻胸紧，便伏死机。缘人身之气，阳位在上，而根于下，阴位在下，而根于上。腹泻不减，则阳根亡于下，胸紧不减，则阴根亡于上，是以人死。

世人谓疹不出，则温邪之毒必攻心而死，尽都认为温病是外来温邪入了人身作病，与认为寒气变温，藏于肌肤，至春始发之故。温病原理，非明了造化的圆运动不能知道，又何怪乎。温病出疹，乃温病结果上的事，其原因并不在疹。叶天士治温病，谓宜速速透斑透疹，亦认为外来温邪入了人身为病，要赶紧把外来之邪透出耳。不然则亦认为温是内伏着去年的寒毒。"伏毒"二字，王叔和之遗祸也。王叔和是搜集仲圣《伤寒杂病论》原文的功臣。他于医理，完全是门外汉。

☯ 温病汗下之过

温病全由疏泄偏胜，阴液耗伤，相火外泄，阳根微少，中气薄弱之故。如再用燥烈开泄之药发汗而助疏泄，相火益泄，阴液益耗，阳根益微，中气益虚，是以登时病重，或至于死。此汗之过也。寒下之药，性往下行，亦能减少疏泄之气，然寒下伤中，多有下后病加重者，亦有下利不止，以至于死者。不过不似汗之登时奇变耳。温病大便泻下，前人认为热有出路，然脉虚忌泻，根本大防，岂可忽诸。

☯ 温病与燥病之分别

温病发热，神志昏迷，脉来虚散，模糊躁急，向外疏泄。燥病发热，神志不昏，脉来弦聚，不躁急模糊，向内收敛。《温病条辨》之银翘散一方，连翘、桔梗、竹叶、牛蒡、薄荷，皆疏散而大破肺气之药。桑菊饮一方，较银翘散不大伤肺，但桑叶破肺之力亦不小。此二方乃肺金燥结内敛生热之方。温病乃木火外泄，肺金虚散之病。如当服本篇乌梅汤、三豆汤之温病虚证服之，无不热加病重，腹泻而死者。燥气为病，由外向内，是实的，温气为病，由内向外，是虚的。实者，热实肺气实也，虚者，肺气虚，木火虚，中气虚。虚而用银翘散与桑叶、石膏，肺气再伤，至死不知其所以然。《伤寒论》，风温病，发黄，惊痫，失溲，直视，身重，息鼾，语言难出，无一不是肺气伤极之坏证。《温病条辨》开首二方，即大伤肺气，可怕。北方少燥气病，金气凉降能彻底也。西南方多燥气病，金气凉降不能彻底也。北方秋凉之后，愈降愈深，由凉而寒，由寒而冰，相火之气，既收于土下，即藏于水中。来春开冻，相火出土，万物发生，不出奇病。西南方秋凉之后，忽又大热。已经收降入土中之相火，又复逆升于土面。降而复升，凉而复热，凉降入土的金气，被逆升出土的火气，拒格不下，遂里速火气而燥结于中气之际。燥病之脉，不浮不沉，弦结于中，其故在此。金气燥结，升降不通，病证发作，有不可以常理论者，世乃称为秋温。燥病肺气实，温病肺气虚，金气之病命木气负责，虚实相反，所以银翘散、桑菊饮治秋燥见功，治春温见过也。西南方四季皆有燥病，故银翘散、桑菊饮四季皆宜，然一遇温而不燥之病，亦复用之，死矣。吴鞠通的《温病条辨》，应改称燥病条辨。

☯ 温病误用石膏必死

石膏，阳明燥金之润燥开结之药。极寒相火，极败中气。故《伤寒论》白虎汤用石膏，必曰外无大热。石膏本以清热，既无大热，何必用之。不知石膏清热，乃清内热。内果热矣，外即无大热。因人身火气内藏，病则内热，内热则外寒。火气外散，病则外热，外热则内寒。内寒则禁用石膏。仲圣怕人不知此点，故于用石膏之条文，一则曰外无大热者，再则曰口渴心烦背微恶寒者，无少阴证者。"外无大热"的"大"字，因胃实的热证，内外皆热，故外无大热。外热如大，即相火外泄的多，内必寒也。口渴则燥热伤津也。背微恶寒者，背乃胸之部，燥热灼伤胸部津液，热盛在胸，则背部之阴，不能交于胸中之阳，故背恶寒。凡热证之恶寒，皆热盛于内，阴为阳拒，不能相交，阴现本气之故。无少阴证，无少阴内寒证也。伤寒阳明燥金一气独胜，既热且燥，既燥且结，伤耗肺液胃液，为唯一燥证。故用石膏清燥开结。温病虚证，外热内虚。石膏败火寒中，温病服之，无不一泻而死。石膏治燥病之实者，即伤寒阳明白虎证是也。温病由内疏泄外出，燥病由外收敛内入，出外则虚，入内则实，病源各异，岂可忽诸。本篇枳实银菊证之口渴，可用石膏。然究非阳明实证，而是相火烧灼肺液之虚证。用麦冬等清热较为稳妥。麦冬与石膏同性而寒中之力较轻。

☯《内经》经文读法

《内经》曰：春伤于风，夏必飧泄。夏伤于暑，秋必痎疟。秋伤于湿，冬必咳嗽。冬伤于寒，春必病温。自王叔和编次仲景《伤寒论》原文，自己加上伤寒序例曰，中而即病为伤寒，不即病者寒毒藏于肌肤，至春变为温病，至夏变为暑病。于是后世遂谓冬日受有寒气，藏在人身，至春变成温病。春日受了风气，藏在人身，至夏变成飧泄。夏日受了暑气，藏在人身，至秋变成病疟。秋日受了湿气，藏在人身，至冬变成咳嗽。

果然如此，试问如何用药。治夏日飧泄，岂不要用散风的药乎？治秋日疟病，岂不要用清暑的药乎？治冬日咳病，岂不要用祛湿的药乎？治春日温病，岂不要用搜寒追毒的药乎？如此用药，必定要将病治重的。世人治温病喜用大清大下之剂者，其根据即在叔和冬日寒毒藏于肌肤，至春变为温病一语。而且因此根据，并认《内经》春伤于风，夏生飧泄云云，实系风藏在人身，至夏变为飧泄云云了。学中医者，容易学错，此其大概也。如要学不错，必须将大气升浮降沉中的圆运动，按着春夏秋冬五行六气的原理，整个的实地体验明白，自然了解《内经》文义之所在。

盖风者，春木疏泄之气也。平人大便不病飧泄，全在小便清通。小便清通，全在木气疏泄。春日损伤了风木之气，当春之时，风木当令，虽或被伤，仍能疏泄，小便清通，故不病飧泄。到了夏令，风木气退，无力疏泄水分，水分混入大肠，故飧泄也。所以治之之法，必用疏泄助木气之药。

暑者，夏火燔灼之气也。平人汗孔开通，荣卫无阻，不病痎疟。汗孔开通，全在火气充足。夏日伤损了火气，汗孔不开，当夏之时，火气虽伤，汗孔虽闭，大气尚未收敛，故不病疟。到了秋令，火气已退，汗孔不开，秋金收敛，将荣卫之间所停积的污垢，敛于血管之中，阻碍荣卫的运行，遂成疟病。疟病的寒热往来，即荣卫阻而复通、通而复阻之故也。所以治之之法，必用开通肺金之药。

湿者，土气运化之津液也。平人肺家滋润，收敛下行，气道流通，不病咳嗽。秋日燥金司令，湿气全收。秋时伤损了湿土的津液，当秋之时，燥气虽然司令，白露尚未成霜，肺家津液，尚未枯涩，肺气下行，尚能通利。到了冬令，阳热归下，万物坚实，肺家津液枯涩，气降不下，阳热逆冲，故病咳嗽。所以治之之法，必用润脾肺助津液之药。

寒者，冬水封藏之气也。平人水气能藏，阳根不泄，养成木气，交春阳和上升，化生心火，煦和畅遂，不病温也。阳根者，藏则为生气，不藏则化邪热。冬日伤损了水的藏气，阳根外泄化热。泄之盛者，在本冬即病冬温，泄之不盛者，冬时木气未动，尚未发生疏泄作用。一交春令，木气疏泄，将木气本身根气，摇泄而起。木气失根，故病温病。温病都是虚证，原因即在于此。所以治之之法，必用培养木气之药。

所以《内经》又曰：冬不藏精，春必温病。凡冬时咳嗽、不寐、出汗、劳心、多欲等事，皆不藏精的事。人在冬令，如能藏精，交春令后，本身的木气，根本深稳，不随时令疏泄之气摇动起来，方不病温也。叔和搜集《伤寒论》原文，厥功大矣。妄加序例，其罪不小。

况且《内经》有云，风寒伤人，使人毫毛毕直。如何能藏在人身，安然无事，等到来春，才发作乎。毒字一层，唯冬日阳气甫藏，即泄动出来，明年岁气，根本动摇，大反造化的常规，这才是毒气。所以冬温之病，人死甚速且多。地下无阳，成了毒气，鼠先感受，故鼠先死，才是毒气也。

《内经》又曰：病伤寒而成温者，先夏至日为病温，后夏至日为病暑。人又抓住此条，认为是王叔和伏寒变温病的铁证。其实不然也。《难经》曰：伤寒有五，一曰中风，二曰伤寒，三曰湿温，四曰热病，五曰温病。这二曰伤寒的"伤寒"二字，才是麻黄汤证的伤寒。伤寒有五的"伤寒"二字，乃外感的通称。《内经》病伤寒而成温的"伤寒"二字，就是同《难经》伤寒有五的"伤寒"二字是一样意义。言先夏至日病外感谓之病温，后夏至日病外感谓之病暑。并非冬日病麻黄汤证的伤寒，冬日不发作，到夏至前变成温，到夏至后变成暑也。至于温病舌绛热深，乃本身肝肾先热，又病温病，故热较深，谓为本身伏热则可耳。经文的读法，应当如此，便合圆运动的原理。将冬伤于寒的"寒"字认定是"藏"字，便合圆运动的原理。益寒益藏，乃造化自然之事也。合圆运动云者，合宇宙造化也。

喻嘉言谓《内经》春伤于风，夏伤于暑，秋伤于湿，冬伤于寒，独无伤于燥之条，为《内经》遗漏。殊不知风为木气，暑乃火气，湿乃土气，寒乃水气，若是伤了，都要出病。唯独燥气，伤些才好。因造化的圆运动，春升夏浮秋降冬沉，春生夏长秋收冬藏，春温夏热秋凉冬寒。秋金收降，以其凉也。凉则收，过于燥则不收，凉则降，过于燥则不降。唯能将燥气损伤些，秋金凉降无阻，相火收于土下，藏于水中，四序安宁，大气的运动乃圆，物体的生活乃康也。伤些才好云者，言秋冬万物坚实，乃金燥之功。过燥则病耳。

☯《伤寒论》的温病经文解释

《伤寒论》云：太阳病发热而渴，不恶寒者，为温病。若发汗已，身灼热者，名曰风温。风温为病，脉阴阳俱浮，自汗出，身重多眠睡，鼻息必鼾，语言难出。若被下者，小便不利，直视失溲。若被火者，微发黄色，剧则如惊痫，时瘛疭。若火熏之，一逆尚引日，再逆促命期。

发汗已，身灼热者，名曰风温。言温病乃木气疏泄津液已伤之病，不可发汗，只可平荣气、敛疏泄、养津液、顾中气为治。若误发汗，津液更伤，疏泄更甚，身热必加，至于灼手。名曰风温者，温乃木气疏泄之病，风乃木气疏泄之气。言温病发汗，疏泄又疏泄也。此"风"字并非外来之风，就是疏泄之气。叶天士主张辛凉散风，叶之误也。故其脉阴阳俱浮。阳脉在上，浮亦常情，阴脉在下，理应沉藏。今阴脉亦浮而不藏，可见疏泄而又疏泄之至，故曰风温。自汗出、身重多眠睡、鼻息必鼾、语言难出诸证，皆风木往上，疏泄伤液，上焦无液，气机枯涩之象。若再被下，则下焦津液亦伤。木气枯竭，则小便不利，直视。下焦相火空虚，水气离火，则失溲。木枯被火，则发黄，惊痫，瘛疭。经文应当如此解释，便合原理。如将"风"字认为是大气的风寒的风，试问未发汗以前，又名甚么温呢。如《伤寒论》有云汗出谵语者，胃中有燥屎，此为风也，当下之，过经乃可下之云云。当下之，下燥屎，非下外来之风寒的风也。汗出谵语，言风木疏泄则汗出，汗出伤津则胃中干燥而谵语。非言外来风寒的风也。此"风"字即风温的风字。

柯韵伯注《伤寒论》，谓伤寒六经，太阳、阳明、少阳、太阴、少阴五经，是伤寒，厥阴一经是温病。因厥阴一经，有渴之一证也。不知厥阴主方为乌梅丸，方内干姜、附子、桂枝、川椒大队热药，岂有温病用热药者。柯氏又曰厥阴为合。夫厥阴风木之气，当春初之时。此时土下水中封藏的阳气，疏泄出土，造化之机静极而动，合极而开，何得谓厥阴为合乎。温病为木气的合病，亦系木气的开病，显而易见，浅而易知。柯氏乃曰，伤寒厥阴经是温病，又曰厥阴为合。后之学者，喜读《来苏集》，谓其书笔墨甚好。笔墨愈好，学理愈非，如此之显，误人多矣。柯氏者，被《内经》所误不自知也。

☯《温热经纬》与《温病条辨》的学法

《温热经纬》一书，王孟英将叶天士、陈伯平的论说详细集载，其经验之深，用药之慎，论列之详，可师可法。吾人根据圆运动的天人一气去研究王先生的论说，便可得到应用之妙。

叶谓战汗透邪，法宜益胃，胃气空虚，当肤冷一昼夜。又谓清凉只可用到十分之六七，以顾阳气以顾津液。又谓救阴犹易，通阳最难。又谓舌黄而渴，须有底之黄，或老黄色，中有断纹，当下，却不用承气汤，而用槟榔、青皮、枳实、元明粉、生首乌等。又谓淡红无色，或舌干而不荣，当是胃无化液，宜用炙甘草汤，不可用寒凉药。叶由经验得来的好处，亦谓温病是虚病。

叶知温病为虚证，尽从经验得来。不知温病何以虚，不知天人一气的圆运动故也。

所以叶又曰辛凉散风，是仍认为温病为外来的风，夹温气而入人身为病也。又曰温病首先犯肺，亦是认为外来温气犯肺也。于人身木火疏泄，金水收敛，疏泄偏胜，收敛必伤，不知根据。遂将人身自己病温感触大气因而病作的要义，全行抹煞。后人读其书，亦遂认为时令温邪，由口鼻直入中道作病，其流弊遂成了寒凉解毒的相习办法。脉虚气弱之人，一服药后，即入危险。及至伤中，热更大加。医家以为病重药轻，将寒凉之药加倍用之，热加病重腹泻不已而死。服凉药后热加病重，因凉药伤中，下焦相火完全上逆。乃谓黄连之性，苦从热化，所以益用黄连，益见发热。此等错误，皆不知原理之故。

陈伯平谓冬伤于寒春必病温，是伤着冬令封藏的脏气，非伤着冬月风寒之寒，已免蹈根本上的不是。然又谓冬能藏精，我身真气内外弥合，不随升泄之令而告匮，纵有客邪，焉能内侵。陈氏仍认温是外来客邪，并不知是本人木气偏动，金气不收，相火外泄化热。是陈氏已免蹈根本上的不是，仍得不着根本上的是。陈氏谓冬伤于寒非风寒之寒，乃寒藏之寒，见温热赘言。《温热经纬》不在此节，《温热经纬》乃王孟英所编，王亦王叔和寒毒变温之信徒。可惜哉。

《温热经纬》，经列经文，纬列叶陈的论说。吾人学之，只可就其病证药性以求原理，不可以所引经文为根据。因王孟英先生信王叔和冬寒变温甚笃，所引经文，多半强拉硬扯而来。非于圆运动原理确有把握，医治温病已有经验后，不易判断其所引经文之合否。

王孟英先生潜斋医书五种，内有先生养阴清热医案。用药轻灵，经验宏富。吾人就其病状，据其药性，归纳于圆运动之中，自能得到灵妙之境，而可救学经方偏于温补之弊。

《温病条辨》一书，为学治温病人人必读之本。其指驳吴又可用达原饮、三消饮峻利伤人之处，甚知温病属虚，有益后学，令人敬佩。唯于温病原则上，乃谓风寒伤人由皮毛而入，温病伤人由口鼻而入，始入上焦，继入中焦，再入下焦，将整个圆运动的人身个体，分成三截，使学者入门便错。原则既错，全盘皆乱。又捏造《伤寒论》经文曰，不恶寒而渴者为温病，桂枝汤主之。桂枝汤主之一语，使学者认为古训，杀人甚多。其用意在欲人先用桂枝汤见过之后，再用银翘散以眩其功也。不知银翘散温病无效，燥病乃效也。

至于温热伤肺而曰太阴病温，温热入胃而曰阳明病温，名实不符，不可为训。太阴为湿土，阳明为燥金。《伤寒论》之称太阴病，太阴病湿寒也，称阳明病，阳明病燥热也。温病木火疏泄伤肺，肺热而已，何可直曰太阴。温热入胃，胃热而已，何可直曰阳明。仿伤寒之例，以立温病之言，吴鞠通之罪也。

又温病无用燥热药之阴寒证，《温病条辨》之温补各方，不应列入，以免学者误会。

王孟英之《温热经纬》、吴鞠通之《温病条辨》，皆学温热应当研究之书。根据原理以变通之，获益必多也。自来对于温病原理，守两大法门：一为伏邪，一为新感。伏邪者，伏去年冬时之寒；新感者，感今年空气之温。于人身本气自病的原理，全不知道。本篇处处是人身本气自病，事实上原来如此，并非故意矫为高论。

民国八年，太原阎百川先生以山西人民病温病，服银翘散必加病，且有服至三剂而死者。以为《温病条辨》，乃中医治温病无不遵守之本，银翘散为《温病条辨》第一方，而不见效如此。乃聘请各省大医，赴晋开办中医改进研究会，二十年之久，结果不得办法，会址改为西医学校而罢。温病乃木气疏泄之病，由内而外的。燥病为金气敛结之病，是由外而内的。银翘散乃金气结聚之方，皆大开肺气敛结之药，疏泄之病忌之。木病疏泄，其脉虚散，金病敛结，其脉弦聚。时病之宜于银翘散者，皆弦聚之脉，敛结之病。脉气虚散，病气疏泄之温病，而服疏泄之银翘散，名称与事实分别不清，宜其研究不得结果，而将中医研究会改为西医学校也。

☯ 乌梅白糖汤治愈温病发热十五案

山西冀宁道署教育科高科长病温病半月，潮热神昏，日夜谵语，口臭，舌胎黄黑干燥，渴而腹满不痛不拒按，十日不大便，身卧不自转侧，病势颇危，脉沉而弱。予曰胃家津液已竭，用乌梅十枚，白糖二两，服后安卧一夜，次早大便下半干屎少许，热退进食而愈。前言舌有胎忌服乌梅者，胃热初起不宜乌梅收敛也。此病舌胎黄黑而干，又病潮热，腹满，十日不大便而用乌梅者，此时之胃热全因胃液干枯，故重用乌梅以生胃液，而和木气。胃液生木气和，则运动复而诸病愈也。

山西阳曲县何科长春间病外感，满身疼痛，恶寒发热，神识昏迷，脉象洪数重按模糊。予曰发热昏迷，脉象模糊，此温病也。用乌梅白糖，酸甘相得，温服一大碗，汗出而愈。何君曰，去年亦病此病，两月乃愈云。

太原兴业钱局学徒某病温病，经医先汗后下又补，大热不退，牙龈皆血，数日不眠，小便短极而赤，喘息摇肩，时时谵语，脉小而数。予以乌梅四枚，白糖二两浓煎尽剂，是夜汗出，安卧喘平，天明尿利热退，索粥。群医笑曰：温病用乌梅，岂不将温气敛住，烧心烂肺而死，此之得愈乃万幸云。

太原电报局吕君病温病，经医用麦冬、石膏等药，热不退病反重。十日，神短气微，脉亦微少，舌有干黄胎，不大便已十日。予曰：不大便十日，此病可治，如大便滑泻，便难治矣。用乌梅四枚，白糖二两，徐徐服下，满身微汗。次日热退神清，胸微胀痛，不思食。用大黄末一分，分三次嚥咽，舌胎黄退，能食稀粥，调理半月而愈。

太原电报局局长陈晴波儿女数人，每患温疹，皆服乌梅白糖、乌梅冰糖而愈。

山西闻喜县王氏子病温病，大烧热。用酸菜汤加盐少许以代乌梅汤，温服汗出而愈。

北平孙姓子病疹，医进表散寒凉药，烧热大加，病势极重，就予诊治。处以乌梅白糖方。不敢用，入西医院诊治。医用稀盐酸，服后安眠，微汗热退而愈。北平治案甚多，与山西治案大略相同。

昆明刘澄志同学幼女，王姓子，病猩红热，发热昏倦，面色污红，小便不利，大便时时欲行不得，咳嗽。服乌梅二大枚，白糖一两，二便通利，热退而愈。木气败则二便不能疏泄，乌梅大补木气助疏泄也。

昆明何姓子发热倦怠，面色青黄。服乌梅二大枚，白糖一两，汗出热退而愈。

南宁朱姓子夏月头生疙瘩，色红累累，大如荸荠。服乌梅、白糖、黑豆而愈，亦平疏泄养木气之效也。

南宁何姓妇有孕五月，当夏季极热之时，呕吐不止，饮食不进多日，身软不能起动，百治无效。服乌梅四枚，冰糖二两，呕吐顿止，遂进饮食。此案非温病，因夏月极热之时，热乃木气疏泄之气。热极则木气疏泄失根，有升无降，故呕吐百治无效。乌梅白糖平疏泄、补木气、养中气，木气得根，乙木升而甲木降，故呕吐愈。呕吐者，胆经不降，胃经亦逆也。

南京清凉山一岁半小孩发热，口渴喜饮，饮后仍吐，大便亦泻水，小便全无。医以五苓散为治不效，予用乌梅二大枚，冰糖五钱，煮至极烂，取汤频频进之。不吐，忽然小便通畅，热退泻止。乌梅酸收，止吐宜矣。小便得利者，木气复其疏泄之能也。凡夏日小便不利，皆木气退化不能疏泄之过。乌梅补木气助疏泄，故服后小便利。木气衰则不能疏泄，或妄疏泄，乌梅补起木气，疏泄复其正常，故乌梅能平木气之疏泄，又能助木气的疏泄。

南京燕子矶高星垣同学之戚某君病外感，发热，服麦冬、石膏等药，热反加。辗转更医，不外苦寒之剂，病更重，热更增，有名医王用竹叶石膏汤甚坚。高某曰：热大而舌无胎，此正彭先生所谓乌梅汤证，非用乌梅收回相火不可。乃用乌梅二大枚，冰糖二两，煮烂温服，服后安卧熟睡两小时，热退病愈思食，行动照常，前后如两人。高某为中央国医馆特别研究班学员，盖学圆运动学而能明了原理者，乃遍告同学认为此病的效，乃乌梅能收相火解温热之证。于是同学中乃有敢用乌梅退热者。特别研究班同学，皆多年医家，皆为新感伏邪之说所深锢者。"新感"二字的意义，盖谓今年所感受时令的温气，既由口鼻直入腹内，应该用药散之清之升之。"伏气"二字的意义，盖谓去年冬令感受的寒气，伏藏人身，交春变为温毒，更应该用药散之清之升之也。原理错误，相习不察，盲从日久，认为当然。所以一开乌梅汤，皆惊曰：将温气敛住，必烧心烂肺死也。

成都四川国医专校同学庞存厚，其弟夏日发热不退，精神不支，服药不效。用乌梅白糖汤，热退而安。

又同学张文焕，治一妇科，七十余岁。夏日发热气短，用乌梅白糖三豆饮同煎。服后满身出疹，热退而安。

上列数案之外，乌梅白糖汤治愈之温疹发热太多，载不胜载。本气自病四字，医家应当彻底研究。常谓欲学中医，先要养成能自辨医书是非的眼力，方可读医书，方不为前人所误，于此可见。

学温病须先学伤寒。伤寒病表里分清，病伤寒者，里气不动。必荣卫表病，不得汗解，里气乃动。阴脏之气动则病寒而用附子，阳腑之气动则病热而用大黄，荣卫表病则用桂枝汤、麻黄汤以发汗。理路分明，易得办法。温病表里不分，荣卫未病，里气先病。里气不分腑脏，只分气血，皆热不寒，皆虚不实，荣卫不可发汗，此其难治者一也。何以荣卫未病，里气先病，只因温病之起，起于本身疏泄偏盛，收敛偏衰，相火不藏，中气不足。不感时气之疏泄，已有病了。一感时令疏泄之气，遂病起来。此其难治者二也。有此二点，故下药甚难。然按病在荣卫、病在气分、病在血分、病在肠胃的界限，去用心认定，自己总能想出办法。内伤外感，临证多后，方知此篇编法之妙。

以上十五条，病状不同，皆服乌梅白糖而愈。予常用乌梅白糖黄豆黑豆，治愈风温各证，亦由原则以求病理，由病理以立药方之意也。

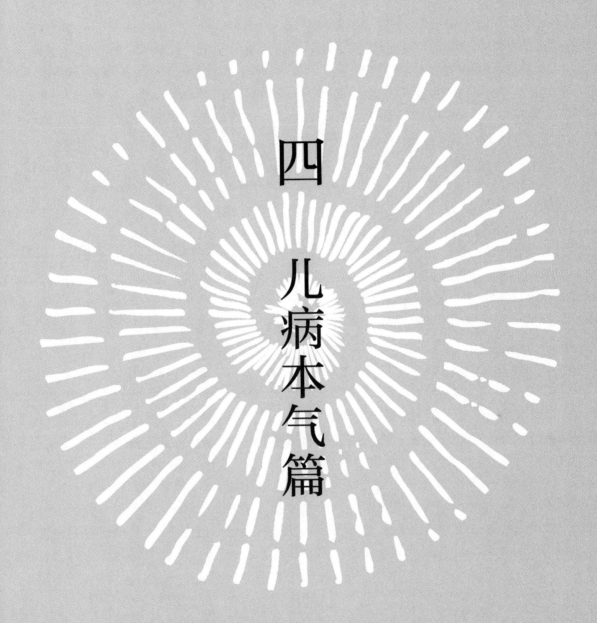

四

儿病本气篇

☯ 导　　言

中医书之错误最大，杀人最多，甘心相沿，不求改错，莫如小儿方书。亦因其不知小儿本气自病之故耳。其言曰，小儿是纯阳体，出疹是胃热，出痘是胎毒。将小儿脆弱之躯，认为纯阳胃热胎毒，于是肆用苦寒克伐之药，以治小儿之病。按全国估计，每年小儿麻疹之死于升麻、葛根、芍药、犀角、黄连等药者，已不止数千万之数。此篇根据小儿身体本气自病的原理，选用功效可靠之方。以二十年中同学二千人的经验，得到圆满之结果。纯阳、胃热、胎毒等邪说，可以息矣。

著者识

☯ 发　　热

小儿手心热，或头身热，脉轻按多重按少，重按比轻按无力，即是中气虚，相火不降。切忌寒凉药发散消导药，误用即成大病。善养中气即妥。脉轻按少重按多，重按无力，亦属中虚，手厥阴心包经相火行手心。人身气化，中气如轴，经气如轮。中虚而胆经相火不降，故头身热，中虚而手厥阴心包经相火不降，故手心热。如手心热、头身热，而脉重按比轻按有力，便是内热停食。

中虚相火不降，冰糖白糖水或黄豆数十粒补中即效，不可用炙草大枣横滞之品。火逆不清火，只须补中，胆经心包经下降，热自退去。停食者，淡豆豉数十粒以消食，舌有黄胎，口气臭者，停食较重，淡豆豉加重用之，不可用槟榔、山楂等力大之品，致伤脾胃。外感发热，麻疹发热，详下文。

上节为小儿脉法的提纲、用药的提纲，中虚为脉法的提纲，用平和之药为用药的提纲也。小儿脉数，即是中虚。

☯ 大 小 便 病

小儿小便忽然短少，即系脾土湿，中气虚，须燥湿补土补中，山药、扁豆最好，不可重用白术横烈之品。因小儿经脉脆薄，不能任横烈之药。山药又能补肺金以收水气，故为小儿燥湿补土补中妙品。小儿小便短少，如误服发散消食败火之药，即出大祸。若尿少又发热，其祸更大。凡治小儿百病，总要先问小便长短，若小便短少，大便即泻，便成危险之候。无论何病，小便短大便泻而发热，是为脾虚。用山药、扁豆各一二钱以补中补土，利尿燥湿。泻止尿利，发热自退。如时行温燥病起之时，加黄豆二三十粒，以清温燥便妥。倘小便短少，大便又泻，发热昏迷，误服散药凉药无不热加泻加，风动而死。因根本已虚，又遭攻伐，则根本坏也。凡小儿病无不由根本虚者，根本不虚，虽时行病起，亦不病也。尿少便泻发热，虽咳嗽不可加降肺药。尿少便泻为中下虚陷，降肺则中下更虚更陷。倘因而加喘，则下陷又加上逆中败而亡。只须热退泻止，咳即自愈。服山药、扁豆之脉，必浮虚也。如脉沉实，便非虚证，黄豆亦不可服。脉实发热，必有停食内热。

小儿大便绿色，一日数次，日久不愈，即土败风起。风者，肝木之病气也。肉桂阿胶即效，或白术阿胶亦妥。有阿胶则白术可用。如无他病而大便绿色，必大人乳汁不佳。换食罐头牛奶，或麦粉，或大米粉煮稀糊食之，一二日，大便即黄。大便绿色者，山根如现青色，一面食牛奶面糊，一面食生阿胶一钱自愈。青乃木气失养之象，阿胶善于养木。大便绿色者，虽应服姜附之寒证，亦可加入阿胶，鼻梁青色亦然。小便短忌阿胶。

小儿大便绿色之病，亦有用天花粉一钱，生甘草、薄荷五分而愈者，此肺金热者而肝木失养也。

花粉最清肺热，薄荷降肺，甘草养中培土故愈。鼻梁色青者，多有此证。热证脉必沉而不虚，寒证则中沉必较微也。炒熟糯米粉或糯米稀粥亦效，糯米补肺阴以平热也，比食药稳妥。

小儿半夜大便，最泄元气。此阴液不足，不能滋养肝木，半夜阳动，木气疏泄。宜鸭蛋调匀蒸熟拌饭自愈。鸭蛋养阴，诸药不及而无大弊，多调尤佳，凡六脉或沉或细而现阴虚诸病皆宜。小儿的药用错，即出祸事，故鸭蛋、山药、扁豆、黄豆、白糖、淡豆豉，皆是小儿至宝。

初学治小儿病，用食物不用药，治效之后，再学用药，便知用药之危险。小儿病理简单，都是药治坏的，最可恶的是认小儿是纯阳体，有胎毒，肆用一派苦寒伤火消散伤气的药，将小儿治成死证。小儿乃稚阳体也，中和之至，然后成胎也。

小儿小便短赤非热，清长非寒，尤须彻底认识。短者，中虚土湿，木气下陷，不能疏泄故短。赤者，中虚土湿，木火下陷故赤。木火下陷，中气遂寒。运动停滞，上焦相火降不下来，烧热发作，便成大祸。世人一见尿赤，便用凉药清火，误事多矣。

非特小儿为然，大人亦是此理。其小便清长非寒者，里热实，土气燥，木气疏泄，故小便长，木火不陷，故小便清，清润之药，甚合机宜。亦小儿大人之所同。如小便清而多，多食猪肝以润补肝木，肝木补足，疏泄不偏，小便自减。或阿胶白术土木双补即效。唯湿热病小便短赤为热。然乃虚热，非实热。伤寒小便清为病在表，小便赤为病在里，赤亦虚热，少阴寒病，小便极短而清如水，乃为下焦无火，此病极少。小便赤为实热者，必有实热之外证。如烧热不退，舌有干黄胎，口臭，便秘，脉沉实有力也，小便不长不短微带茶色，此为身体强足之象。大人亦如此。

至于大小便，欲解即下，全忍不住，便是木热中虚。养中气清木热即愈。误认为虚寒而温补之，病必重也。大便泻下不知，小便自下不觉，皆中虚木热。大人亦如此。

小儿腹泻，有停食者，有热泻者，有脾虚者。停食者粪白夹水，泻而有屁。热泻者，泻出金黄，亦有屁，亦夹水。停食与热泻，泻后神气照常，屁有短时，亦有长时。停食水泻，先用淡豆豉五十粒浓煎予服，如不见效，再用平胃散加减，苍术、厚朴、栀仁、神曲、麦芽、生甘草、白芍、当归各三分煎服。小便一利，水泻即止，切莫再服。停食水泻，水入肠胃，食滞不消。苍术、厚朴最能温胃消滞，性燥力猛，水泻特效之药。唯水泻最伤津液，苍术、厚朴又燥烈伤津，最燥木气，故加当归、白芍以养津养木。水泻则木郁生热，热则气动作泻，故加栀仁以清热。泻由停食，故加麦芽、神曲以消食也。如只用平胃散，不加当芍以养津液，不加栀仁以清热，多有服后肺肝的阴液伤耗而不能食者，应特别注意。水泻如连泻不止，腹响肠鸣，必系停食，槟榔五分，乌梅一枚，消食达木即愈。脾虚之泻，腹不响肠不鸣，稀粪无水，其色灰黑，一滑即下，不似水泻之射远有屁。泻后倦怠神萎面黄，不速止住，其死甚速。用山药、扁豆各二钱，白术五分，干姜三分，炙甘草三分，小便一利，泻即止住。

热泻者，单用栀仁数分至一钱，一服即止。栀仁清热，最平稳。绿豆汤亦效最好。食欲精神照常，射远有声，热泻也。如泻稀粪夹水，粪带绿色，此为肝寒，宜肉桂五分，阿胶二钱以温木气，止疏泄即愈。凡泻服阿胶而愈者，小便必不短也。

如脾虚之泻，而又兼吐，原食不化，中气易亡，最为危险。又非山药、扁豆所能挽回土气，须用理中丸一二钱，煎汤分二服，乃能挽回。

脾虚腹泻，不可横加温补，如可不用干姜，不用为妥。小儿一吐土气即败，为小儿病特别重要之点。如所吐并非原食而是酸臭，精神不惫，此为停食。平胃散加减，食消即效，切不可补。单用淡豆豉五十粒浓煎多服亦效。小儿病，药少之方为妥。

小儿停食不泻者，日久必腹胀干烧，用神曲、麦芽各五分以消食，当归、芍药各五分以润血，白糖五钱以养中。血润食消，则经脉通而烧热止，不可用攻破药。如日久积深，非下不可者，腹必胀满，按之觉痛，只宜大黄三分，附片一分温下之。宜缓宜妥。或用温病篇之加减黄龙汤，少少服之自愈。

用食物烧焦以消食，世称糊药，植物烧焦者最伤脾胃，不用为好。宜用红白糖以建中气，使中气旋转，脾胃自然运化。脾胃运化，食物自消，或用扁豆一钱，藿香五分以养胃降胃亦效。如其嗳酸是食停不化，胃逆生热，可用白糖三钱，普通茶叶五分，泡服即愈。茶叶清热，却不败火。茶与糖同用，亦能运动胃气以消化停食。小儿脾胃万不可伤。由茶叶、白糖之原则推之，可见小儿病不宜多用力量大之药也。山楂等药伤胃，如可不用，不用为妥。参看时病篇水泻。

凡大便稀溏，最后有条粪。先稀溏者，热滞也。先条粪而最后稀溏者，脾土虚寒也。大人亦同。最后稀溏宜补脾土，误服凉药消药，必生危险。小儿大便结燥，菠菜或青菜或红薯黑豆煎浓汤服以润之，蓖麻油、生蜂蜜均败胃，忌服。

泻而腹痛，泻后痛减为停食，泻后仍痛为脾虚。泻后腹痛应服白术三钱，白芍三分，橘皮三分煎服，补土舒木为治。

☯ 腹　　痛

小儿腹痛，有食痛、虫痛、寒痛三种。停食腹痛，必口有酸臭之味，或发热或不发热。不发热者，淡豆豉三五十粒浓煎服以消食。发热者，加白糖以养中气。虫痛者，能食而面黄肌瘦，忽痛忽止，下嘴唇内有白点，脉则弦细，或弦洪而大小缓急不定。春夏用乌梅一枚，花椒五粒煎服以养虫，其痛自止。秋冬用生白芍、生甘草各一钱以清木热，其痛自止，或使君子肉二枚以下虫，其痛乃止。虫者木热所成，秋冬阳气归水，水中增阳，木气生热，阳多故可清之可下之。若在春夏则不可下以伤肝阳。寒痛最少，寒痛必肢冷不食，或额心冷不食。附桂地黄丸一钱调服以补阳，或艾叶三分煎服以温寒可也。

冬至小寒之间，小儿病水泻，口渴能饮，小便甚长。此木燥伤津，疏泄偏胜，不可用水泻之方以再伤津液，致生奇变。宜阿胶一二钱，山药二三钱，养木燥收疏泄，泻渴立止。山药收敛，并补土气。治木病宜兼培土，五行之气，虚则克我者愈克，培土以御木，木气乃易平也。大人亦如此治法。

冬至小寒之间，小儿病痢兼泻黄水，日数十行，有时泻出亦不自知，不渴，脉则左右均弱，似乎无脉，小便或有时利。此则风木大动，疏泄偏胜之病。方用阿胶三钱，以平木气之疏泄，白术、山药各三钱，以培土气，肉桂五分以补肝即愈。补肝阳者，冬至之后，木气初萌，疏泄自伤本气。故一面用阿胶以平疏泄，一面用肉桂以补肝阳也。《金匮》：见肝之病当先实脾。故用山药、白术以补脾，服一剂即泻减脉起，再一剂痊愈。此病不渴，故用肉桂。冬至小寒之间，宜注意木气，宇宙大气的木气动故也。小儿误服温燥肝木之药，木燥克土，多有成鼓胀者。大人亦然。

☯ 咳　　嗽

　　小儿咳嗽，极关重要，日久不愈，便不能活。若无痰干咳，或有痰而脉细沉，与左脉较右脉细者，可用冰糖、大枣肉各二钱，芍药、当归、苦杏仁、枇杷叶各五分，浓煎徐服自愈。且不可用辛散伤津之药。咳嗽最伤肝肺血液，芍归润血也。咳嗽最伤中气，糖枣养中气也。苦杏仁、枇杷叶降肺气不伤肺液故效。此病乃木气失养上冲之咳，如尽从理肺去治，必伤中伤液，木气更冲，致生他患。小儿咳嗽，最忌脉细。如脉细者，猪肺煮汤，养肺即愈。

　　如系无痰的干咳，左脉必比右细。此肺金枯燥，不能生水以养肝木。右脉若细，肺伤更重。可用山药、扁豆各一钱，加生阿胶、枇杷叶各五分，补肺养中滋津液而降肺气自愈。凡服阿胶之咳，鼻梁必青，如用燥药，病必加重。如鼻梁青，咳而泻绿粪者，阿胶与山药并用亦能医治。山药重用，健脾利水，与阿胶之滋润相助为理也。曾见医家，用生姜治小儿咳病，益治益坏，太多太多。因小儿脏器脆薄，受不住生姜辛散之故。治小儿病不用生姜，任何病证都能治好。一用生姜，无论何病，无不变生后患者。治小儿病以全不用生姜为妥。唯寒吐可用生姜汁少许，以降胃胆肺极佳。

　　如咳声不干，脉不沉细，此为脾肺之虚。可用山药、扁豆各一钱，小枣二枚以补脾肺，半夏、杏仁、桔梗、陈皮各三分，以降肺气即愈。

　　小儿咳嗽，其脉必虚，治咳之药必耗肺气。如以上诸咳，用以上诸法治不见效，可用八珍汤，白术、党参、茯苓、炙甘草、当归、熟地、川芎、白芍各五分或一钱，大补中土以降肺经，资助血液以降胆经，胆经降肺经自降，其咳自止。或八珍丸调服，此小儿咳病之救星也。用八珍之咳其脉必浮虚。

　　大人脉虚咳嗽，服降肺药不愈者，亦宜此方，预防肺痨之咳，亦有殊效。桔梗系排脓降滞之药，极伤肺气，慎用。因本草有桔梗载药上行一语，后人遂重用之以载诸药，暗中伤肺，都不知道。排脓岂有不伤血肉之事。肺金下行为顺，上逆为病。治肺病之药，绝无上行者。若小寒前后咳嗽脉微，神惫，此微阳升动，根本摇泄，小儿中气微弱，挡不住大气动摇之力，故阳冲于肺而咳。宜猪腰汤，温补肾家，使阳不冲乃愈。

小儿干咳气紧而喘，脉涩沉有力，半夜交寅，病必加重且烦。此肝胆病热，冲塞肺家，宜用四逆散，柴胡、白芍、生枳实、炙甘草各五分，于子时前服下即愈。且不可服麻杏石甘汤，致中寒加病也。柴、芍清木热，舒木气，枳实、炙甘草降肺家塞住之热。子丑为肝胆主气之时，寅为肺主气之时。喘乃被动之病，故不可食麻黄。此病如痰中带水，日轻夜重，脉不沉涩而沉中两部现弦者，此乃肺燥，宜用麦冬三钱，花粉、杏仁、桔梗、陈皮、半夏、生草各一钱，细辛五分。麦冬、花粉清肺燥，半夏、桔梗等味降肺逆自愈。肺燥而痰中有水者，金燥则结聚，将水聚于胃间也。气聚故脉弦也。此二方与八珍汤的分别：八珍所治的咳，日重夜轻，脉虚不涩不弦。二方所治的咳，夜重日轻，脉涩或弦也。麦冬一方药性平和，治肺要诀。涩乃闭塞之象，弦乃结聚之象。

此麦冬汤之咳，痰有清水，五味细辛干姜之咳，亦痰有清水，错服则杀人。五味细辛干姜所治之咳，不分日夜，就枕即咳，此咳之原因在水逆。麦冬汤之咳，咳在下半夜，咳的原因在肺燥。五味细辛干姜之咳，详古方下篇麦门冬汤证治推论的意义中。

小儿咳嗽，无痰干咳，或有痰脉沉。用麦冬、紫菀、炙草各二钱甚效。此由麻杏石甘汤之法变通而来，麦冬以代石膏，紫菀以代麻黄也。

☯ 风　　病

小儿发热抽搐。抽搐者，津伤木燥而风动也。发热者，中虚木气疏泄，相火不降也。木气稚弱，故发热，即易风动。养木气，顾中气，四豆饮极效：黄豆二十粒，黑豆、绿豆、白饭豆各十五粒煎服。此为治小儿发热病的第一要方，切忌散风药清热药。养木养中，自然热退风平。小儿忽然两目上视，亦风木上动，四豆饮最效。豆最养中养木，能平疏泄，收回相火。小儿木气幼稚，故多木气病。四豆饮乃最善之法也。凡用豆不可炒，炒则偏补，不能清热。并须煎成即服，不可隔夜，隔夜则变性。白饭豆是食品，非赤小豆。四豆饮要水多煮烂，取浓汤服，尿长忌饭豆。

如久泻不食而抽搐，面色青黄，此为木虚土败。补土调木养血顾中可望挽回。一切驱风散风之药，最伤津液伤中气，均所当忌。可用下文附子理中地黄汤稍加益母草、神曲，轻用多服可效。

小儿急惊风。无病忽然两目上视，手足抽搐，口眼㖞斜，为急惊。急惊为热，慢惊为寒。热不可用凉药，寒不可用热药。相火不降，热伤津液，肝胆二经，升降不和，则成急惊。可用四豆饮，养中生津以和木气，热退惊病自愈。如用凉药清热，通药散风，中气与相火受伤，必生他弊。更有妄用攻药下药者，便成生死问题矣。此热不可用凉药之事实也。寒何以不可用热药，因慢惊之来，必因病久食减，木旺土虚。此时肝脾津液，业已枯竭，肠胃腠理必有积滞，燥热之药，不能健脾，反以横肝。宜用扁豆、山药各一钱以代术、草，用巴戟天、淫羊藿各五分以代桂、附，归、芍各三分以养肝脏，清木热，神曲、厚朴、橘皮各三分，以去滞开胃。土复木和，自然病愈。此寒不可用热药之事实也。其有果因惊骇成病者，可用肾气丸五分加虎眼睛一分，调服即愈。或单虎眼睛，因肝胆素弱，然后不胜惊骇耳。虎秉造化木气，眼睛又为木气结晶。其治真惊者，补木气也。一切重坠镇惊之药，皆破坏圆运动之药，千万不可入口。如无虎眼，虎胶亦可。前人谓虎属金气，非是。冬至后虎始交，木气动也。虎啸生风，木气动也。

前人治慢惊，用附子理中地黄汤。土木双调，功效无比。木枯克土，金逆火散，乃成慢惊。附子理中汤补火土，地黄汤润金木，各适其宜，交相为用。亦与本书古方下篇所列理中汤加阿胶治愈各病，同一意义。慢惊不可用燥热药，附子理中地黄汤，则温而润之药也。加益母草、神曲各二分，以活泼气机，慢惊之法备矣。

附子理中地黄汤，系附子理中汤，与六味地黄汤二方合并用。可改用附子理中丸五分，六味地黄丸一钱。益母草一分，神曲二分煎水调服。附子温水寒，地黄润木燥，山药补金气之虚而助收敛，丹皮清木气之热而平疏泄，茯苓、泽泻除湿扶土，山萸肉敛阳温肝，此亦肾气丸之法。干姜、白术、党参、炙草以温运中宫，益母、神曲去滞，使整个圆运动之气机旋转升降，法则周密，功效神速，慢惊之妙方也。有将此方加黄芪、当归者，功效反而减少，且加肿胀热黄等现象。此不可不作彻底解说。纵黄芪补气，当归补血，人皆知之。虚劳之病，血气皆虚。治虚之法，以降肺胆收相火以运中气为主。中宫建运，血气自生。黄芪性升，当归性散，适与肺收胆降二义相反。故服后肿胀热黄，皆相火被升被散现象。仲景黄芪建中汤，黄芪只有芍药六分之一，仍是降多升少之法。后人用黄芪份量极重，谓黄芪少则无力，服后病加，乃不悟黄芪偏升之过，比比然也。附子理中汤，即古方篇理中汤加附子，地黄汤即肾气丸去桂附。如冬令不闻雷声而又寒冷之地，大气阳足，附子慎用。木虚木旺木枯，只是一事。虚生风则旺，疏泄伤津则枯。

☯ 面 红 身 痒

冬春之交，小儿面红身痒。冬春之交，阳气发动，小儿中气不足，阳动于下，遂越于外。红与痒皆阳气外越，宜补中气以回阳气，红自退痒自止，冰糖糯米粥极效。若误认为火而用凉药，即成大祸。服凉药后若腹泻者，多发热而死。而宜凉药之病，面不红身不痒。大人亦然。

☯ 耳 流 脓

小儿耳病流脓，耳心痛，方用桂附地黄丸五分至一钱煎服。此乃肾气虚胆经不降之故。日久不愈，身体即日渐虚弱也，若误服凉药即坏。耳前后肿，项不活动者，加益母草一分，若痒者，龙井茶一二分以清胆热。

小儿耳内流脓或痛，由于胆经不降，韭菜汁滴耳内，连滴数次亦愈。韭菜汁温降胆经也。此病须看脓清脓稠，脓清为寒，脓稠为热。桂附地黄丸与韭菜汁，乃脓之清者。如脓稠者，山药、扁豆各一钱，天花粉、生甘草、绿薄荷各三分，煎服最效。清降肺胆胃之热也。虽热亦须用山药、扁豆以补中，以肺胆胃上逆乃中虚之故。但用清热为治者，必小儿体气充足，大便三日一次，面无浮红之色，乃可用之。若大便不实，面色浮红，则桂附地黄丸、韭菜汁为合。不仅此一病为然，一切病证治法，皆可类推。韭菜温补木气药。小儿耳流脓与下文痄腮原则相同，可用痄腮方亦效。

耳痛，睡醒痛减为虚，痛不减为实，胆热实也。淡豆豉汤或一味黄豆汤，以清胆热为治，不可用凉药。凡病睡醒病不减或稍加皆热实，病减皆中虚阳虚。不止小儿耳痛如此，凡病皆如此。胆热虽实，亦宜用豆类，胆热上逆中亦虚也。

☯ 目 病

目珠红痛，凭脉为治。脉轻按盛，重按微，此为中寒心热。方用干姜五分，炒栀仁五分。干姜以温中寒，栀仁以清心热。此目珠红色，必鲜明而浮。若目珠红色，沉而不浮，暗而不鲜，其脉必轻按少重按强，且现滞涩之象，此为湿热之证。方用栀仁、金银花各五分至一钱，薄荷、荆芥各五分，木通五分。栀花以清热，薄荷、荆芥以散滞，木通以祛湿。服一剂而脉渐起，涩渐通，薄荷、荆芥减半再服。凡目病治法，是为两大原则。医家见红，便用凉药，不论中寒与否，将目病治重，皆不知有用干姜的原则之故。寻常目珠胀痛，黄豆一把养木即愈。此目病治法，大人亦系如此。如果气实热实脉实的热证，栀花一方多服即效。且不可误服黄连、石膏致生流弊。凡立夏前后目珠红痛，脉弦不舒，归芍地黄丸一钱以养木即愈，时令的木气衰退之故。小儿眼角肉多，先天不足。

☯ 倦　怠

凡小儿幼童，当小寒大寒之间，身体倦怠，均宜服桂附地黄丸五分至一钱，其脉必虚浮，或微少模糊。服散药凉药即坏。此木气欲动，阳根不足。前人春行夏补之说，夏补固宜，春不可行也。乃王叔和伏寒变温之说，误后人也。详温病篇。冬季不冷之年，此病最多。大人体虚，亦多此证。蒸猪腰食亦佳。猪腰前人谓为性寒，事实上温补也。

☯ 癞　疝

癞疝者，睾丸硬连少腹，此肝肾阳虚，不速治愈，病及终身，影响健康，不可忽也。可用五味子三分，甜苁蓉一钱，清早煎服。日服一次，服至病消为止。服至数剂，硬处作痒，乃阳气回复，将欲上升，最佳之兆。普通用小茴治疝，取效一时不能断根。小茴温散结气，无治根本之力，五味散结温补肾中水火之气，以助肝阳上升，苁蓉温润肝肾形质故效。五味是肾家专药，世人因《伤寒论》小青龙汤治咳有五味子，遂认为五味是治咳之药，流毒千古。五味大热，肺病大忌。

☯ 疳　病

疳病外证，腹大筋青，大便时结时泻，身有虚热，贪食而瘦，面色苍白，夜不安眠，舌有黄白胎。病之甚者，名曰走马牙疳，走马者言其病变之速也。外证口唇部先发生小水泡，外面坚硬，内部破溃，变为黑色，遂向外面穿孔，同时四周蔓延，不甚疼痛，颜色浮肿，虚脱而死。此中阳虚寒，升降无力，湿热滞于上中二焦不能运动，以至木郁生虫之病。方用甘草泻心汤加减治之。

炙甘草三钱　干姜二钱　红枣六枚　去核　黄芩一钱　半夏二钱　炒黄连五分

干姜草枣温补中阳，连芩清降凝滞之湿热，半夏降逆理滞。按其情形加减治之，徐徐而愈。此方分量极重，可减十分之七用之。当归、乌梅亦可加入。此方宜按脉随时加减，不可呆服。

☯ 虫　病

小儿虫病，不可用下虫之药。虫乃人身肝木阳气化生而成。土湿木郁，然后虫生。虫被攻下，肝阳即败。造化之气，木生火长，金收水藏。人身生气消灭，必枯弱羸瘦，不能长命。只因医家不解人身木气自病之理，见虫即攻，攻伤木气，至死不悟。宜用《伤寒论·厥阴》乌梅丸，调理自愈。或花椒五分，乌梅二枚，温调木气亦效。有人问曰：虫病服厥阴乌梅丸，虫病遂愈，虫往何处去了？要知虫往何处去，须先知虫从何处来，自有根本治法。凡病皆然也。虫病外证，腹痛面黄，舌现红点，甚则唇之内面出现小白点，脉来大小迟数不均，乌梅丸治虫的意义，详本书古方上篇。世人都不知虫理，大家下虫，哀哉！如虫病口吐涎水，心痛如绞，脉洪大乃为当下之虫证。用《金匮》方：甘草二钱，熟白蜜四钱，铅粉一钱下之。用铅粉杀虫，须重用补中之药也。分三次服，一服效，止后服。

小儿腹痛，时痛时止，此为虫病。方用知柏地黄丸、附桂地黄丸各一钱，花椒五粒，乌梅一枚，煎服，虫即自下。此方亦乌梅丸之法，如服后仍痛，可用使君子五枚下之。唯偏热之地，秋后内热生虫，小儿黄瘦，可食使君子三枚，下虫一次，下后常食黄豆为妥。忽然发热呕吐，有时烦躁，而左脉现洪急不宁之象者，亦为虫病也。或用乌梅、花椒，或用使君子，临时酌用。乌梅、花椒治虫病之不足，使君子治虫病之有余。先用乌梅、花椒不效，然后使用使君子，便稳妥矣。

杀虫不如防虫，防虫不如使少生虫。肺热肝热，虫生之原。食糖食鸡食蛋鱼面，皆能热肺热肝。只须少食，虫便少生。

☯ 喉　　痛

小儿喉痛，与大人同，可照本书时病篇喉症法治之。小儿喉痛，须留心检查乃知。如不会说话，看其咽乳时，必挤眼难过也。留心脉象，沉细多热，微虚中虚。如喉痛而脉沉不细，恶寒，呕吐，身体觉胀，四肢觉麻，是为痧闭，应速刮痧。喉旁耳下，后颈窝下两旁，扇子骨中间，背脊骨两旁两肩，用小瓷羹匙边抹桐油或菜油，刮出红点喉痛即止。

☯ 外　　感

小儿外感的原则，仍是卫气收敛，荣气疏泄。但小儿荣卫薄弱，麻黄、芍药均不能受。只能用黄豆以养木气平疏泄，用葱头、豆豉以舒金气开收敛。此为难多年，始寻出极妥的办法，将小儿一切外感完全解决。如用麻黄虽极少分量，能将肺气散伤，而成喘逆危症。不唯麻黄不受，薄荷亦受不得。感寒者鼻塞发热身痛，用葱豉汤。葱豉散性平和，又润津液，最为妙品。如脉虚气弱者，豆豉改用黄豆最妥。用黄豆平疏泄，有功无过。注意勿忽，造福无量。葱头带须一个，豆豉三十粒为最轻剂。

凡用葱豉汤，舌有黄胎，无论润燥，均用。葱豉能消散胃滞也。如外感初时恶寒，后虽单发热，只要鼻塞身痛头痛，仍宜用之。因鼻塞身痛头痛，系卫气收敛之病。必须鼻不塞单发热而神昏气微，脉象不明，乃属于温病。只病疏泄不病收敛，乃不用豆豉之宣通与疏泄，只用黄豆之养木养中养津平热可也。葱豉汤四季感寒鼻塞发热均可用之。

☯ 猩　红　热

收敛偏盛的感冒，属于伤寒；疏泄偏盛的感冒，是为温病，世人称为时温。温者，木气疏泄之病也。小儿此时忽然发热，昏睡不思饮食，即系时温为病。此乃木气疏泄偏盛的感冒，当用养木气平疏泄的药。切不可随俗附和，认为时温的邪气，入了小儿身体以内为病，而用清温逐邪的一切凉药散药。木气，在造化为厥阴风木，在人身属肝脏之经。冬季天寒，封藏得令，厥阴木气，根气深固，不至动泄，大气无温病，小儿亦无温病。如冬令不寒，或闻雷声，大气的风木不能养足，便即泄动。小儿木气稚弱，同气相感，疏泄起来，如木气强足的疏泄，则发热出汗，皮肉血色并不作猩猩脸面的污红色；木气疏泄无力而又疏泄的疏泄，面色则作猩猩脸面的污红色，世即称为猩红热。力能疏泄者，脉象充足，面色正，气不微，其热按去有根底。力不能疏泄而又疏泄者，脉微小而急，色红而污，气微神怠，其热按去无根底。猩红热，温病之败证也。

猩红热之病，时温病中之最虚之病，疏泄偏动，肺气不收，故咳嗽而作嚏。肝窍于目，木气败而又动，故目红含泪，常欲闭而不开。木动中虚，胃气降不下去，故欲吐。木动上冲，故咽痛。木土不和，故有时作泻。木气疏泄，故虽泻而小便仍利。如此情形，是木火本来不足，用凉药清热必坏；本是偏于疏泄，用升散药发表必坏；病虽属虚，圆运动的道路已乱，用补药补虚必坏。

时温病猩红热均可用四豆饮，养中和木，调升降收相火，极平稳而有特效。且皆谷食之品，自病初起以至复原，皆用此方，有百益而无一害。如小便短少，是为脾湿。四豆饮去黑豆、绿豆、饭豆，单用黄豆六十粒，加山药二钱。黄豆养木气养中气，山药扶土气利小便，白饭豆亦补土气利小便，不如山药兼能助金气以敛疏泄。如仍不利，是不只脾湿，且兼肾虚，宜黄豆、山药，加巴戟天五分，以温补肾气。脾肾气足，木气乃和，小便乃利，病乃能愈。巴戟天温补肾气，须右手脉微乃可加也。

☯ 大 头 温

如发热头肿，而脉浮洪者，乌梅二枚，白糖一勺极效。木气疏泄，自伤本气，木气无根，即易上冲。木冲金气不收，故头肿。乌梅酸收大补木气之根，而平疏泄之气也。如发热头肿，气粗作喘且渴，脉象紧滞，舌心有黄白厚胎者，肺热较实。四豆饮加花粉、竹叶、枳实各五分同煎极效。病状虽异，原理则同。皆木气疏泄，肺金失收降之力之故。皆是虚证，不可误认为瘟毒，肆用凉散药，败火寒中。温字与瘟字，一经混乱，温病的真理遂失。瘟乃瘟疫，温乃木气，温病乃木气之正病，瘟乃时气之恶病。如人死最多最速之鼠疫病，乃瘟疫也。瘟毒病，四豆饮最佳。豆养木气，最能解毒，木气偏的最甚，则成毒耳。

如头肿而热微足冷，面色不匀，鼻梁唇环清黄，不思饮食，脉沉微或沉按无脉，必用古方篇之肾气丸乃效。木气疏泄于上，肺金不降，相火外泄，因而下寒。肾气丸和木气、平疏泄、敛肺金、温肾水中之火以培木气之根，故愈。如此证用凉散之药必坏。此证如头上耳内，发现水泡，此泡不可刺破，肺气收敛自消。如刺破，是将木气疏泄上来的元气消散矣。

小儿当春温之时，凡感一切时气病证，但见面色不匀，面红而鼻梁唇青黄。无论何病，先以猪腰汤补益脾肾。待青黄退后，再按证施治。鼻梁唇环青黄面红，为中土大败之象。倘不先顾根本，一切治法，皆无用处。此等虚证，舌心皆无黄胎也。舌心如有黄胎，胃家有热，鼻梁唇环不现败象。败象者，胃中阳败，无热之象也。凡温病胃热为顺。

如发热兼鼻流清涕，山药、扁豆各一钱收肺养中，加绿豆五十粒清肺热以收清涕，切不可表散伤肺，使疏泄更加，致生祸变。冬春发热，为木气偏于疏泄，金气不能收敛。山药助金气之收敛，以平木气之疏泄，故热退。

☯ 暑　　病

小儿当夏暑发生之时，忽然发热头痛欲呕者，用藿香五分至一钱，生扁豆一钱至二钱，温降胃气即愈。不可因药只二味，夹以他药，至生他病。藿香、扁豆治暑病的作用，详时病本气篇暑病中。如小便短而泻且渴，于藿香、扁豆中加冬瓜自然汁以止渴利尿。如舌有干黄胎，可加生枳实、炒栀皮各三分，以去积热。冬瓜蒸汁为自然汁。无冬瓜用滑石一钱以代冬瓜。冬瓜最妙，毫无他弊。西瓜亦佳。黄豆一味汤，治小儿暑天发热欲吐特效。

小儿暑病，脉在中部。暑病之脉，最易误为虚脉，误为虚脉而用其他补药，必误大事。须知虚脉之虚，重按无有，暑脉之虚，按至中部，比较定些，稍不留意，即放过去。暑病乃天的相火不降，暑火不降则伤肺气，气伤则脉虚耳。用扁豆补暑脉之虚，用藿香降胆胃之气也。胆胃均在中焦，故暑病脉在中取。

总而言之，无论大人小儿外感发热，总是《伤寒论》桂枝汤荣气疏泄，胆经不降，用芍药的原则。外感恶寒身痛，总是《伤寒论》麻黄汤，卫气闭敛，肺经不降，用麻黄的原则。但芍药败火，麻黄散气，小儿均不可用，唯用黄豆、黑豆以代芍药，用葱头、豆豉以代麻黄，豆类又能顾中，功效既大，流弊全无，此为小儿外感最妥之法也。

☯ 疹　　病

时令病的小儿病，唯疹子最多。疹子原因与温病同，皆木气疏泄，冲开肺金，相火逆腾，中下大虚之病。大人温病以汗解，小儿温病以疹解。汗乃血所化，疹乃血所成。木气疏泄，故疹为红色。木气疏泄，分疏泄正常与疏泄不及两证。正常宜养，不及宜补。正常为顺，不及为逆。正常之脉，右较左盛；不及之脉，右较左虚，或右左均微。咳者，金气被木气冲开也。眼含泪者，木气疏泄也。耳冷者，胆经相火外泄也。发热者，木气疏泄相火不降也。昏睡者，木动火逆中气虚也。

疏泄正常症状为发热甚盛，面色充足，小便清利，大便不泻，疹出成粒，色红粒饱，膝下都有。病人所在地，冬令寒冷，冬不闻雷，大气中木气根深，来春小儿疹病发生，必皆疏泄正常之证。唯身体阳虚之小儿，则偶有不及之证。疏泄正常者，方用四豆饮煎服。只要发热，不论疹点已出未出，始终只用此方。养中和木，调升降收相火，自然热平身安，不生他变而愈。右脉重按充足者，饭豆易淡豆豉以调木宣滞。饭豆除湿补土，脉充足者不宜也。

疏泄不及症状为发热不盛，面色痿弱，昏迷不醒，疹出不红，或不成粒，或疹出成片，或一出即回，或疹闷难出，小便短少，若加吐泻，脉迟肢冷，即易死亡。病人所在地，冬令鸣雷，或冬至起雾。水中封藏的阳气疏泄于土面，木气失根，来春必多疏泄不及的疹病发生。如不到交春而发现于冬至后者，则微阳大泄，易成死候。

疏泄不及，以小便短少为要证。右脉微于左脉，或左右两平而虚微不旺，或右尺无脉，方用巴戟天四豆饮。于四豆饮中加巴戟天五分至一钱，以温补肝肾，和养木气，小便一长即为好转。

疹出即回，与疹闷难出，为肝肾阳虚，疏泄无力。疹出成片，为肝肾阳虚，阳散不回。故巴戟天四豆饮即愈也。有用四逆汤附片干姜炙草或用理中丸为治者，不甚平稳。因木气疏泄，不喜刚燥。虽属阳虚，乃阴中之阳虚，亦宜避去白术、干姜、炙草之刚燥伤阴。巴戟天温润不燥，温补肾气，与豆同用，又能调木气之疏泄。诚麻疹虚证之要药，桂附地黄丸亦可酌用。盖右脉微小者，为火土之败，左右脉皆微小者，亦脾肾阳虚，故桂附地黄丸相宜。如疹出已退，已不发热，而面色仍是灰黯，神衰食少，此肝脾之阳泄而不复，亦须服巴戟天四豆饮，不然仍易死亡。如久不复元，可用加减保元汤补之。保元汤，详下文。疹已退热已平，已无木气的关系，故可补其气血也。

葡萄干，能温补肝肾，性极和平。出疹时每日服一钱，最保平安，七日痊愈。《本草纲目》载，葡萄北方以之补肾，南方以之稀痘，可以悟矣。疹病乃木气疏泄之病，肾气乃木气之根耳。预防亦宜服之。

麻疹愈后，咳嗽困难，单服白菜心一个，黄豆五六十粒特效。此为一切药所不能及，食品中养金养木平热息风兼养中气，恰合机宜之方，多服可也。

麻疹病重必吐虫，可见其为木气之病。《伤寒论》厥阴风木病用乌梅丸，厥阴病必吐虫也。麻疹病多在春令，厥阴风木之时也。唯麻疹病乃宇宙与人身整个气化根本动摇之病，再经治坏，根本消灭，有能挽回者，有不能挽回者耳。唯呼吸平定，中气尚存者，都能挽回。木气之病，防害他经，极难用药。故唯豆类和平适当。此乃经过多少困难，然后选得此方，经验多人，无不见效。然亦根据儿病本气病的原理之功耳。如以胎毒热毒为原理为根据，不能选得此方也。

疹病必发热，木气疏泄相火不降也。必神倦，相火离根，中气大虚也。必眼中含泪，木气疏泄肝液蒸动也。必咳嗽干呛，木气疏泄伤肺，金气虚散也。疹子忌发表，因木气疏泄之病，不可发表再助疏泄故也。疹子忌凉药，因系相火离根之病故也。所以疏泄正常，只须顾中宫，和木气。疏泄不及，则当补其根本，使之遂其疏泄之气。疏泄之病，误投发表药、寒凉药，正如根空之木，再拔之则死矣。又如将熄之火，再寒之则灭矣。

医家误认疹子是胃热胎毒，所以要将它发散出来，并且要用凉药清毒。一用凉药，相火消灭，即至不救。疹出之后，医家病家都用扫毒药，疹出之后，木火之气疏泄已伤，宜静待其自己回复，不可更用凉药，以败脾胃，更不可食白木耳、鱼肝油等动阳食品，以动木热而伤肺阴，致热气入肺而成肺痈，或热气入目而成目疾等患。麻疹初起即须忌食动阳食物，牛奶、鸡蛋更不可入口。疹后如欲服扫毒药者，可服黄豆白菜心清肝肺之热，妙在平淡二字，最适合木火病气也。唯小便利者，忌用饭豆动阳食品。详古方下篇肾气丸后。

小儿之疹子，即大人温病之汗。荣卫足则出汗，荣卫虚则出疹。木气中的火力多，则疹子成颗粒而色红。木气中的火力少，则疹子不成颗粒，色红不足而成麻点，隐隐不明。麻者荣卫之败也。来复之机，随时皆有，凡疹病只要不发生内伤吐泻恶证，不必食药，静养七日，自然即愈。

西藏地方，小儿不病麻疹猩红热。因西藏地方雪大冰厚，大气中阳气封藏于土下水中，特别充足，木气根本深固，不妄动而疏泄之故。

凡用四豆饮，脉细者，津液不足者，小便长者，出汗者，去饭豆。服四豆饮后，脉转旺而病未愈者，去饭豆再服。服四豆饮后，发烦者，或大便干燥，或不大便者，去饭豆再服。因饭豆养中养木利水，兼补土伤津之故。黄豆、黑豆养中养木，兼降胆经补津液。绿豆养中养木，兼清肺热。

巴戟天四豆饮。如脉法不精辨证不明，误用巴戟天，致将木火补起，变成满腹热邪，充塞肺家，为害不小。须脉微神败色黯，右尺更微，乃可用之。麻疹最怕热药也。

冬令不寒而又闻雷之地，春木根气伤损，小儿疹病发生之时，巴戟天之证乃多。此点切不可忽。春寒日久之地，或身体虚弱之儿，亦有巴戟天证也。如麻疹烧热昏迷口渴，脉沉有力，舌上必有干黄胎，此为胃间原有积热。用四豆饮去饭豆加生枳实、生栀子仁各三五分，以养木气清胃热为治。此证如误服巴戟必死，山药亦不可用。社会习尚有服鸡冠血者，多烧热而死。亦与温病误服桂枝，下咽即死之理相同。

小儿病猩红热与疹子皆兼咳嗽，皆不可用桑叶、竹叶、橘皮、杏仁等等降肺疏肺之药以治咳嗽，用之病必加重。因皆木气疏泄偏胜，金气收敛衰退之病。金气收敛衰退，再遇降肺疏肺之药，肺气更衰，疏泄更加，咳必更甚，中气更坏之故。只须养木气平疏泄，木气一和，即不疏泄上冲，肺气自降，咳自能止，不可忽也。如欲用药治咳，白菜心最佳，养肺降冲平和之品。

凡麻疹烧热日加，唇焦舌干，凉药忌服。黄豆五十粒，煎浓汤下咽即效。因烧热至于唇焦舌干，此上部津液干枯之故。黄豆极能滋润上焦各部津液，又能养中养木，故其效无比。此乃经过多少困难，始选得之方，最当重视。

凡小儿麻疹发热，乃木气疏泄之病，最忌升散之药。世人用芫荽、冬笋、香菌煮服，以为比升麻葛根汤好，不知芫荽等物，散力不小，服下之后，更加津液干枯，涕泪俱无，热加聋哑，烦躁不宁，睡则警惕，食则吐出，脉转细涩，遂成木气拔根，热并肺家之险症。悉宜黄豆五十粒，巴戟天五分，浓煎温服，以救之，下咽即得睡汗出，津液复生，热退进食，登时脉和而愈。此巴戟天将木气的根气回复之功，与黄豆润肺养中和木之功，相助为理之效也。

小儿出疹，多先咳嗽，干咳无痰，此木气上冲，金气失敛的现象。用黄豆五十粒，白菜心一个煎服，其咳即止，疹病亦随之不起，有疹者出亦顺利。白菜心润降肺气，黄豆滋养木气也。见咳即用此方，省事多矣。此方疹病初起，以至痊愈，日日服之，平安之至。疹病盛行之时，日服一剂，亦可预防。凡疹后遗下目疾咳嗽等病，常服此方，皆可就愈。皆木火之气冲入金气，不得出来故也。简括言之，疹病初起，咳而发热，白菜心黄豆饮自始至终，多服自愈。服过发散药、寒凉药，成坏病者，巴戟天黄豆饮以救之。服过温补药成坏病者，白菜心黄豆饮以救之。愈后自汗大虚，元气难复者，加减保元汤以补之。党参一钱，黄芪、白术、炙草、当归、干姜、巴戟天各五分，红枣两枚煎服，麻疹的整个治法备矣。无须四豆饮亦可。

☯ 痘　病

四豆饮古人以之稀痘，名曰稀痘汤，无黄豆，并不以之治疹。其实痘疹，皆木气偏于疏泄之病。痘则木气疏泄，金气大败。疹则木气疏泄，金气虽败未大败耳。痘病用四豆饮和木气。痘不旺者加山药二钱以补肺。如痒者，此为肾虚，再加巴戟天一钱以补肾。痘出成片不成粒，顶塌根散浆稀，种种败证，皆用巴戟四豆饮，或加炒黄芪、当归皆能挽回。用黄芪八钱，当归二钱，大补胃阳，兼助荣阴亦妙。前人所用黄芪、党参补益卫气诸方，皆应采用，唯所用凉药，与药杂之方，则不可用。痘病初起所用发散之方，亦不可用。初起以四豆饮去绿豆为佳。疹病始终木气之事。痘病初则木气之事，继则卫气之事。卫气大败，收敛不能回复，故痘病后期多用黄芪以补卫气。自来用升麻葛根汤治痘疹，疏泄之病加升散，无不服后病加。误认痘疹是胎毒，所以用升葛以升提之。原理认错，尚复何说。王孟英于稀痘汤中重加金银花、生甘草以解毒。木气失和，便是毒，豆和木气，便能解毒，二花、甘草不可加也。麻疹忌黄芪，黄芪性升，只宜卫败之病，不宜荣热之病。

《福幼篇》论痘各节，完全可靠，最宜购阅。将"毒"字改为"病"字便好。天地之大德曰生，生者天地中和的结晶，认为胎毒，真是笑话。《福幼篇》论麻疹宜发表不妥，不知原则之过也，痘粒小而圆者佳。

☯ 痄　腮

疹子之外，又有痄腮一病。此病初起，恶寒发热，或不恶寒发热。耳后或腮下肿而硬。方用巴戟天、甜苁蓉各一钱，麦冬、龟板、鳖甲、地丁、昆布、海藻各五分，厚朴、半夏、沙参、橘皮各三分，红枣二枚，温服即愈。恶寒发热，舌有腻胎，加薄荷、桑叶各五分即愈。

此亦春令木气疏泄之病也。木气不足，疏泄一动，向上升去，不能向下降来。耳后腮下为胆经木气下降之路，故结聚于此而不能散。巴戟、甜苁蓉补肝肾上升之阳，龟板、鳖甲补肺胆下降之阴，地丁、昆布、海藻、厚朴、半夏、橘皮降胆肺胃之气，沙参、麦冬以益肺阴而助降令，红枣补中气，薄荷、桑叶疏肺气之滞也。

此病春令为多，只经络部位的关系，故病甚轻。然不知补益木气以助其升降，从事寒凉发散，败其中气，中气更虚，升降更滞，以至结聚日甚，弄到开刀才能了事，亦医家不慎之于始之过。初起只服一味黑豆汤亦效，黑豆调养木气，善降胆经也。

巴戟苁蓉方，并治瘰疬初起与耳流脓。耳流脓原理，瘰疬原理，与痄腮同。肾肝不足于左，肺胆不足于右。右降无力，由于左升无力。治法欲润降右方，必兼温升左方，又必兼补中气。古方篇酸枣仁汤，欲凉药降胆经，先温升肝经。亦圆运动之意义也。

此病如发于秋季，阳气收敛，其脉必重按不虚，不似春令之脉重按虚微。可不用补肝肾之药，只用花粉、天冬、橘皮、杏仁、炙草、苡仁各一钱，便能消散。因只金气燥结，收敛不能下达的关系，故润燥开结而降肺气，兼补中气可也。如疹子发现于秋季，亦用此方。花粉、天冬能清降金气，秋季金气当令，舒金气以达木气可也，病在金不在木故也。去天冬，加黄豆亦妥。黄豆亦滋润之品，较天冬不伤中气。天冬则润肺燥，开燥结要药。

☯ 内热与内虚

小儿咬牙夜烦、夜啼、夜咳、尿多、大便屎烂、便后下白物如熟藕粉，皆属内热。若服凉药，必生他弊。方用白糖绿豆沙热食，养胃益阴，其热自平。此经验最良之方也。内热者，睡着后、饭后两腮不发红色。若睡着后、饭后两腮发红，左右不匀，是为内虚，须服十全大补丸三五分诸证乃愈。睡着与饭后两腮发红者，睡着生相火，饭后则胃中生阳。相火与阳生而不能藏，则浮而出现于面。荣卫的气血不足，中气又虚，不能运化，不能使左右的荣卫升降调和，故左右的红色偏多偏少也。平日面红亦是中虚。

☯ 阴　　虚

小儿阴虚，此先天禀赋使然。其脉沉而不起，涩而不滑，面无浮红，鼻梁山根常现一线青色，大便不能每日一次，常于半夜哭叫。半夜哭叫，阴虚木燥也。此病如不预防早治，稍长易成虚劳。宜每天食蒸鸭蛋糕一个以补阴，久之血活阴生，身体必可转和。并宜常服归芍地黄丸数小粒，此丸善治一切阴虚诸病，比六味地黄丸活动，因归芍能滋养木气，升降肝胆二经之故。此丸并统治大人阴虚诸病。

☯ 实　　证

　　小儿亦有实证。实在一部分，不在全体。如咽痛而兼渴喘，发热，热有根底，重按仍热，只有昏睡，并无烦躁，或兼泻黄沫，小便或长或短，是为麻杏石甘汤证。用生石膏、杏仁泥、炙甘草、麻黄绒各五分，一服病愈即止。此证面色必不红，脉必沉实，舌根舌中必有干黄胎为据。诊断小儿病，总得以看舌胎为要。万不可不看明舌胎，随便下药。小儿哭泣不肯开口，务必用力拗开，以求得到诊断的彻底。麻疹误服升散之药，伤损津液，津伤热起，亦有病成此证者。麻杏石甘汤即愈。麻黄、杏仁以降肺气，生石膏以清疏肺间积热，炙草以补中气也。

　　大便结燥，舌无黄胎，别无热证，是为阴结。阴结者，阳气不足，不能化生津液也。附桂地黄丸每服五分，补阴中之阳，阴阳合化自然津生而粪润也。此病亦有独参汤冷服而愈者，气能生津也。大人亦如此。

　　其有麻疹初病，误服温补，以至舌胎燥黄有底，口臭目闭，渴而能饮，二便全无，腹满脉沉，此为实证。虽实而病原却虚。细心审查腹部，如按之病人拒按，是有可下之物，宜大黄、枳实、玄明粉、厚朴各五分或一钱，黄豆三钱微下之。如按腹部并不拒按，而脉实，亦可用少许，以消积滞。

　　如非咽痛，而发热喘咳，渴能饮水。此热必有底，舌胎必有白粉，或舌有黄胎。其渴而能饮，胃家必有可清的燥热，可用生枳实、小栀仁各数分，清去燥热，发热与咳嗽与渴皆愈。如脉不甚实者，须兼用山药、扁豆各一钱，以扶土气，方不别生流弊。因小儿胃家燥热，非小儿阳明燥金能病阳燥。乃汗出伤津，或误服燥药，伤津所致，其土气仍是不足故也。如脉象沉实，或沉细有力，或右脉实于左脉，舌胎干黄，山药、扁豆便不可用。

　　小儿三四日不解大便，却无他病。此肠中津液不充之故，可用淡豆豉数分至一钱浓煎温服，以通润之，自然大便。不可用大黄，须有热结实证，乃可用之。大黄伤中，中伤便更不下。曾治一七日小儿，食乳甚好，却泻稀水，中夹粪点，小便亦利。按其脉小而沉沉而有力，服大黄二分而愈。其母怀孕时，好食胡椒，所以小儿七日，而内热如此。此热结实证也。热结旁流故泻稀水。

☯ 辨别小儿病证之虚实

　　小儿舌有黄胎，为胃间燥热。其黄必系干黄，又兼渴而能饮，其脉必中沉有力，此为凉药消滞药之证。若舌尖有胎，舌根舌心无胎，其胎即无干黄，只现杂色污浊湿润之象。此乃肾阳寒败，不能化生心火，舌尖属心，心火渐寒，不能宣通，故污浊凝沍。其证必不渴饮，夜卧必甚烦躁不安，此乃桂附地黄丸证，误投寒凉则危。不止小儿如此，大人亦如此。

小儿夜间发躁，如是中下阳虚，其脉必轻按微小，重按尤虚。或右脉比左脉微小。用桂附地黄丸，蜜丸者二钱，水丸者一钱，煎服即安。误服凉药即危。如有可清之热，则渴饮昏睡，而不烦躁，脉必沉实有力，或沉细有力。燥与躁须分别清楚。燥乃干燥，躁乃躁扰不宁。肾阳扰动，心气失根故躁，其脉必微。亦有并非阳虚而夜间发躁者，乃有食滞，消食顾脾乃愈，其脉必重按沉实也。

小儿头身手足均发烧热，腹泻不食，舌无胎而有黑黄色者，此为难治。须用手指按其舌心，如舌冷不热者，此内火将灭，凉药慎用。此病难治。

小儿感冒发热，服寒药后，热仍不退，而反昏睡不醒。此寒药伤中，脾胃大败之证。速用白术、党参、茯苓各一钱，炙草五分，干姜三分，即热退清醒。此证脉必浮虚或微小。

小儿如误服他药，忽然风动，可用回春丹或化风丹二三厘，化水灌之。同时即进附子理中地黄汤，以挽回中气而养木气便愈。回春丹、化风丹，如此用法，便有功无过。人谓回春丹、化风丹，极败脾肾，极伤津液，故须补土养津，以善其后。其理固已是矣。不知人身阴阳五行圆运动的气机，迅速非常，固密非常。小儿身体，至于动风，肾经脾经之阳气，已随肝木的风，冲出肺经胃经阴气之外。脾肾阳亡，肝肺阴消。圆运动即将解体，危险殊甚。故一面用回春丹通窍，附子理中地黄汤，温回脾肾之阳，养回肝肺之阴，使五行的圆运动，仍回复升降之旧。此方真可谓再造小儿身命之方也。用附子理中丸一钱，六味地黄丸二钱，同煎服亦可，不必尽服。黄豆五十粒浓煎温服，下咽风即能平，木气和则中气运而通窍，比单服回春丹、化风丹攻伐之剂，稳当多矣。附子理中丸、六味地黄丸各用多少，按脉证的阴阳多少配用，以六味丸稍多为稳。

☯ 感寒停食外治法

如偶遇感寒鼻塞，或停食不消，不必服药。用热手巾搓擦扇子骨中间背脊两旁，暖卧即通，停食即消。须用力擦至肉下，作左升右降的擦法。人身脏腑，皆系于脊，脊骨两旁，为血管升降之总干，荣卫升降之中枢。用热手巾搓此处，荣卫流通，血管运行，脾胃即和，感寒与停食自愈。或用葱头捣烂加麻油少许搓擦，忌风亦佳，老人停食不能用消食药者，热毛巾法最宜。

☯ 危　　证

小儿咳吐多日，胸腹扇动，头身发热，手足厥冷，昏迷不食，百治不效，此危证也。方用燕子窝泥一块，重约三两，研细，生桐油半酒杯，将泥拌匀，上火炒热，放地候温。先将小儿脐眼，用棉花蘸酒少许，略洗。用胡椒末一分，放肚脐眼中，人发盖着，再将桐油泥包脐上。二小时后，小儿挣动出汗，能食而愈。极验之方也。或将小儿卧于无湿气的地上，亦能得救。皆以中气救中气之意。

头身发热，手足厥冷，此为外热内寒。昏迷不食，此为火逆中败。咳吐而胸腹扇动，中气将离根矣。胡椒大热之性，能温内寒。燕窝泥能补土气。人发助元气。桐油通气也。此方用外治之法，温下补土。中气旋转，火气归元，升降复旧，是以汗出而愈。如用内服之药，不能下咽，下咽亦必吐出。此证病气盛于上，元气虚于下，此方全由下治，由下而中，由中而上，全体活动，灵妙极矣。地面之际，宇宙的中气极旺，而身受之，故亦得效。

☯ 脉　　法

医生两手，将小儿两手同时握住。用手大指按小儿两手三部。轻按浮部在皮，重按中部在肉，再重按沉部在骨。小儿出生，即有脉可诊。除至数甚快为小儿中虚本脉外，轻按浮部脉多，重按中部沉部脉少，为中虚。轻按无脉，重按脉实，为内热。右脉比左脉微少为中虚，左脉比右脉有力为肝热。右脉强，左脉细，亦为内热。右脉比左脉大，却大而虚松，则中寒也。小儿无论何病，只中虚与内热两门。中虚与内热分清，用药便有依据矣。至数甚快为小儿本脉，小儿中气未能充足，故脉快也。看指纹可作参考，诊脉须兼各种症状为断。

诊治小儿病，全凭脉诊。虚实之分，先求中部。虚者中部以下虚微，实者中部以下实在也。无病而脉在中沉两部者，多阳足阴虚。无病而中沉两部不足者，多阳虚。阳虚慎用阴润药，阴虚慎用阳燥药。中虚慎用消散药。右脉比左脉旺些为顺。

治小儿病：

一、不可认为外来的邪气入了小儿的身体为病，须认定是小儿本身的本气为病，用药乃有着落。

二、总要凭脉，乃得根据。

三、用药总要平和之品，不可繁杂。小儿病极简单，本篇各方，经过甚多，功效极大。世之用钩藤、蝉蜕以治小儿病者甚多，钩藤苦寒，极败胃气，蝉蜕通肺破血，其力不小。如此之类，相习不察，小儿受害多矣。本篇力除此弊，学者经验，自知其益。

☯ 看 指 纹 法

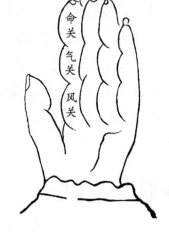

三关部位歌

初起风关证未央，气关纹现急需防。乍临命位诚危急，射甲通关病势彰。

浮沉分表里歌

指纹何故乍然浮，邪在皮肤未足愁，腠理不通名表证，急行疏解汗之投。

忽尔关纹渐渐沉，已知入里病方深，莫投风药轻相试，须向阳明里证寻。

红紫辨寒热歌

身安定见红黄色，红艳多从寒里得，淡红隐隐本虚寒，莫待深红化为热。

关纹见紫热之征，青色为风古所称，伤食紫青疫气逆，三关青黑祸难胜。

指纹淡淡亦堪惊，总为先天赋禀轻，脾胃本虚中气弱，切防攻伐损胎婴。

关纹涩滞甚因由，邪过阴荣卫气留，食郁中焦风热炽，不行推荡更何求。

纹形主病歌

腹痛纹入掌中心，弯内风寒次第侵，纹向外弯痰食热，水形脾肺两伤阴。

凡看指纹，以我之大拇指侧面，推儿食指三关。切不可覆指而推，盖螺纹有火克制肺金，纹必变色。而又只可从命关推下风关，切不可由风关推出命关，此纹愈推愈出，其纹在先原未透关，今误推而出，大损肺气，慎之戒之。

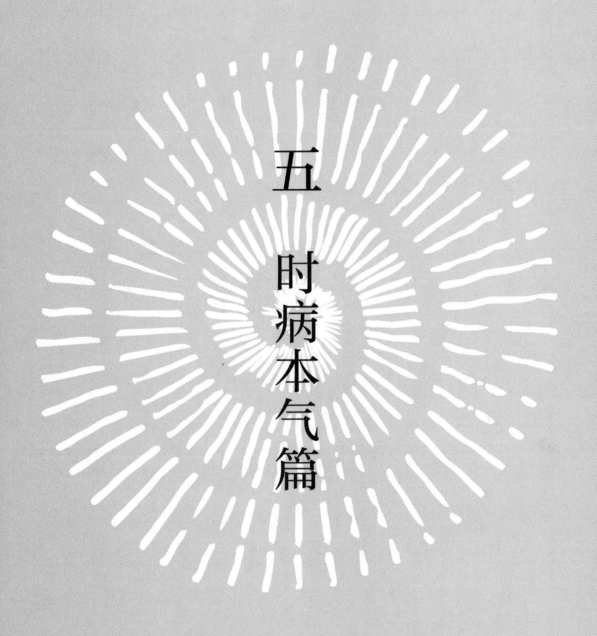

五　时病本气篇

☯ 导　言

　　时病者，因时令之大气变动所发生之病。如中暑、霍乱、痢疾、白喉、疟疾、时行感冒、燥气、痧症、湿热等是也。病虽因于时气，病实成于本气。自来论时病者，皆认为外来时邪中入人身为病，于人身本气自病，全不重视。

　　学医治病，先要将"认定着落"四字彻底用功。时令病，如认定为时令之大气中入人身为病，则用药必以驱逐时气为着落。驱逐时气之药，即是伤耗人身本气之药。本气伤耗，病必加重。病既重矣，尤以为时气驱逐不尽，又将驱逐时气之药，继续用之，本气更伤，气伤人死，仍不解何以人死之由，比比然也。认定时令病乃人身本气为病，则用药必以调和人身本气为着落。本篇各方，皆调和本气之方。时令之气之偏，人身本气自病之诱因耳。调和本气，处处乃有办法。临床经验，自有理得心安之乐。王叔和书未读通，将《内经》"冬伤于寒，春必病温"的"寒"字，认为风寒的"寒"字，于《伤寒论》开首妄加序例，曰：寒毒伤于肌肤，至春变为温病。于是本气自病，都认为伏气为病，相习不察，杀人多矣。荀子曰：六淫之气，皆起于地，与天无关。《内经》曰：在地为五行，在天为六气。荀子为周秦时人，《内经》则周秦时医家之所言。天空本无所有，实际研求，《内经》不如荀子可靠矣。《内经》又曰：天气清净光明者也，藏德不止，故不下也，云雾不精，故上应白露不下。云雾，乃地下水中所藏之阳气，上升于天空所成，《内经》又合于荀子矣。读中医书籍，非先认识原理，自己有了判断能力，鲜不被前人之说所扰乱者。时病本气篇之作，非有意反对前人，事实上原如此也。

著者识

☯ 暑　病

中暑的意义

　　大气中的暑气，即太阳直射地面之相火，应往下降，尚未下降之气。人身中的暑气，即胆经相火，尚未降入中气以下之气。病者，此火气在地面之上，熏蒸燔灼，伤人肺气，所谓从口鼻而入是也。一伤之后，引起本身相火，熏人肺金，即是本身相火的暑气自病。引起之后，外来暑气即不负责。中者，伤也。

外来暑气，即是太阳射到地面的热气。此热气人人都呼吸之，而病暑者不过于百人之一人，可见暑病乃人身的暑气自病，外来暑气，不过诱因耳。

少阳暑火，下降则为土气之根，不降则为金气之贼。肺气清降之人，吸入暑气，肺能降之，降则暑化而成生土之火。肺气不能清降之人，吸入暑气，暑气不降，停在上焦，引动本身相火暑气，逆伤肺家，遂成暑病。暑病分轻重两证。

轻 证 暑 病

轻证暑病，发热，热有进退，微恶寒，时作时止，头痛，身软，精神倦怠，或欲呕或不呕，或泻或不泻，舌有薄胎，或黄或白，恶见日光。脉象虚，中部取之。方用藿香一钱，扁豆四钱煎服。泻与呕均加厚朴一钱，吴茱萸三分，黄连三分。头痛甚，加黑豆三钱。鼻气热，加焦栀仁二钱。

本身少阳暑气，散漫胃中，脾胃不和，故恶寒发热。病在脾胃，不在荣卫，病属于虚，故热有进退，时作时止。胆经不降，故头疼。暑气熏肺，故身软而精神倦怠。胆经逆故欲呕。暑气扰于胃中，胃不和，故泻。胆胃俱逆，故舌有薄胎。病在胃间，故脉动中部。暑气伤，故脉虚。胆火逆伤肺阴，故头痛甚。本身暑气浮逆，故恶见日光。肺热故鼻气热。如病已数日，又加口苦，脉则沉取乃得，左脉较弱于右，日久则病深故也。左脉较右脉弱者，暑伤阴也。

藿香降胃和胃，扁豆建中调胃，厚朴降胆理胃，萸连降胃气调升降，黑豆养阴，焦栀仁降相火。此证为普通暑病。不用甘药者，暑病脉在中部，不宜甘性之壅滞也。扁豆性平味淡，最宜暑病。

重 证 暑 病

重证暑病，恶寒，发热，身重疼痛，呼气热而手足逆冷，口开而前板齿燥，小便已，洒洒然毛耸，小有劳身即热，汗出而渴，舌有薄胎。脉象弦细芤迟。方用竹叶石膏汤，竹叶、生石膏、法半夏、党参、粳米各三钱，麦冬、炙甘草各二钱。

本身少阳暑气，伤及肺金。肺内热，故为恶寒。相火逆升，故发热。肺热，故身重疼痛。肺热于内，阳气不能四达，故气热而手足逆冷。肺热则鼻难呼吸，故口开。金水相连，肺热故齿燥。肺经与膀胱经同行皮毛，小便已，则气升，气升而肺热，故毛耸。相火散漫，肺金不能收之，故小有劳身即热。肺胆胃三经俱逆，故舌有薄胎。肺阴被胆经暑气灼伤，故汗出而渴。气被暑伤，津液亏耗，故脉象弦细。暑伤肺阴，故脉芤。暑盛气弱，故脉迟。

竹叶、石膏、麦冬清肺热，党参、粳米、炙甘草补中气，以生津液，而降暑气，半夏降胃也。竹叶与麦冬并用，能将肺络中燥热，清降而下，将肺家阴液回复，直达肾家，收令行于上，相火归于下，中气有源，全身的旋转升降，各复本位，是以顷刻之间，病愈人安，有不可思议之妙。凡暑病热病温病之重，无不因肺金被伤而来。盖肺金收降，则暑气热气温气，皆不致上犯之故。不上犯则下降，降则不病也。

如舌胎厚腻，头胀如蒙，是兼有湿气，可加六一散，扁豆皮、薏苡各三钱，厚朴一钱。此方之炙草，所以成石膏之功也。此方之石膏、麦冬，因汗出而渴，用之以救肺阴也。

暑　泻

暑泻者，非暑邪直入胃肠为病，乃肺气为相火暑气所伤，不能收敛清降，因而气机混乱之病也。

缘人身大小二便调匀，全赖肺气清降收敛。肺气能收敛，木气乃能疏泄，相火乃能下行，中气乃能运化，水道乃能清通。肺家一被暑热所伤，不能降敛，于是相火散漫，则发热心烦而作渴，胆胃俱逆，则恶心呕吐而中满，气机壅遏，水道闭塞，木郁不能疏泄，遂成下泻。脉则右盛于左，或左右小弱。方用滑石、竹叶、荷梗、佩兰叶各二钱，以清降肺气，而疏气机，神曲、蔻仁各一钱，以温运中宫，郁金、粉丹皮各一钱，以疏木郁。自然小便清通，胸膈松快而愈。脉虚加扁豆、山药各三钱，以扶中气。

清暑之方，最忌偏用温补，尤忌苦寒。此方平淡而奏大效，清凉以治金木，温运以治中宫，暑月泻利之大法也。"最忌温补"四字，是对清暑之方的"清"字而言。

若身热烦躁，汗出不止，此为内寒外热，用大蒜半个，黄土一撮，同捣极烂，新汲井水调服。蒜与黄土调中温寒，新汲井水收降相火暑气，则热退躁平而汗收也。若不省人事者，新汲井水忌用，改用温开水调服。大蒜通发，同黄土并温补中气。

李东垣之清暑益气汤，党参、黄芪、炙甘草、生姜、红枣补气，苍术、白术、泽泻补脾，当归补血，青皮、神曲理滞，升麻、葛根升清，麦冬、黄柏清肺清热，五味子补肾，为世行治暑有效之方。若果外来暑气入了人身为病，岂可用如此大补之药。可知暑病乃人身相火之气不降之病，相火乃人身生命根本，逆升不降，根本气伤，故用如此众多的补药，而见殊效。人身本气自病的原理，不可忽矣。此方不用升麻为稳妥。此方清字的力量，全在麦冬、黄柏二味也。

暑　厥

暑热之时，行走暑地，忽然昏倒，不知人事，肢厥，脉不虚者。此则地面的暑气，伤人肺金，窒塞气机所致。法宜芳香通肺，并不治暑。方用蔻仁、菖蒲、木通、滑石、磁石各五分煎服，肺气通降则愈。蔻仁、菖蒲开窍活络，以通窒塞的气机，木通、滑石、磁石引气下行也。脉之不虚乃气窒之象。

暑厥之脉，虚脉多，不虚脉少。虚脉者，宜白糖补中。脉不虚者，宜菖蒲方通滞。白糖方，即脉不虚者亦宜用之。因厥虽是气机不通，然非中气先虚，气机的升降焉能停止。虽厥而脉不虚，不虚在气机。虚在中气。重量白糖水，补起中气，中气一经旋转，气机立即升降。脉的实象，立即转虚。因暑病的原则，本是中虚。中气不虚，偶然吸入暑气，不过头目不清，肺胆之气仍能下降，本身相火之气仍然下行，不致病厥。暑厥之死，死于中气之脱，非死于气机之闭。白糖立可补中气，药则多候时间，关系亦大矣。中气先虚，因病暑厥，既病之后，中气更虚。虽应服菖蒲方之病，先服白糖方，菖蒲方亦可得白糖之助。白糖补中，不横不滞，有功无过之方也，如菖蒲方来不及，大蒜黄土方甚效，脉虚与不虚皆宜。豆浆重约二两，加盐，不可太咸，热水调化，去渣服，盐补中气，豆浆解暑，豆之解暑，降胆经也。可通治暑病。大蒜方、白糖方、豆浆方，取得迅速，暑厥便利。

其有暑月乘凉，里阳被外阴所遏，皮肤蒸热，恶寒无汗，身痛。此非受暑，乃暑月外感。方用藿香、薄荷、桑叶各一钱，黑豆、绿豆各三钱，煎服，以解外阴，而安里阳即愈。如兼口渴下利，加滑石三钱。

无以上诸证，只寒热头疼者，葱白三个，淡豆豉二钱，盐少许，煎服即愈。此非暑病，乃暑月感寒，脉必有弦紧之象。弦紧者，寒伤荣而卫闭也，故用葱白通之。豉能通滞，又能养中。盐补中气，不加盐，见效不彻底，盐味宜稍厚些，但不可太咸。

又有暑月热极之时，心慌意乱，坐卧不安，面红肤热，身软无力，不思饮食，舌净无胎，或舌色满红。此暑火不降，木气失根也。方用乌梅五大枚，冰糖二两，煎汤热服，酸甘相得，痛饮一碗立愈。凡热极而死者，皆相火不降，木气失根，中下之气皆并于上之故。此亦暑病一种，但非暑气入肺，窒塞气机耳。此证脉虚或洪。暑月发热，乌梅白糖汤特效。

乌梅善收相火，大补木气。暑热极盛，气升不降之时，为补益妙方。如秋凉服之，少腹顿胀。盖相火已降，木气业已得根，不宜再事敛补也。热极之时，心慌皮热，小便短赤，一服乌梅汤，小便清长，亦相火下降，肺气清收，木气复疏泄之力也。唯舌有腻胎，不宜服用，将湿敛住，必增胀满，病有恶寒者，亦不宜服用。

中暑大汗昏倒

暑月忽然昏倒，汗出如雨，头昏不能起立。重量冰糖水，或白糖水，频服。或豆浆加盐，热水调化，去渣服。大补中气，胆经相火下降即愈。中暑而用补中药以降胆经暑气，可见非外来暑气为病。

黄豆一把煎服，治一切暑病甚效。黄豆养津养中，能降上焦火气。本书好用黄豆，因其功效高过他药，故多用之。本书宗旨，在把握原则，以应万变，使学者一洗漫无系统之习也。发热欲呕，服下即愈，但中虚脉虚者，又不如豆浆加盐有力，与糖水有力。中虚脉虚兼心慌者，非服炙甘草三钱不效。

温热暑三病，均无实者。至于暑病，则暑伤肺气，更无实者。闭厥一证，愈闭愈虚，所以开闭之药，只合用轻清之品。王孟英医案，伏暑之证，吾人认为自己的伏热便合。

暑热之气，上热下寒，天人所同。多有食寒饮冷，腹痛泻利，小便不利者。平胃散三钱一服即愈。兼口渴者加六一散。脉迟不渴，背恶寒心躁扰者，此为阴寒之病，平胃散加附子二钱。舌胎厚腻而脉象虚微之中，兼有沉弦一线，心中躁扰者，是脏寒而又兼暑，宜四逆汤，附片、干姜、炙甘草各二钱以温脏寒，加六一散三钱以清暑气。单阴寒病，舌胎不厚腻也。

其有平日阳虚，忽然病暑者，不论外证如何，其脉浮大无比，按之空虚，是为阳虚。如按之空虚，却于中部现出细而兼紧，或细而不紧之一线，口又微苦，便是阳虚兼暑。阳虚兼暑，宜四逆汤。附片、干姜、炙甘草各一二钱，以治阳虚，加冬瓜自然汁一两以清暑，自然能愈。如无瓜汁，六一散三钱或麦冬三钱以代之。老人夏月多病此者。人身相火的暑气聚于胃中，故脉细紧现于中部，细乃肝胆之脉，少阳相火，胆木从化，故口苦脉细。

温病湿热暑病，其重要责任，全在肺家。肺气能收降下行，木气升而复降，即不发生温病。肺气能收降下行，汗尿通利，湿不停留，热无所附，即不发生湿热病。肺气能收降下行，相火不致逆腾，即不发生暑病。温病外证，发热身痛，神志昏迷，脉象模糊。暑病外证，恶寒发热，热则时进时退，时退时进，头热肢冷，气热欲呕，脉则独现中部，虚而稍数。湿热病外证，头重胸闷口苦，恶寒发热，脉象濡数。须将《温热经纬》所载病证治法，熟玩深思，分别清楚，庶几周密少失。然必归本于本身之气自病，方合事实，用药乃有着落。

温病湿热暑病，皆寻常六气之病。温热诸书，每将瘟疫搀入，学者读之，遂将理路混乱。著者于疫病无实地彻底之经验，以天人圆运动之原理度之，圆运动偏为时令病，偏之太过，则成疫耳。如是则病疫亦有六气之分，不能限于温热也。偏之太过，中气之阻，是疫病乃上实下虚之病。上愈实，下愈虚；下愈虚，上愈实。疫病诸书，只知实不知虚，误了后人不少。

☯ 霍 乱

霍乱的意义

霍者大也，升降倒作，中气将散，大乱之病也。夏秋之交，地面上的阳热，盛满蒸腾，是为相火。相火下降，地上清凉，地下温暖。上清下温，升降自然，中气达运，不病霍乱。相火不降，中上则热，中下则寒。人与造化同气，中上热则病热霍乱，中下寒则病寒霍乱。热霍乱之外，又有干霍乱、中秽霍乱。寒霍乱之外，又有湿霍乱、普通霍乱。

热 霍 乱

胸部绞痛而吐酸腐，腹部绞痛而泻恶臭，大渴大烦，肢体躁扰，为热霍乱。此皆中上火盛之人，感触地面相火之热，将本身火气增加，阻塞气机，灼伤阴液所致。脉象实数，舌无胎或有胎。方用新汲井水一大碗，一饮而愈。

相火之火，最喜降入下焦阴气之中，最忌散出上焦阴气之外。新汲井水，凉而不寒，至阴之气，清降之质，服下之后，将火热之气收藏而下。于是火藏阴中，升降复常，津液续生，气机舒展，是以诸病皆愈。痛而如绞，木气阻滞。气展木舒，故痛愈也。

干 霍 乱

胸腹绞痛，欲吐不得，欲泻不得，舌起干黄胎，渴能饮水，脉沉实有力，为干霍乱，亦名闷霍乱。吐泻者亦名热霍乱。用大黄、黄连泻心汤，或兼用刮痧法。刮痧法最效，立刻病减，胃间积气刮通也。刮法详下文。大黄黄连泻心汤，大黄、黄连各一钱，不煎，开水泡，微有苦味便行。服下之后，胸腹气舒则愈。人身气机，升降运动，无一息之停。胸腹绞痛者，气机聚塞不通也。泻心汤与刮痧法，皆系将聚塞的气机，迅速疏通之故。

中秽霍乱

暑月之时，污秽之地，忽有暑秽之气，由口鼻入胃而病霍乱。胸腹满痛，昏迷烦闷，或吐泻或不吐泻。先用痧药取嚏，或纸捻取嚏，用新取黄土一撮，大蒜半个同捣，温热水调，去粗渣服。黄土、大蒜，能涤秽气，助升降，此方治此病，有恰好妙处。虚证去滞之法。霍乱无实证，虽人霍乱舌有干黄胎，乃一部分暂时之实热耳。霍乱除寒霍乱外，皆胃滞也。

寒霍乱

盛夏之时，太阳射地的热，盛满蒸腾。雨多之年，热气随雨降入地下，上不病热，下不病寒。雨少之年，热气不降，地面之际，上热下寒。中上偏热之人，感触热气，增加了本身热气，热伤津液，气机因而阻滞，遂病热霍乱、干霍乱。中下偏寒之人，感触寒气，增加了本身寒气，中寒不能旋转升降，遂病寒霍乱。

寒霍乱，胸满而吐，吐非酸腐，腹冷痛而利，利非恶臭，亦有腹不痛者，口不渴，舌无黄胎，小便不利，四肢无力，微作寒热，气微神清，脉象虚微或虚大。方用理中丸，党参、白术、炙甘草、干姜各二钱，蜜为丸，如无丸，亦可煎服。

中气温运，则胃气降而不吐，脾气升而不利。此病虚寒之中，又兼湿气，故升降倒行，而病如此。此方参草补中之虚，白术除湿，干姜温寒，故病愈也。然须有变通之法，因吐利之后，津液大伤，刚燥之药，多不能受。如有当用此方，而此方服下，反又吐出者，此干姜、白术燥横太过，可用炒吴萸一钱以代干姜，加炒黄连二分以降胃逆，用茯苓以代白术便妥，参草仍用。黄连降胃逆所生之虚热而止吐，使温中之药得顺下耳。冷痛者，寒甚阳微，不似绞痛属于木滞也。

此证如因病人服方仍吐，认为热霍乱，而以热霍乱之方治之，亦如热霍乱误服姜术，必立见大祸。以生姜嚼之，不觉甚辣，便是寒病。

寒霍乱吐泻之后，津液受伤，亦有渴欲饮水者，燥药务必慎用。若欲饮不止，是阳气自复矣。寒霍乱用烧盐汤亦效。用食盐烧红，调温热水服，温补中气，亦理中丸之意。味不可咸，适口为度，咸则伤阴。

若寒霍乱，吐利而兼汗出肢冷者，宜四逆汤。附片二钱，干姜、炙草各二钱回阳乃愈。如脉微欲绝，汗出外热，小便复利，是阳气虚脱于下，阴气散失于上，须用通脉四逆加猪胆汁汤，复阴回阳乃愈。干姜四钱，炙草三钱，附片二钱，猪胆汁略有苦味即行。重用姜草以温补中气而通脉，附片回阳，猪胆汁复阴，使四逆汤能下行也。此方如无猪胆汁，服下必仍吐出，气脱而死。

湿 霍 乱

湿霍乱，吐利之后，身热，汗出，头疼，渴而能饮，水仍吐出，小便不利。方用五苓散。茯苓、猪苓各二钱，白术、泽泻各一钱，桂枝一钱，研末，热开水送下，多饮暖水，汗出尿利即愈。如无散服汤亦可。湿霍乱胸腹不绞痛，如吐水而胸间硬痛，须加木通二钱以助五苓散之力，乃愈。

热汗者，湿气阻格，相火不能下降也。头痛者，湿气壅遏于上也。渴而能饮，饮而仍吐者，湿伤津液，相火不降，故渴而能饮，饮为湿格，不能下行，故吐也。五苓散，泄去水湿，相火下降故愈。用桂枝者，疏泄小便也。五苓散证之身热，并非外感，乃湿气阻格，相火不降之故。

霍乱病，夏秋之间，病者极多，治法稍差，动关生死。《王潜斋医书五种》，有《重订霍乱论》，辨证明白，方法细密，为霍乱第一完备之书。所列热霍乱误服温补之祸，一片苦心，嘉惠后学，读之增人知识。唯谓热霍乱为普通时气之病，寒霍乱全为个人身体之病，却未妥当。民国壬申，西北夏旱雨少，霍乱盛行。医见旱热，用凉药清热皆死，医用当归、扁豆、川芎、薏仁、吴萸温暖柔剂，加黄连一二分者，多得救活。可见大气上热不降，中下必寒，人身因而上热下寒。天人一气，不可置而不问。孟英先生，经验宏富，我之师也，天人之理，则未尽解矣。

霍乱病，除寒霍乱外，凡胸腹绞痛而吐利，或至手足温，脚转筋，四肢发厥者，皆宜温通胸腹滞气。用藿香叶、荆芥各二钱，浓煎温服或嚼服。滞气一通，诸病自愈。寒霍乱忌用。如病在处暑以后者，白马通一味极效。详下文燥气霍乱中。凡胸腹绞痛之霍乱，一面服藿香、荆芥疏气，一面用刮痧法，用瓷碗边抹植物油，刮背脊两旁肩胛骨之间，顺刮而下，不可倒刮，颈项、两肩、两肘弯、两腿弯刮出红点，内外气通则愈。人身脏腑皆系于脊，即系于肩胛骨中间之处。颈项、两肩、肘弯、腿弯，为脏腑经络之总刮，故刮之而脏腑之滞气皆通。唯胸腹不绞痛之寒霍乱，则不可刮，刮则气散。胸腹虽不绞痛，而背胀肢麻，面色漆黑者，仍可刮之。刮后服重量白糖水，以补中气，养津液，频频服之。

普 通 霍 乱

胸腹绞痛，上吐下泻，舌无干黄胎，而有润黄胎，为普通霍乱。重量白糖水频频温服，补养中气，补养津液。中气回复，胃降脾升，吐泻自止而病愈。或用黄豆浆约重三两，热水调化，去渣服。豆与盐皆补中气，而豆并能调和肝胆木气之邪气，时令病最宜用豆，即是调和木气。如无豆浆，用豆豉一把，加盐煮水服，盐味厚些为合，唯不可咸，盐味薄则补中无力，盐味咸则伤阴液，宜加注意。世用食盐水甚效，此寒霍乱也。盐伤津液，非寒证慎用。

霍乱烦渴者，乌梅五枚煎汤，调生白蜜一匙立愈。乌梅降胆经，生津液，白蜜润肺胃也。

霍乱统分不渴者，与渴而能饮水不吐出者，与渴而能饮水仍吐出者。不渴者用烧盐汤，温补中气即愈。渴而水不吐出者，用藿香、荆芥各一二钱，研末白水吞下，疏通胃滞即愈。如不及为末，嚼吞亦可，煎服亦可。渴而水仍吐出者，用烧盐汤，吞藿香、荆芥即愈。水仍吐出，兼中寒也。此三方，可为霍乱治法之总结。如非不渴之寒霍乱，忌用盐，否则盐伤津液，吐利又伤津液，必坏。白糖水养中养津，霍乱皆宜多食。寒霍乱病人食之喜悦者，亦宜食，不喜悦者不必食。津液已伤，则食之喜悦也。黄荆条叶、蓼花叶各一叶，嚼食，白糖水送下，或煎服。治胸腹绞痛之霍乱而渴者，特效。胸腹不绞痛不渴者，忌服。此二物与藿香、荆芥气味相同，疏通之力量较大，故寒霍乱忌之。荆条可编筐箕之条，其叶五岔七岔不等，有蓼花处多有之。烧盐汤、白糖水、藿香荆芥、荆条叶蓼花叶，霍乱盛行时之简便良方也。荆条叶蓼花叶，宜早备随身应用，做成一分重一丸，一丸便效。

☯ 水　泻

水泻的意义

夏月火气湿气当令，夏火灼金，木气退化，人身亦然。脾湿土滞，升降不调，肺热不能将水收入膀胱，肝虚不能疏泄水湿水入大肠，遂成水泻。水泻分普通水泻、肺热水泻、停食水泻、伤阴水泻、水泻已愈二便难分、湿气水泻、转寒水泻。

普 通 水 泻

水泻一日一二次者，为普通水泻。方用加减平胃散：苍术、厚朴、橘皮、槟榔、炙草、白芍、当归、栀仁各一钱，即愈。苍术温散水湿，橘皮、槟榔调理胃间滞气，栀仁清肺热助收敛，厚朴温肝阳助疏泄，炙草补中气，归芍养津液也。煎一次分三次服，一服尿利泻止，即止服。尿利切不可再服。再服伤阴，尿多即成大祸。

肺 热 水 泻

夏日肺热汗出而水泻，好西瓜饱啖，肺热清小便利，水泻即止。汗出亦肺热也。老人或体弱人，用冬瓜蒸自然汁温服，清利肺胃，泻亦能止。夏日水泻，肛门觉热者，即是肺热，西瓜汁、冬瓜汁极效。总之夏火克金，则热气伤肺，肺热不能收敛，故病水泻。所以清肺热，理胃滞，为夏月利水唯一妙方。不可徒用姜苓，反伤津液而增肺热也。

停 食 水 泻

水泻多兼停食，不论何时，误服温补，多致泻死。停食水泻，分虚证实证。实证嗳酸，恶食，口苦，潮热，谵语，腹满痛拒按，脉实有力，舌有黄燥厚胎。虚证嗳酸，恶食，不潮热谵语，不腹满痛拒按，不发热，或发热，起则头眩，口或苦或不苦。舌无燥胎，或有胎不多，脉虚而紧，紧者积聚之象也。实证用大承气汤下之，下去燥粪，水泻乃止。虚证用加减平胃散。

凡用平胃散，总须辅以清热养液之药，小便一利，切勿再服。再服伤阴，小便一多，必贻大患。术朴燥热，利水力大之故。

乌梅八枚，白糖二两，水泻极效。此夏热上盛，相火不降，木气退败，不能疏泄，乌梅补木气助疏泄，降相火故效。夏日木气不能疏泄，故水入大肠也。如夏日阴雨不热，水泻盛行，用黄豆炒热磨粉食，运水燥湿，尿利而愈。凡交夏病水泻痢疾者，服此方即愈。

伤 阴 水 泻

水泻日久，诸药不效，食欲照常。此泻伤阴液，热气外溢，宜猪肉煮浓汤，去油随意啖食，补起阴液，热气内收，小便清利即愈。如胸中有停食臭味者，用汤吞服神曲、槟榔各一钱可也。泻久伤阴，后患甚大。此方补阴，非草木之品所能及，不可轻视。

水泻已愈二便难分

如水泻已愈，大小便仍分不开，可用归芍地黄丸，一次吞服一钱，一日三次服，大小便自能分开。缘水泻伤阴，肝木失养，不能自主其疏泄之权。欲小便则大便并出，或则先解大便少许，然后能解小便，大便虽无水而是烂粪，一日仍有二三次。归芍地黄丸，乃六味地黄丸以补阴，加当归、芍药以调肝木也。此方水泻，而人虚脉弱，素日肝木枯热者，最效。

以上加减平胃散，治普通水泻，西瓜冬瓜汁治肺热水泻，大承气汤治停食实证水泻，乌梅黄豆粉治脉虚水泻，鲜猪肉汤治阴虚水泻，归芍地黄丸治阴虚肝枯水泻。

湿气水泻

水泻不嗳酸，无停食关系，而渴能饮水者，用五苓六一散，茯苓、猪苓、泽泻、白术各二钱，桂枝一钱，六一散三钱煎服。五苓祛湿，六一清热利尿道也。消食之品忌用。若不嗳酸而泻白水，是食不停于上，而停于下，仍用停食治法。槟榔、山楂、麦芽、神曲、炒栀仁各一钱，连服二三剂，白水转为黄水。即愈。

火土转寒水泻

水泻有滞者，以腹响肠鸣为证据。人身二便分利，又赖小肠运化之力。此运化作用，是整个圆运动。火土二气，居小肠之部，为圆运动的枢机，中气是也。若有一点停食，阻滞其间，整个运动不能圆融，小肠之力即不能将水分运入膀胱，水入大肠，便成水泻。水入肠中，是以作响。病水泻者，若服药后，肠已不响，小便已利，而仍水泻，且转黑绿色，食欲大减，是停食尚未全消，火土之气转寒，宜消食兼温中之法。用炒槟榔、炒山栀、炒神曲、炒麦芽各一钱，加干姜一二钱，忌用炙草。黑绿转为黄色，然后粪便渐干乃愈。凉药阴药不可再用。如服干姜发现燥热，加吞归芍地黄丸一二钱以养阴为治。

水泻无尿，腹中雷鸣，咽中有伤食气味。用槟榔、大黄各一钱以消食，大乌梅十枚补木气助疏泄以行水。伤食气味已消，仍泻者，是食已消去，疏泄不足，去大黄、槟榔，单用乌梅日日服之，服至小便长为止。虽咽中无伤食气味，而腹中雷鸣，是亦伤食。凡白术、山药、扁豆等一切补土之药均忌。此方可为水泻总方，平稳而有特效，法则精当，药味简单，有益无弊也。水泻误补而死者多矣。食消尿利，一日即可复原。乌梅温升肝经，脾即受益，温降胆经，胃即受益，利尿又兼开胃进食之药也。若尿利仍服乌梅，即小便加多，肝脾枯燥，变生大病。乌梅其性温燥故也。

水泻，咽中已无伤食味者，不可用槟榔消滞。如人虚脉少，用参苓白术散，党参、白术、茯苓各五钱煎服，连服三剂即止。虽有腹鸣之证，亦可服之。此腹鸣乃中土虚而不运之滞，不可消滞伤中，亦不可用炙草以横中。

水泻而鼻气热者，不可用大黄。鼻气热者多下寒，宜用槟榔一钱以去滞，陈艾叶一钱以温乙木之寒，或用乌梅五枚以代艾叶亦可。

☯ 痢　疾

痢疾的意义

痢疾之病，何以多在夏令与秋初。因正当木气败退，土气湿盛之时，偶然寒热不调之大气，人身的木气遂陷于土气之下，不能疏泄，遂病痢疾。而金气当旺，木气更衰，疏泄更难，故不易治。

普 通 痢 疾

后重，下红白，腹痛，小便不利。此病中气虚寒，不能升降木气，肝木下陷，不能复升，郁生下热。木郁生热，疏泄不遂所致。方用干姜二钱，炙草三钱，以温补中气，木香五分，以温升木气，以疏泄小便，当归、白芍各二钱，以养木气之津液，而和其疏泄，炒黄连一钱，以清热也。舌有黄厚胎者，加槟榔一钱以消胃滞，无黄厚胎切不可加。黄连春夏用吴萸水炒，立秋后不炒。

红白者，大肠中之脂膏，被木气冲击而下也。大肠气属庚金，金主收敛，木气下陷于庚金之中，则冲击于肛门，而庚金之气，又收敛之，故觉后重。稍下红白，木气稍遂，故又暂止。木气主动，暂遂一时，又欲疏泄，木气疏泄，金气收敛，相为乘除，故痢疾一日数十次。世以红白为邪气，非下尽不可，误事多矣。又以痢疾为有滞，非消导不可。滞诚有之，亦本身之气之滞，只可调和升降，万不可消。世云痢初起无补法，木郁不升，愈补愈郁也。如病人所在地，冬令雷鸣，或冬令不冷，大气中阳根不足，则夏日痢疾，多有兼下寒而红多白少者。黄连忌用。宜加生艾叶一钱以温下寒，切不可用附片。附片补水木之阳，木气正郁而补之，郁更加矣。普通痢疾最多，此方经过多少困难而成。审度脉象加减用之，无不效者。

此方亦治噤口痢疾，痢而至不食，中败极矣。不食之原因，木气横结，中气大败，胃口热结也。木气横结以克胃土，归、芍、木香以舒木气，中气大败，炙草、干姜以温补中气，热结胃口，黄连清热开胃，故能食而痢止也。痢疾之木热，乃木气寒陷于下，郁而生热。今不能食，则上下皆热。上下皆热，中气虚寒。姜连与木香、白芍并用，其旨微矣。

痢疾如在立秋以后，其木气之郁而不能疏泄，乃金气敛结之故。于方中加薤白五钱，葛根三钱，薤白降辛金，葛根升庚金，金气通调，木气之疏泄乃遂，小便乃利，病乃能愈。普通痢疾方之黄连，秋后痢疾多宜用之，春夏痢疾慎用。秋后阳气归下，木气得根，水热较足，春夏之痢疾，水气虚寒，其热不足故也。

偏 热 痢 疾

腹痛，下红白，白多红少，或全白不红，后重，小便不利，口渴，身热，口臭，气实，口苦，舌胎干黄。脉象沉而实，或数而细沉有力。方用白头翁、黄柏、当归、白芍、葛根、槟榔各二钱，黄连一钱，绕脐痛甚，按之更痛者，加酒制大黄一二钱，清热养水，疏滞升陷即愈。脉弱者大黄忌用。如下白物而不口渴，或下如熟藕粉之物，脉不实，用普通痢疾方，去干姜，木香减半。白头翁、黄柏最寒，能清下部木气郁热。

偏 寒 痢 疾

腹痛，下红白，极重，红多白少，或全红无白，小便不利，不渴，口淡，气微，或面红，舌胎白而润。脉象沉微，或洪大按之无有。方用桃花汤，干姜、赤石脂、粳米各三钱，温寒即愈。左脉较右脉细者，加当归、白芍各一钱以润养木气。干姜温中，赤石脂固滑脱，粳米生津液保胃气也。如脉不微不洪，用普通痢疾方，去黄连加艾叶一钱，并加炙草一钱。

外 感 痢 疾

此因外感，荣卫失和，引动里气失和，而病痢疾也。痢疾症状，亦如普通痢疾，唯加身痛，与恶寒发热，脉象数促。方用桂枝汤加葛根：桂枝、芍药、炙甘草、生姜各三钱，小红枣肉六枚，葛根三钱。桂枝汤和荣气，加葛根和卫气，荣卫和则肝肺之气和，肝肺气和，疏泄与收敛调和不偏，是以痢愈。然方中药品，只在解表，并不治痢，可以见表里一气之意矣。葛根和卫气者，葛根善升大肠金气，大肠气升，肺气自降，肺气为卫气之主，肺气降故卫气和也。

痢疾盛行之际，有病痢疾而手足抽搐，牙关紧闭者，此即外感痢疾。卫气闭束不舒，荣气干涩不润，故现证如此。此方开卫气之闭，润荣气之涩，葛根、芍药各加为四五钱可也。葛根开卫气之闭，芍药润荣气之涩。

凡病痢疾，小便一利，木气升达，诸病即愈。如小便已利，病仍未愈，此为大虚。宜党参、白术各二钱，山药、炙甘草各三钱。左脉较细者，加白芍、当归各一钱。不思食者，加甜苁蓉、炮姜各五分以至一二钱。附片不用较妥，其性刚烈，不宜痢疾，痢病用之能将水气燥伤，水气更乱。或用参、术、苓、草、当归、萸肉、甜苁蓉各一二钱，补脾养肝血亦效。此方脉虚痢久者，甚相宜也。小便不利，认为应当补虚者，此二方均宜。

凡体虚，不能用木香以利小便之人，可用鲜葡萄须一握，煎服，小便即利。或肥乌梅五枚，白糖一勺亦佳，补木气助疏泄也。东行李根白皮，补木气助疏泄亦效。

普通痢疾，如在冬天不闻雷而有雪有冰之地，黄连可加至二钱，因其地大气阳足，水气之热较实，非黄连不能清去其热。能用黄连的普通痢疾，其愈极速，不能用黄连而用栀仁，其愈稍迟。然不能用黄连之地而亦用之，伤损脾阳，必遗后患，日久难愈。此人所忽也。

如痢疾日久，饮食照常，左脉小而沉，小便不利而腹满痛者。好西瓜饱食，小便清利，诸病自愈。或生荸荠十数枚，连皮嚼食，养阴去积即愈。此即热伤阴分之痢也。

如舌白如粉不渴，日痢数十行，小便不利，痢下之物，白而沉重，胸腹如格，渐至不食，诸药不效者，用椿叶包围腰腹，紧垫肛门，并闭口做深呼吸，以闻椿叶的香气，并煎椿叶浓汁，时时啜之。约半日之间，小便自利而愈。此危候也。然其脉必沉弱，如痢疾发烧，脉洪大有力则凶矣。椿叶收敛金气，温运木气也。东行李根白皮二两浓煎亦效，李根最补木气，性微燥。木香有气味厚薄两种，本方分量乃薄者。如用厚者，须减三分之一，否则伤血燥肝。

痢疾后重，如力大难支，有内脏都要压出之势，此为大虚。白芍五钱，雌鸡一只，炖服，即能减轻。老年人与上年冬季鸣雷交夏病痢疾之地多有大虚之证。鸡大补木气之阳，白芍和之助其上升也。后重力大难支，木气陷极之象。痢疾的原则，中虚木陷。世之好用大黄杀人者，原则未认清也。

每年痢疾盛行之时，每日食炒热黄豆粉少许。温寒，燥湿，疏木，使木气不陷，即可不病痢疾，可靠之法也。

病痢时，过服热药，病愈之后，大便后有脓血滴出，肠胃间时痛时响，小便时少时多，腰下脊骨中，每夜必有似欲下坠之意，并作响声，肾脉肝脉如无，面色深黄，经年累月不愈者，此肝肾被热药灼伤，阴阳俱虚，肾寒肝热而土湿。方用黄土汤，附子以温肾寒，阿胶、生地、黄芩以清肝热，白术、灶心土以除土湿，炙草补中，服后肝肾脉起，升降流通，其病乃愈。白芍降胆经以升肝经，清热滞收疏泄，以术草辅之重用最宜。时方之归脾汤亦效。

红痢有寒证有热证，究竟寒多热少。白痢有热证有寒证，究竟热多寒少。一壮汉三十余岁，未结婚。病红痢，不渴，口亦不苦，舌亦无胎，脉沉实，命服龙胆草、炙甘草各二钱而愈。一孕妇，病白痢，如清涕，脉虚微，命服附子理中汤加当归、鹿茸，十余剂乃愈。

痢疾原则，只分寒热两门。热证用《伤寒论》白头翁汤为提纲，寒证用《伤寒论》桃花汤为提纲。勿扰他药。

一少年病痢，日下数十行。服石膏、黄连等药，病加重。予诊其脉，弦而长，胸饥。此木气疏泄之病也。用阿胶五钱，炙草三钱，饥止脉平，痢略减，脉仍弦。以为阴伤湿盛，用鸭蛋做成之皮蛋两枚，服后粪下极多，痢大减，仍日数行。后用白术、白芍各五钱，并食猪肉而愈。后之用白术、白芍者，痢久则土败木盛也。食猪肉，补阴液也。痢之为病如此复杂，不知原理、徒守成方者，宜其施治不效了。后方白术前方炙草，凡木病须补中土。仲景先师曰：见肝之病，当先实脾。其义如此。皮蛋养阴除湿。

☯ 疟　　疾

疟疾的意义

疟疾外证，恶寒，发热，汗出病解，或热退病解，病解之后，一如平人。病深则隔日一作，病浅则当日一作。此金气敛结，木气郁结，中气滞结之病也。

《金匮》云：疟脉多弦。弦者，木气郁结不舒之象。西南方此病最多，因西南方土薄水浅，地下封藏力弱，降入地下的阳气，虽非春季升发之时，亦随时忽降忽升，将下降的金气抵触不能降下。金气主收敛，既降不下于土气之下，俱敛结于土气之际，于是木气与金气敛结，疏泄不通，大气之中，常有偏于敛结作用。人气感之，遂病疟而现弦脉。必弦象退净，疟乃不发。北方偶有病疟，则停食而感寒气所成而已。疟疾分普通疟疾、恶性疟疾。

普 通 疟 疾

恶寒，发热，或单寒不热，汗出病罢，起居眠食，一如平人，为普通疟疾。方用麦冬草果仁乌梅方，麦冬三钱，草果仁一钱，乌梅三枚，切细吞服，病发前服一剂，煎服亦可。服后胸腹响动即愈。小儿减半。麦冬开金气之结，草果仁开中气之结，乌梅开木气之结，故病愈也。

恶 性 疟 疾

寒热已罢，仍不能食，不能眠，或常热不休，汗出体倦，或吐，或腹胀满，面黄肉肿，尿少，脉虚，等等虚象，为恶性疟疾。方用八珍益母丸三钱，乌梅三枚，煎汤吞送。如无丸，用汤药，党参、白术、茯苓、炙草、当归、川芎、白芍、生地各一钱，益母草五分。凡体气虚弱，与老年之人，与久病疟疾之人，宜服此方。平日曾服姜附者，加干姜、附子各五分。参术苓草补气分，归芎芍地补血分，益母草活动气血之结。虚人老人，其效极大。开结之品只益母草一味，且甚和平，而补气补血之品乃如此之多，愈虚愈结，治虚为重，治结为轻之法也。老人最怕疟疾，脏腑荣卫，整个损坏之故。

麦冬草果仁乌梅方，治普通疟疾，无有不效，不伤身体，省事多矣。如恶寒多而发抖者，是内热素盛，将麦冬加倍用之。麦冬寒胃，草果耗气，应服八珍益母者，不可服之。麦冬证，脉弦细有力，八珍证脉无力也。八珍益母证，如脉象太虚，可用麦冬钱半，草果五分以代益母，益母散力太大，恐更亏也。

疟疾复杂，此篇只列此二方者，凡前贤医案用凉药清肺之病，皆可以麦冬一方的原理方法括之。前贤王孟英医案，多有清热治愈者，方法细密可学。凡前贤用补剂而愈者，皆可以八珍益母一方的原理方法括之。有单用洋参见效者，补金气之降，以开金气之结也。用乌梅白糖见效者，补木气之疏泄，以开金气之结也。用烧酒泡红枣烧焦见效者，亦开金气木气之结也。用醋糖见效者，开金木之结也。

冷而不热，脉弦细而沉，为麦冬证。如脉不弦细，但沉而不显明，亦为麦冬证。沉而不显为伏脉，亦敛结之象也。如单热不冷，而小便短者，乌梅四枚以补木气收相火。小便短者，木气虚寒，乌梅特效。如单热不冷，小便长而且多，脉不微不虚者，白虎汤清金气之燥热、补中气之虚极效。乌梅禁用。单热不冷，兼骨节烦痛而呕者，又须遵《金匮》之法，白虎汤加桂枝，一面清金燥，一面和荣卫为治。冬雷鸣，起大风，冬不寒而反热之地，多麦冬兼乌梅证，与八珍益母证，或甚至八珍益母加附子干姜乃愈也。白虎汤详伤寒方解篇。

乌梅五枚，桂枝三钱，麦冬、生石膏各五钱，炙甘草、生姜各三钱，红枣六钱（据前惯例，可能为枚），草果、槟榔各一钱。治普通疟疾日久不愈者，特效。桂枝、乌梅以解热，麦冬、石膏以解寒，炙草、姜、枣以补中。疟疾的寒热，荣卫与中气的关系，非少阳胆经的寒热关系。柴胡升散，《千金方》喜用之，只知少阳经之寒热，不知荣卫的寒热也。谓石膏、麦冬系用以退热，不知荣卫的寒热也。疟疾之热出于荣，寒出于卫。荣卫调和，寒热自罢。荣卫调和，全赖中气，所以炙草、姜、枣有莫大之功。草果、槟榔，开结之法，亦不可少。服麦冬草果仁方不愈者，亦可服此方。

疟疾只要有寒热证在，无论兼现何证，总以麦冬草果乌梅方为主。疟疾已罢，乃治他证。一五十余岁病者，腹肿胀，脚亦肿，不能食，舌胎黄，口苦，尿赤，隔三日交申时发冷发热，病已两月。用麦冬草果乌梅，于申时初服下，疟疾不发，四小时后，舌胎黄退半，进食甚多，口不苦，尿转清，连服三剂，诸证痊愈。如疟未愈，而治他证，荣卫未和，必因他经之药，而使疟病加重。先治疟疾，疟愈而荣卫调和，阴阳不乱，脏腑复其平和之常，诸证自愈。能食饭之功也。

麦冬草果仁乌梅方，如因他病成虚而发冷者，禁服。须一病即发冷，纯属疟疾者，乃可用之。草果伤气，麦冬寒胃之故。然较其他用砒霜、常山之药稳妥多矣。

如麦冬草果乌梅汤证，服后仍发微冷微热，或冷热止，不思食，此脾虚也。麦冬三钱，乌梅三枚，党参、茯苓、白术各三钱，不用草果。一日服二剂，脾土复原自愈。其脉必不弦细。不可再服草果伤脾。此则恶性疟疾之类矣。

疟疾之寒热有一定之时间，不比暑病之热，时进时退，时退时进。认清此点，便与暑证分清也。

☯ 喉　　痛

喉痛的意义

白喉，小病也，死亡却多。药之误也。喉痛分中虚喉痛、阴虚喉痛、湿热喉痛、外感喉痛、阳虚喉痛、烂喉痧、普通喉痛。

中　虚　喉　痛

中虚喉痛，喉痛不作寒热，或微作寒热，精神倦怠，饮食减少，面色萎弱或浮红，脉象虚小，重按更微。方用炙甘草一钱煎服即愈。如其不愈，炙甘草、桔梗各一钱，煎服，分多次服下。此病因中气虚，少阴心经之火不能下降也。少阴之经，心火与肾水同气，心火下降交于肾水，不逆冲咽喉，则咽喉不痛。心火下降，全赖中气，心火上逆，中气必虚。故用炙甘草养中降火。不瘥者，心火不降，肺金必伤，金被火刑，收敛滞塞，肺主津液，津凝成脓，咽喉之间，即起白点。故甘草汤加桔梗，以补中排脓降肺也。脉象虚小，中虚之象。若重按更虚，误治即死。

阴 虚 喉 痛

喉痛不作寒热，或作微寒微热，精神并不倦怠，饮食亦不减少，面色如常，脉象或沉或细弦或薄而涩，或左尺微少。咽部红而不鲜，红处甚宽，或不作红色。方用当归五分，嚼食立愈。或用猪肤汤，猪腹皮煮成浓汤，去油加白糖随时服，分多次服下。阴虚者，火金不降而津液亏也。火金不降，此亦寻常之病，原无何等危险。自元金养阴清肺汤盛行，白喉遂成要命的危险大证。冬春之交，死亡接踵。养阴清肺汤，除薄荷、甘草外，其余麦冬、生地、芍药、贝母、丹皮、元参，苦寒滋腻，寒中败脾。此体强火旺脉实气壮之人，病喉症之方也。白喉证，脉实气壮者少，气弱脉虚者多。如中虚证服之，心慌，腹泻，增热，加痛，一日即死。

猪肤汤，养阴清肺，不湿脾胃，不寒中气，功效极大。虚家极其相宜。即脉实体壮之人服之，亦奏殊效。或用淡豆豉一把煎服甚效。小儿尤宜。

喉症，冬季春季极重，夏季为轻，秋季更轻。冬季火正当藏根，不当上冲，春季木火甫经萌芽，不当上冲，故病重。夏季火炎于上，应病喉症，故病轻。秋季肺金燥结，敛住火气，不得下行，故更轻。重者重在下焦根本动摇也。脉象弦细，津液伤耗之象。白喉的脉，是怕中沉，较浮部虚少，中气离根，则中沉少也。如不急于补中，而用凉药必死。

湿 热 喉 痛

此症恶寒发热，舌有薄胎，喉痛如锁，身痛，胸闷，或不痛不闷，脉象紧促。方用苦酒汤，半夏一钱研细，鸡蛋一个，去净蛋黄，将半夏和蛋白扔入蛋壳中，再加白醋，满蛋壳，搅匀。用柴火于蛋壳下煮三沸，候温，徐徐服下，不愈再作服。此方苦酒、半夏，散湿开闭，蛋白润肺清热也。寒热，舌有胎，身痛，胸闷，皆湿之现证。湿热凝洰，故痛如锁。此证如服炙甘草，必将湿热补住，而痛加重也。脉象紧促，闭结之象。喉痛如锁，不可忽也。苦酒即白醋。

外 感 喉 痛

此症恶寒，微发热，却恶寒特别之甚，而体痛，舌有黄燥胎，口臭，喉痛极剧，脉象紧而有力，或沉细有力。恶寒脉沉紧有力，为必要证据。乃外感风寒，卫气闭住内热之证也。方用麻杏甘石汤，麻黄二钱，杏仁三钱，炙草一钱，生石膏三钱，热服即愈。麻黄开卫气之闭以舒肺而止身痛，杏仁降肺润肺，生石膏散热结以止喉痛，炙草补中气也。如口臭而舌胎厚腻太甚，时时恶心欲呕者，加生大黄五分或一钱，以清胃间浊热乃愈。脉沉紧有力，卫闭热结之象，为用麻黄石膏之据。

阳 虚 喉 痛

此症亦由外感而来，微发热恶寒，不渴，不食，胸满气微，神惫，脉虚迟微小无神。喉痛不甚。速速回阳补中，方用四逆汤，附片、干姜、炙草各二钱，加童便半杯。病人所在地，上年冬至前后鸣雷，或冬至后不冷，春间即有此病，不速治之即成伤寒少阴证而死。或用猪腰汤，温补肾家亦效。幼童宜之。幼童小儿，当冬至立春之间，尝有神惫面黄而喉痛者，其脉必微少而迟，猪腰汤极效。猪腰汤，详古方篇肾气丸。冬至后咳而吐，宜此方。

白喉病，如中虚、阴虚、阳虚审查不清，可用试探法。用炙草一钱煎浓汤服下，痛减轻者即属阳虚中虚，痛反加重者，即属阴虚，虽痛加重，却不妨事。睡醒痛减，亦为中虚。睡醒痛加，亦为阴虚。如口并不苦，嚼食炙甘草不知甜味，此阳大虚也。

白者，肺经已伤，红者，肺经未伤，白愈多者，中气愈虚。有初病不过一白点，肿不大，服甘桔汤后，白点加多，肿加大者，此非药之过，乃病气正盛，然随盛随衰，病即遂愈，不必疑虑。

凡中虚喉痛，面色多红，服凉药即死。凡可食凉药之病，面色必不红。内热愈实者，面色必深垢而微黄也。喉症亦然。喉症之死，皆死于中气亡脱，如中不虚者，虽病至筋肉溃烂，亦不致死。

如温病而兼白喉，须先治白喉，后治温病。治白喉，用炙甘草、生甘草各五分，桔梗一钱，炙草服后，喉痛已减，温热加无妨。服炙草所加之热，乃胃家之热，温病胃热为顺也。如喉间并无白点，而有红点，此是阴虚火逆，用生甘草降火即愈。忌用炙草。如满喉红成一圈，此肺气不足，不能生津下降，用猪肤汤润之，或六味地黄丸滋阴乃效。脉虚者，用生党参三钱，小枣十枚，煎汤徐服，使中气复旺，以生肺气，肺气降而生津，自然病愈。

如猪肤汤服后，见效又痛者，此咽圈之红，乃心火不降，此心火不降，乃肾气不升，心肾相交，升降互根，用肾气丸一二钱，调服而愈。或猪腰不去内膜，煮浓汤温服，以补肾气，肾气能升，心火自降也。其脉必微而无神，如服凉药即危。看喉之法，命病者张口念"哈"字，舌自向下，自能得见患处。

凡喉痛，除中虚、阳虚、阴虚三证外，可用刮痧法，一疏通气血，痛即能止。刮痧法，详霍乱中。

烂 喉 痧

此病，乃猩红热之兼证也，不可治喉，治喉必坏。猩红热治愈，烂喉痧自愈。猩红热治法，用三豆饮加减，详本书温病本气篇。

药店所售吹喉散，皆清凉疏散之药，除中虚喉痛、阳虚喉痛外，皆宜用此药吹之，甚妥。王孟英自制之锡类散最妙，方详王孟英医案篇。

喉痛臃肿，俗称鹅子。言肿处如鹅蛋也。鹅子臃肿，滴水难下，脉实有力者，将鹅子刺破，吐出脓血即愈。脉虚者，用西医洗肠器，贮入稠粥汁，由肛门灌入，谷气入腹，中气转动，鹅子减小，便能服药。麻杏石甘汤证之喉痛，刺破血出，脉通，恶寒罢，立愈。

辨别喉痛寒热，用炙甘草试验外，可用肉桂一钱煎服。寒者其痛立减，再服肉桂即愈。热者其痛立加，虽加痛无妨，因热证喉痛，不致动关生死也。白喉，病在咽头者重，病在喉头者轻。咽头属胃，中虚阳虚则病在咽头。喉头属肺，中虚阳虚以外诸证，皆病在喉头。中虚阳虚易死，故病则咽重于喉也。

普 通 喉 痛

无以上各种喉痛脉证，而喉痛者，用王孟英青龙白虎汤，橄榄十枚，生萝卜半个，捣烂煎服。无橄榄用青果亦佳。橄榄凉降，萝卜温降，不偏凉又不偏热，能将肺间逆热降下，最善之方。喉症起时，宜多备之。药铺的西藏青果甚好。

☯ 感　冒

感冒的意义

同气为感，异气为冒。大气疏泄，人气也疏泄，大气收敛，人气亦收敛，为感。大气疏泄，人气收敛，大气收敛，人气疏泄，为冒。感冒者，感冒风寒也。感冒与伤寒温病不同，伤寒温病，荣卫感冒，里气遂病，故病重，故人死。感冒之病，半在肺家，半在荣卫，里气不病，故病轻，人不死也。

普通感冒

恶寒，发热，身痛，能起床，并不觉剧。用葱豉汤，葱头四个，连须，淡豆豉，有盐者亦可，两羹匙，煎服。此亦麻黄汤证之意义，病气极轻者。葱头降散卫气，豆豉调中宣滞也，盐最补中。

不恶寒只发热，神智清者，仍用葱豉汤。神昏者，一味黄豆汤养中、养荣，即愈。神昏，不恶寒只发热，此温病之属，故不用葱豉之宣通，只用黄豆养中养荣，相火归根，病即愈也。此二方轻而又轻，病愈之后，无有他弊。神志不昏，仍是感冒，并非温病，故仍用葱豉汤。

时 行 感 冒

此病非伤寒，非温病，恶寒发热，头疼身痛，不能起床，数日之后，亦觉口苦，脉象躁急。此时令之气骤然上升，感伤荣卫，人多同病，故曰时行。方用生黑豆五钱，薄荷一钱，桑叶一钱，淡豆豉三钱，冰糖一两，煎服。安卧不必厚盖，自然汗出而愈。凡外感厚盖，每每汗出太多，致生流弊。此方即《伤寒论》麻黄桂枝各半汤之法，不用麻桂本方，而用薄荷、桑叶以代麻、桂，豆豉、冰糖以代白芍、生姜、大枣、炙甘草。因刚燥之品取汗，必须确系麻黄桂枝证，方可照方用药。黑豆润降胆经，亦可替代芍药。而无寒中之弊。淡豆豉和平调中，又能宣运滞气。如病已多日，口已苦者，加柴胡、黄芩各一钱，以升降少阳经气。病因呼吸骤然上升之大气而来，中气骤虚，故脉象躁急。此病失治，多有变成大病者。

兼疟感冒

外感恶寒发热，并恶风，身痛，并觉内热，脉不浮虚而沉数。服发汗药汗大出，病解过半日，病仍如故，恶寒更甚。再服发汗药，病必不已，寒热必更甚，不发汗病由何解。此为兼疟外感。方用重剂葱豉汤，葱头带须五个，淡豆豉五钱，麦冬三钱，草果仁一钱，服后满身微汗，荣卫复和即愈。豆豉和荣，葱头和卫，麦冬、草果开疟结也。此等病无论服何方，无不病更加重者。唯此方和荣卫开疟结，微汗而愈。此活泼之法，果能悟通，其学力必非寻常可比。

此病不速解决，即转成大柴胡汤证，其症口苦，申酉热增，而出冷汗，起则头晕，不思食，常欲吐，舌胎黄而润，夜半发冷，腹微满，面黄，口臭，不渴，大便不结，解时觉热。其口苦、胎润、腹微满、口臭、欲呕者，胆胃热也。头出冷汗，起则头晕者，少阳相火逆升也。夜半发冷者，胆经结子时胆经气动也。宜柴胡、黄芩、芍药解少阳经之结，降相火之逆，大黄、枳实清胃以去黄也。宜用轻剂，连日服之，徐徐解除，不可泻下。胎黄而润，胃热不实也。

特 别 感 冒

　　特别感冒，恶寒发热，头疼身痛，口渴，脉沉软有力。恶寒至于发战，身痛有如被杖，口渴而却淡者。此体强之人，内热素深，忽感外感，卫气闭住内热也。方用荆芥、薄荷、桑叶、竹叶各二三钱，以开卫闭。黄芩、生石膏、天花粉、金银花各二三钱以清内热，自然汗出而愈。内热脉软，此"软"字有厚实之意，非虚软之软。虚软之软，脉薄而微，只可谓为虚脉，不可谓为软脉。恶寒无内热不发战。内寒口淡，食盐知咸味，内热口淡，食盐不知咸味。身痛如被杖者，卫闭之甚，内愈热卫愈闭也，且有闭至脉伏于沉部之下者。此卫闭之甚，因于内热，脉沉有力，故不补中以助内热也。热伤津液，腠理干涩，且有身重难以转侧者。亦有服清热药后，脉起热通，舌胎始现干黄者。加生地黄一钱煎服，以清内热可也。

内 虚 感 冒

　　尝有冬春之交，忽然身体微寒微热，按其脉小弱而急，身体微痛，头不疼。服补中益气丸三钱而愈，或八珍丸三钱而愈。又有夏令热极之时，忽然身痛恶寒，壮热灼手，脉象洪大，重按空虚，服淡豆豉、扁豆、黑豆、绿豆各三五钱而愈。又有忽然头痛如劈，壮热烙手，不思饮食，脉象洪数，重按甚微，或脉象平和，独右尺浮起动摇者，用巴戟天、甜苁蓉各五钱以温补肾气，绿豆一两以降热逆而愈。头痛如劈，乃肾阳离根上冲之证，非外感之头痛也。此乃内伤之病，感动时气之偏，中气顿虚，荣卫无力，有如外感。凡感冒之头痛，不痛如劈也。

　　恶寒发热身痛，乃荣卫之事，荣卫乃整个枢体之气表，司于肝肺，发于脾胃，源于两肾。补中益气丸治愈，此脾胃之中气虚陷。八珍丸治愈，此气血之虚亏。豆豉、黑豆、扁豆、绿豆治愈，此中虚而相火外越。巴戟、苁蓉、绿豆治愈，此肾虚而肾阳亢动。故皆有荣卫之外证，而脉则内虚之内证，故皆治内而愈。治内而愈者，里气乃表气之本，里气和表气乃和也。如不治本，而以世俗治外感之升散药治之，必虚脱也。可见外感之病，乃荣卫感伤风寒而自病也。外感之病，必恶寒不轻，身痛亦烈，脉有沉紧，有麻黄证的意义，乃可用薄荷等舒散之药以开卫气之收敛。否则桂枝汤，亦是调和内气之方。如单发热不恶寒，一味黄豆汤，养中养荣以和荣卫而愈。其内虚的关系，尤不可忽矣。汤头歌诀之九味羌活汤，一切外感，均不可用。详汤头改错篇。

热 伤 风

阳热之气，应当由地面上降入地面下时，忽然降不下去，天气骤热，则病热伤风。空气中阳热逆腾，金气受伤，人身应之。热伤风外证，喷嚏连连，鼻鸣清涕，头目觉热，似作寒热，动则汗出。然能照常动作，意识如故，竟有十日半月不愈者，病延日久，遂致虚惫。

此肺家收敛之金气，被空气之热上冲之病也。病在肺家，不在荣卫，故能饮食动作。热伤肺，故喷嚏连连，鼻鸣清涕。肺主皮毛，牵连荣卫，故似作寒热。热气上冲，肺气不能降之，故头自觉热。热冲肺逆，大气偏升，中气必虚，故动则汗出。

此病名为热伤风，其实是伤热风。因大气中的金气，被大气中的热气冲散，不能收敛。人身木火之气，亦化热不降，而冲伤肺家，乃自己本身之气自病。此病无论多日，舌上无胎，脉象虚数。方用枯黄芩、薄荷、白术、炙草、党参、当归、白芍各一钱，冰糖、红枣各五钱，脉重按虚微者，加干姜一钱。

用黄芩清冲入肺家热，用薄荷降肺气之逆，偏升之病，中气必虚，故兼用白术、炙草、党参以温补中气。当归、芍药平荣气之疏泄，并养耗散之津液。重用冰糖、大枣养中气补津液也。脉重按虚微，中气必寒，故加干姜。

如服方病愈，仅头热不减，此肺气已降，肝热独冲。用黑豆一味煮浓汤加盐少许，服下即愈。热伤风病，日久不愈，金气不收，木气妄动，相火外散，中土失根，倘再加咳嗽，易成痨疾。黑豆养木平冲，盐补中气。

此病多发现于秋季。四时之中，大气忽然温升，亦有病者。服黄豆、黑豆、绿豆各一把，润降温升之气并养中气亦效。脉虚者，加冰糖一两以补中气。

热伤风如发现于冬春之交，宜服八珍丸。因阳气由静而动，化热上冲，力量最大，最伤土气，最伤血液。参术芩草以补土气，芍地芎归以补血液故效。（民国）三十二年冬桂林盛行。因桂林夏季，热度四十者多日，处暑后即无大雨，并无大雷。入地之阳，可谓十足。却冬季无雪不冷，冬至前后，大气中常有火烧黄土臭味，炖红肉臭味，夜多大风，昼间山头多布黄雾。此种阳多不藏之气象，令人头昏。阳多不藏，一到大寒，应当阳动木泄之时，力量特大，所以伤血伤气也。冬春之交，川滇黔无此气象，入冬闻雷，降入地下的阳气，本来不盛也。长江一带无此气象，冬有雪也。北方无此气象，土厚水深，阳气入地者深，出地者不急也。

热伤风，用冰糖糯米粥，补中气补肺阴极效，宜多食。或用小黄豆两把，煮极烂睡前连渣服亦效。黄豆能补中气，养木平冲，润肺金，补津液助降气而资收敛故效。黄豆方，如其效只暂时，加生姜三钱与食盐即效。因火气上逆入肺，即不降入土中，肺虽热，胃却寒，加姜以温胃寒。食盐补中。治肺热须顾胃寒，此治热伤风之原则也。食盐以适口为度，不可太咸。

治感冒病，不可用桂枝。桂枝温燥之性，只宜真伤寒中风之桂枝汤麻黄汤证。此证无温燥的关系故也。此外之感冒，常有温燥的关系，用之病必加重。汤头歌诀之九味羌活汤，一派温升之药，常见世人用之而加病者，不知感冒之理故也。

☯ 燥　气　病

燥气感冒

大暑以后，燥金气动，感冒之者，恶寒发热，时止时作，胸部似塞，腹部似胀，或头痛或头不痛，脉象弦涩，动在中部。缘秋燥之时，大气中已降入地下之火气，忽然逆升，与凉降之金气抵触，金气凉降不下，火气逆升不上，金火裹束，遂燥结于中气之间。人身感之，肺金敛结则恶寒，相火逆升则发热，金火裹束于中部，则胸腹塞胀。头痛者，肺金敛结，降气不舒也。燥结于中四字注意。先用刮痧法刮背心脊骨两旁，刮出红点，荣卫气通，乃可用葱豉汤与麦冬草果仁汤，重剂合用，以开散之。如无效者，用人参败毒散，羌活、独活、柴胡、川芎、薄荷、前胡、枳实、桔梗、茯苓、生甘草、党参、生姜各一钱煎服。

羌独柴芎其性升散，最开肺金之敛结。薄荷、枳壳、前胡、桔梗、生姜，其性降散，能消胸腹之塞胀。党参益气生津以润燥结，茯苓、甘草补土和中。燥气敛结，病结在中，降不下去，故兼用升散也。否则外感最忌升散，只宜降散。人参败毒散，唯宜此病，注意。脉来中取弦涩，干燥敛结之象。初病如失治，遂酿成下文之小建中汤证。此病一刮之后多自愈者。病时只可食稠粥，不可食干饭。

初病失治，里气内结而成痞胀。腹部如鼓，左胁按之作痛，面色青黄，宜小建中汤。饴糖善养津液而开结塞，芍药、桂枝升降木气，炙甘草姜枣调补中土。土木调和，运动能圆，青黄自退。青乃木气之枯，黄乃血坏也。腹胀左胁作痛，金结木败之象。此方开结调木，故效。如舌有干黄胎，脉象沉实者，则燥结成实，于原方加生大黄、生枳实各一钱缓缓下其燥结。舌无胎，脉不沉实，忌下。此病江南多有之，西医称黑热证是也。

燥 气 咳 嗽

干咳，咽喉不利，麦门冬汤。麦冬、半夏润燥开结，参、枣、米、草补中生津也。

燥 气 疟 疾

此病乃燥暑二气，裹束不降之病也。初得先寒后热，大渴热饮，天明热退，申酉复热，却只热不寒。舌如猪腰色，湿润如水而无胎，脉在中部，方用竹叶石膏汤。石膏、麦冬、竹叶、半夏各五钱，以清燥暑，而通降肺金结气，人参、粳米各五钱，补气生津，炙草三钱补中气。《内经》曰：脉盛身寒，得之伤寒，脉虚身热，得之伤暑。暑病虚脉，非有大湿外证，即易误为阳虚。然脉在中部，因燥暑聚于中焦使然也。世谓喜冷饮为阳热，喜热饮为阴寒，寒则不思饮矣。人身六气分离，燥热偏盛，不能再与湿寒相合，故燥热极反热饮也。燥热极舌反润者，燥热太胜，不能与他气相合，心脾津液被太胜之燥热所迫，不能与燥热相交，故舌有津液也。热不在胃，故舌无胎。伤寒阳明病燥，舌胎干黄，乃燥气病之实者。此则燥气病之虚者。燥而虚的病，最难医治，一发散即坏，一作疟治即坏。秋深凉后复热，往往有此病发生，世谓为秋瘟病是也。

又有一种秋燥疟疾，恶寒战，随即发热，汗出病解，续又发作，不渴，舌有腻薄胎，脉象中取而软。俗称闷头摆子，前人谓为伏暑晚发。软脉与濡脉相似，濡乃虚脉，软乃实脉。方用苦杏仁、鲜枇杷叶、橘皮各五钱，以降肺气，藿香、半夏各三钱，以降胃气，茯苓、炙甘草各三钱以建土扶中，泽兰、荷叶各三钱，以宣舒暑气。用轻宣之法自愈。

如其恶寒发热，午后病势较重，脉象中取而弦实者，又非轻宣之药所能治，必须用温散金气燥结之方，乃能松开。九味羌活汤，羌活、白芷、川芎、防风、苍术，温升温散，黄芩、生地清热，甘草和中。细辛不可用。姜葱每味少许，温散甚宜。用人参败毒散亦效。午后金气当令，燥结力大，故发热而脉弦实。弦者，敛结不能疏泄之象，九味、败毒两方，温散力大，以开敛结于中之气，甚为相宜。尺脉弱者，减轻用之。

金气收敛，木气疏泄。疏泄当令之病，收敛为药，收敛当令之病，疏泄为药。九味、败毒两方，具木气温散疏泄之能，故治金气燥结聚敛之时气病，适合机宜。如当木气疏泄之候，病外感发热，禁用。

金燥病时行之时，如病者脉象虚小数疾，服前数方不效者，此属内伤。虚小数疾之脉，此乃中气无根，元气将熄，一感时气燥结之偏，支持不住，生命将亡。必须设法使数急复其和平，虚小转为充足，元气旺相，中气有根，运动复圆，诸病乃愈。

方用巴戟天、淫羊藿、甜苁蓉各三钱，以补水中之火气。火气由下升于左，又复由上降于右，火气右降则生中土。火气由右下降，须借津液运行之力，用海藻、昆布、黄精各三钱，以助右降之津液。此方大补肾家之元气，以生中气，脉象自能由虚小转为充足，由数急转为和平。此时运动复圆，肺金之燥结，自能变为凉降，自然病愈。如不先补肾气以调和脉象，徒按病用药，虚小数急之脉，根本已败，已无运化药力之能，势必因药力不化而加病也。

凡秋燥之恶寒发热，皆肺金与心包相火之事，无整个荣卫关系。误用麻黄、荆芥，必生祸事。

己卯秋，成都四川国医专校二人病疟，多日未愈。忽一日天气大冷，由单衣而换棉衣，两疟疾不药而愈，可见金气能凉降彻底，则不燥结于中而病疟也。燥结之病，四川最多，四川雾多之故。民国丙子年与王生养林同住南京清凉山扫叶楼，立秋次日见山下地面起白气一层，此秋气将地面阳热收降入地，阳热不能顺下，又复逆升而上之象，亦燥结之气也，故南京乡下黑热病甚多。若苏州、杭州，夏季极热，冬季极冷，且有冰雪，大气的圆运动充足，所以少燥结之病。奉天洮南一带，沙漠甚多，春月亦有燥气，干燥云耳，不燥结也。

燥气喉痛

此病发于秋季，脉弱在中不移。秋金收敛，故脉在中。燥气伤津，故脉弱也。微脉弱脉，皆是虚脉。微乃阳气虚，弱乃阴液虚。微脉指下不足，重按则无。弱脉指下不足，重按不移。中虚阳虚喉痛，皆微脉也。燥气喉痛乃弱脉。冬季亦有此病，总以脉弱不移为主。方用天花粉、麦冬、天冬、玉竹、橘皮各一钱，法半夏二钱，炙草二钱，薄荷一钱。花粉、二冬、玉竹润肺清燥，橘夏降肺胃，薄荷开肺闭，炙草补中气。润肺药中，不可离补中气药。此方亦治上文阴虚喉痛。

燥气霍乱

初觉手足微麻，恶寒发热，头晕心烦，胸闷身倦，继即吐泻不止，却又汗出，大渴能饮，脉则右大于左，舌心黄腻。吐泻至于肉脱目陷，一日即死。方用白马通三五枚，温开水绞汁，服下立愈。发散药、寒凉药、温暖药，均不相宜。发散药服之，汗出热不退，热反增加，因舌心黄腻，右脉大于左脉，右为火金土三气之位，右脉大于左，金土火三气阳结于中也。阳结于中，病不在表，故发散不宜。阳结于中，因感时气之燥使然，燥结须用开通，阳结乃中虚不运，故凉药不宜。脉右大于左，为阳结之象，热药助阳，故服后昏迷。白马通，温润开通，是以下咽之后，由胸而腹，立刻舒展。白马通即白马屎。屎能解毒，凡时气为病，便含毒气，燥气结聚力大，故白马通开结，较他药为优。《内经》曰：夫虚者气出也，夫实者气入也。气即阳气，春后阳气出地，故发热则脉浮，秋后阳气入地，故发热则脉在中。秋燥而发生燥气霍乱之时证，乃阳入而不能顺下，燥结中焦，升降停滞，故吐泻发热而大渴能饮。白马通所以为此病特效药之方也。无白马通，他色白马通亦可，唯须早服速服。若至吐泻而目陷肉脱，便来不及挽救矣。夏秋之交，如有此病，亦可用之。预先防病，亦可服也。性气和平，多服无妨。昆明收稻以后，即有此病。戊寅秋，病尤甚。著者用此方见效，因广为宣传，救活不少。

瘴气地方，交秋之后，恶寒闷热，速服此方，立刻汗出病解。瘴疟服之尤效。瘴疟乃燥结之病，白马通开通燥结故效。

《本草纲目》谓，时行病起，合阴阳垂死者，白马通绞汁三合，日夜各二服。合阴阳者，阴阳不分也。吐泻而又大渴，便是阴阳不分之证。《本草纲目》又谓吐利不止，不知是何病证，服之极效。又治绞肠痧，痛欲死者。王孟英霍乱论，载有此方，名曰独胜散。

如燥气霍乱发生之时，不吐不泻，只恶寒发热，舌胎白黄满布，或口臭或口不臭者，白马通亦效。

《易经·系辞》有云：乾为天，为金，为良马云云。马秉造化的金气，燥气霍乱为金气的结病，故用金气的通药。故白马通为燥气霍乱的特效药。马屎名曰通，通结力大也。

此病服竹叶石膏汤甚效。竹叶五钱，石膏、麦冬、半夏各四钱，开金气之燥结，党参、炙草、粳米各三钱，补中气也。此病与下文成都霍乱，温清并用参看。一则汗出能饮，全属燥热，故主竹叶石膏。一则无汗，饮仍吐出，为中寒，故温清并用。

昆明同学刘澄志二少君，于燥气盛行之时，病恶寒发热，头痛心烦，舌胎满黄而润，舌边舌尖一线深红，脉虚躁，不食，烦乱谵语。先服人参败毒散，病势见轻，次日仍重。著者用稻草心一握，煎水服下，一小时热全退。次日舌胎退去十分之九，只有舌心一点仍黄，再服稻草心少许，黄全退，饮食照常而愈。舌满黄而边尖一线深红，此瘟疫病之舌胎也。稻草治愈之，如不用稻草而用他方，必缠绵多日，病将转深而成难治。此亦金气燥结之病，白马通亦效。此病一切现象，皆舌胎满黄而润使然。舌胎满黄，胃气结也，黄而润，胃气不实也。胃气虚结，中宫不运，上焦火气不能下降，则烦乱、谵语、不食、心烦、头痛，金气燥结则荣卫不通，恶寒发热，金气将暑火敛结于土气之中，故舌边舌尖俱鲜红而黄色满布也。稻草心秉秋金之气，中空善通，亦金气之结病，用金气之通药之意。最伤津液，慎用慎用。

此等病，北方甚少，南方甚多，西南非常之多。北方大气，压力甚大，交秋之后，由热而凉，由凉而寒，阳热压入土下，愈压愈深，阳气降沉，不再逆升，金气降令畅行，故凉降而不病燥。故北方少燥气霍乱及燥气疟疾之病。西南方的大气，压力小于北方，交秋之后，金气凉降之令被降而复升的阳热所格，遂燥结于土气之际。大气中有燥结的病，故人身有燥结之病也。

西南方大气压力小者，西南土薄水浅，地下封藏力量不固，阳气随时逆升，故金气压不下去。西南多雾，雾即地下水中阳气。

己卯年成都病霍乱，一街一日死六七十人。病状忽然恶寒发热，手足微麻，上吐下泻，小便不利，溺孔肛门均热，胸腹绞痛，胸痞，舌黄白而腻，大渴饮热，随又吐出，吐有酸味，肢冷过肘，脉沉伏，目陷肉脱。此病中寒肺燥，中寒不能运化，升降倒作，故上吐下泻，小便不利。肺燥伤津，水分被劫，故溺孔肛门觉热。津愈伤肺愈燥故大渴。中寒不能化水，故饮后仍复吐出。燥气之病，血脉燥结，故肢麻不温。燥结之甚，故脉沉伏。燥结不通，故痞而绞痛。津伤故目陷肉脱。燥结则阳气不能四达，故肢冷。

方用干姜、白术、沙参、炙草各三钱，藿香、砂仁各一钱，以温运中宫，滑石、生石膏、麦冬各五钱，以开通肺气之燥结，车前仁、木通各三钱，以助滑石、麦冬之力，木瓜三钱，运木气调疏泄，以利尿止泻而和四肢。中宫运化，燥结开通，津液复生，升降复旧，于是肢温脉起，诸病皆愈。未曾出汗者，加苍术、薄荷各二钱，以发表也。

此因客冬不冷，地下封藏的阳气不多，节交夏至，相火不降，中气虚寒，金气被刑于相火，遂燥结不通。故治以温中清燥生津之法乃愈。此病北少南多，北方则夏日雨少燥热过盛之时，始有此病。

六气为病，唯金气燥结，将相火暑气，敛于胸膈之间，令人莫测其所以然。前人谓为伏暑晚发，其实并非大气中的暑气中于人身，伏藏至秋始发而成病也。此病多发于立秋处暑之后，处者，入也，暑者，相火之气也。金气凉降到底，愈降愈凉，暑火之气乃愈降愈深。暑火藏于水中，不逆升出地，而与金气抵触，使金气敛降之功，被暑火格拒不下而成敛结之过。相火之下降，金气降之也，金火俱逆，中上各经之气，为之横塞。相火逆腾，中下无根，所以病象无常，而致死极速。北方土厚水深，下降之火封藏得住，秋凉冬寒气象极顺，西南土薄水浅，阳气下降封藏不住，忽降忽升，所以燥气之病，北少南多也。

《内经》：冬伤于寒、春伤于风、夏伤于暑、秋伤于湿，独无伤燥之文。论者以为《内经》遗漏，不知风为木气，湿为土气，寒为水气，皆不可伤。唯燥气宜伤，燥气敛结，金气受病。燥气伤去，则金气凉降彻底。火藏水中，下温上清，皆燥气不向右逆起之德。《内经》无伤燥之文，亦燥起独宜伤去之意欤。

成都一带，四季感冒悉用银翘散，颇多见效。因此一带地方的地层，全系红沙石，土薄水浅，所入于地下的阳热，不如北方封藏深固。秋凉之后，常有反热之时，冬时又不冻冰。金气不降，随时都被水中阳气逆升格拒。金气降敛之性不遂，竟成一种一年四季皆有燥结的大气，而成银翘散开通金气之功。银翘散治温病不效，治燥病极效。温乃木气疏泄伤肺之病，忌开通肺气之药。燥乃金气敛结之病，喜开通肺气之药。成都有某大医将所开痢疾方给病疟者，次早有友人告以误，医急命人赴疟者家，谓方给错，请勿服。病家曰药已服，病已好矣。无不称羡其医运之红。某大医云：乃银翘散加减也。此方，凡感冒而胸闷，脉不浮而有聚于中部之象者，不论何时何地，皆适用之，不仅成都一带适宜。唯温病不可用之。痢疾、疟疾，皆金木二气结聚之病，结于下则病痢，结于中则病疟，故银翘散皆效。

☯ 痧　症

痧　胀

痧症诸书，名目繁多，其实只要忽然发热欲吐，肢麻背胀，就是痧症。名目虽多，原则只是一个闭字。燥金闭结，刮而通之，闭开即愈。处暑以后，燥金气动，地面之上，金火裹束。劳力之人，饱受暑火熏蒸，引动本身相火暑气，充塞肺家，一遇凉风偶袭，闭其皮毛，暑火无处发泄，燥金又加闭敛，荣卫腠理不能流通，暑燥之气闭结于肺，遂现恶寒发热、胸背作胀、四肢作麻、头痛口苦欲吐，种种急证，宜先用检查法。其法用医生中指节，向病人胸缺盆骨下，用力一按一拖，拖处随指突起一条，便是痧胀。随将胸部的肉捏而提之，左右捏提各三四道，不可提过乳头。再将背脊两旁刮出红点，背胀肢麻即松，不药而愈。如其不能痊愈，可用：生石膏、麦冬各五钱，以清肺气之暑燥，杏仁、丝瓜络、荷叶边、竹茹各三钱，鲜竹叶二十张以开通肺部与荣卫腠理之闭结。

服药呕吐者，另服生姜汁一羹匙，以降胃止呕。气虚者，加炙甘草二钱以补中气。小便不利者，加薏苡仁三钱以利水湿。数日乃愈。次日三日仍用本方减半服。此病肺气燥结，闭住相火为主，荣卫腠理因而不通，故现以上诸证。此病初则脉沉，继则由沉而起也。此病四时皆有，处暑以后较多较重。西南皆有，广西较多较重。此方由仲圣竹叶石膏汤，变化而来之方。

痧 霍 乱

痧霍乱者，霍乱而兼痧症。上吐下泻，胸腹内烧，而四肢却凉，大渴能饮，饮后呕吐，其吐甚远，吐后仍饮，脉沉。

痧乃外寒闭束，故脉沉。外寒闭住内热，故肢凉，胸腹内烧而大渴能饮。经脉闭束不舒，胃不能降，故仍吐出。内热结于膈上，故吐出有力。方用：荆芥、薄荷、香薷各三钱，以开卫气之闭，藿香三钱、降香一钱，以降胃逆，黄连一钱以降胃热，扁豆三钱以养胃气。

服后肢温渴止，再闻通关散少许，以取嚏，然后满身汗出而愈。通关散药铺有售者。

☯ 湿 热 病

叶天士甘露消毒丹证治

飞滑石十五两，绵茵陈十一两，淡黄芩十两，石菖蒲六两，川贝母、木通各五两，藿香、射干、连翘、薄荷、白豆蔻各四两。

上药晒干，生研细末，见火则药性尽热。每服三钱，开水调服，一日二次。或以神曲糊丸，开水化服亦可。

王孟英注云：此治湿温时疫之主方也。地乃渐湿，温湿蒸腾，更加烈日之暑，烁石流金。人在气交之中，口鼻吸受其气，留而不去，乃成温热时疫之病，而为发热倦怠、胸闷、腹胀、肢酸、咽痛、斑疹、身黄、颐肿、口渴、溺赤、便秘、吐泻、疟痢、淋浊、疮疡等症。但看病人舌胎，淡白或厚腻，或干黄者，是暑湿、热疫之邪尚在气分，悉以此丹治之立效。而薄滋味，远酒色，尤为辟疫之仙方。智者识之，医家临证，能准乎此化裁，自可十全为上。

上参喻嘉言、张石顽、叶天士、沈尧封。

以上王孟英语。

叶天士神犀丹证治

犀角尖磨汁，石菖蒲、黄芩、生地冷水洗净，浸透，捣绞汁，银花各一斤。人中黄四两研末，连翘十两，飞净青黛、香豉各八两，元参七两，花粉、紫草各四两，各药生晒，切忌火炒，香豉煮烂为丸，切莫加蜜。每重三钱，凉开水化服，小儿用半丸。

王孟英注云：温热时疫诸病，邪不即解，耗液伤荣，逆陷，痉厥昏狂、谵语发斑等症，但看病人舌胎干者，是温邪直入血分。酷热之时、阴虚之体、新产妇人，患此最多，急须用此，多可挽回，切勿拘泥日期，误投别药，以偾事也。兼治痘病重毒，夹带紫斑危证，暨痘后余毒内炽、口糜咽腐、目赤神烦诸证。上本参氏治验。

以上王孟英语。

谨按：本书温病时病，皆重在人身本气自病，皆是虚证。王氏案中有云此二方一治气分、一治血分，是王氏亦认为人身本气自病也。认定人身本气自病，用药乃有着落。叶氏、王氏，于治时令之湿热病，经验宏富、处方活泼，不愧前辈名贤。本书时病温病，只是重在认识原则，最后读此二方，庶可无微不至也。神犀丹如无犀角，不用亦效。至于此证发生，必系淫雨多日又加酷热，湿热胶洰，人气感之，本气自病。如酷热无雨、相火不降、热而不湿，则时证发生，反多上热下寒之病矣。湿热病初起，则头重胸闷口苦也。

时病本气篇终。

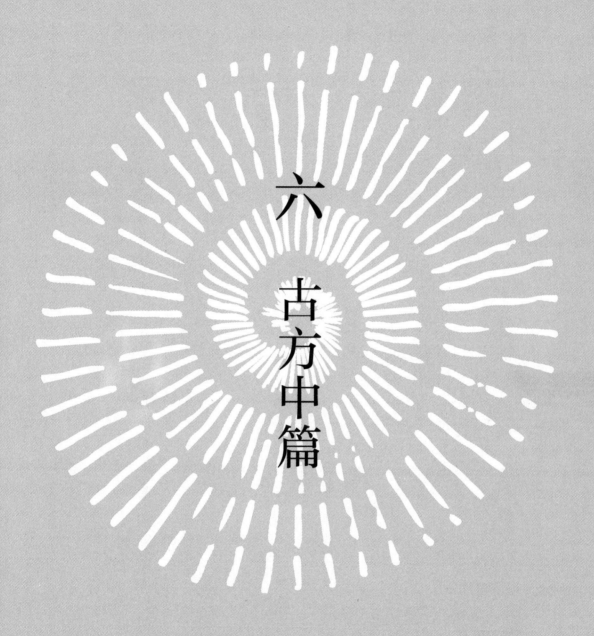

六

古方中篇

☯ 导　言

先入为主，学医通弊。不独学从前无原则无系统的医书如此，即学本书亦如此。欲除此弊，唯有对比的学法。古方上篇的编法，五行对比并学、六气对比并学。本篇的编法又与古方上篇对比并学。前六方为上篇。前六方的对比并学法，后五方则为形质病的学法，后二方则为妇人病的纲领学法。

著者识

☯ 炙甘草汤证治本位的意义

炙草四钱，人参三钱，大枣四钱（擘），生地四钱，麦冬三钱，阿胶三钱，麻仁六钱，生姜二钱，桂枝二钱。

治津液损伤，脉结代心动悸者。

此滋养津液以运中气之方法也。血脉，心之所主。津液流通，中气旋转，心气下行，心不动悸，脉不结代，是为平人。津液损伤，脉络枯滞，中气不能旋转，故心气不能下行而跳动作悸。悸者，似惊非惊，所谓心跳是也。脉来迟缓，停止一至为结。停而复来，来而又停为代。此津液被医药损伤，络脉枯滞，中气因以不运之病也。

方用炙草、党参、大枣以补中气，生地、麦冬、阿胶、麻仁以滋养津液。桂枝、生姜升降肝肺之气，使生地、麦冬、阿胶、麻仁阴润之性，运动不滞也。此方滋养津液，而重用炙甘草并用党参、红枣，且以炙甘草名方，非中气运化，津液不能复生，却非津液滋润，中气不能运化之意也。中气如轴，四维如轮。轴轮相辅，运动流通，故结代动悸俱愈。此方与理中丸为对应的治法。一则病湿寒而中气不运，一则病燥热而中气不运。一则温补中气以运动湿寒，一则清润燥热以运动中气。

☯ 茯苓杏仁甘草汤证治本位的意义

茯苓、杏仁各三钱，甘草一钱。

治胸中痞塞短气，脉象濡短者。此润肺金以降气除湿之法也。肺金下行为顺。肺气下行，胸中宽舒，故不痞塞。短气者，气不下行，呼吸上迫，非短少之短。

此病乃湿伤肺家津液，气不下行。方用茯苓祛湿，杏仁润肺行气以除湿，甘草养中也。

此方与麦门冬汤证为对待的治法。一则病燥，一则病湿。燥乃金气之本气病，湿乃金气之兼气病。此方中气药仅用生甘草一钱，甘草生用，其性清凉。较之麦门冬汤之补中药，不及四分之一。因湿之为病，已至痞塞，已成有形之物，不可重用补中药以增其滞塞也。此方妙处，全在杏仁润肺之功。如无杏仁，肺家津液被茯苓伤耗，湿不能去也。麦门冬汤证，燥伤肺家津液，中气大虚。此证湿伤肺家津液，中气虽虚，却不可大补。

理中汤治胸痞，中气不运，无形之痞也。此方治胸痞，湿气填塞，有形之痞也。麦门冬汤证之上气，中虚不降而气逆。此证之短气，乃湿凝而吸不能深也。脉象濡短，濡为湿象，短为肺气不降之象。祛湿补津液的意义，详古方下篇本方推论的意义中。

☯ 酸枣仁汤证治本位的意义

酸枣仁四钱，川芎三钱，知母二钱，炙甘草三钱，茯苓三钱。

治虚劳虚烦不得眠，脉象虚浮者。

此升肝以降胆之法也。人身阳入于阴则寐，阳出于阴则寤。阳入于阴者，相火下行，须得胆经右降。胆经不降，多由于热。此病之胆经不降，则由于胆经之寒。肝胆升降，互为其根。胆经降则肝经升，胆经升则肝经降。肝阳弱而升气不足，胆经遂寒而不降。

方用川芎温补肝阳以助上升，以培胆经下降之根源。酸枣仁补胆经相火，以助胆经下降之气。胆经不降，则生虚烦。烦者热也。知母以清虚热，使胆经易于下降。胆经不降，相火外泄，土气必湿。土湿则胆经更无降路，茯苓祛土湿以通胆经降路。甘草培中气之旋转以降胆经。枣仁、川芎，皆温补木气之热之药。知母则引木气之热下行之药。

此方与小建中汤证，为对应的治法。芍药性寒，川芎性热。胆木气热不降，故用芍药以降胆经。胆木气寒不降，故用川芎温升肝经以降胆经。肝经木气阳升，胆经木气自然不寒。此为治木气之对应治法中的互根治法。小建中汤清降胆经，肝经自升，此方温升肝经，胆经乃降也。脉象虚浮者，阳气不降之象。虚者，肝阳不足之象。

人身中气旋转，最密最速之时，唯在睡卧酣甜之候。如人一夜不眠，次早膝冷如冰，精神不振，饮食不甘，形成废人。一旦得睡，膝即温暖。醒来之后，精神健壮，饮食甘美，前后判若两人。中气增减的关系也。

☯ 白头翁汤证治本位的意义

白头翁二钱，黄连二钱，黄柏二钱，秦皮二钱。

治肝经热利，后重，渴而饮水，脉象沉细而有力者。

此治肝木因热不升之法也。阴升化阳，阳降化阴。不升则陷，不降则逆，逆则生热，陷则生寒。自然之理。唯木气之病，有陷而生寒者，有陷而生热者。当归生姜羊肉汤，木陷生寒之病。此方木陷生热之病。因木本生火，木郁不升，必生下热也。木主疏泄，热性本动，故病热利。疏泄不通，又欲疏泄，故病后重。木热伤津故渴而饮水。方用白头翁、秦皮专清木热，黄连、黄柏并清湿热。因疏泄不遂，必有湿气。湿与热合，阻木气上升之路，故病热利而又后重。湿热除去，木气乃升也。此方与当归生姜羊肉汤证为对待的治法。一则肝经下陷而病寒，一则肝经下陷病热。故一则用温，一则用清。脉象沉细数而有力，下热伤津之象。

☯ 薯蓣丸证治本位的意义

薯蓣丸即山药、麦冬、当归、阿胶、地黄、炙草、党参、白术、茯苓、白蔹、豆黄卷各二两，防风、杏仁、神曲、桔梗、干姜、柴胡、川芎、白芍、桂枝各五钱，大枣熬膏三两。蜜为丸，每服三钱，日二服。

治虚劳诸不足，风气百疾，脉象弦涩小数者。

此概括治虚劳病之法也。此方所治之风，并非外来之风，乃本身木气失和之气。但看得见的，只有口眼㖞斜，手足抽搐，筋肉瞤动，觉得是风。其余的风，都看不见了。风气百疾的虚劳，金气失收，风气肆动。风气一动，克土、耗水、扇火、侮金。经络因而滞塞，运动因而不圆之病也。

此方重用山药，补金气而助收敛。加桔梗、杏仁以降肺金之滞，加麦冬以滋肺家津液，则金气收也。用当归、地黄、阿胶养血润木，芍药清降甲木，川芎、桂枝温升乙木。甲降乙升，运动复圆，则风息也。金逆木动，全由中土旋转之衰，故用参、枣、炙草以补中气。中土气虚必生湿，故用白术、茯苓以补土祛湿。金逆木动，经络不运，必生积滞，故用干姜、神曲以行中土之滞，柴胡、防风、白蔹、豆黄卷以疏木气之滞也。

此方与肾气丸证是对应的治法。肾气丸养金养木以保肾经，而重在养木。此方补金养木以维全体，而重在补金。寒热并施，虚实兼顾，补泻同行，理全法备之方也。此方与建中汤亦是对应的治法。小建中重在降甲木，甲木降相火乃降。此方重在降辛金，辛金降风木乃平。脉象涩弦小数。肺金不收，津被风耗，则脉涩。风木疏泄则脉弦。中气虚，血液少，则脉小数也。

人身十二经络，六升六降。而升的主力在肝木，降的主力在肺金。升降的枢轴在中土。大气的圆运动，虽有升浮降沉之四部作用。其实整个的圆运动，只有升降而已。升极则降，无浮之存在也。降极则升，无沉之存在也。妨碍升降，由于滞塞，故方中疏通滞塞之法并重。

☯ 生姜泻心汤证治本位的意义

生姜三钱，法半夏三钱，黄连、黄芩各二钱，党参、炙草各三钱，干姜二钱，大枣三钱（擘）。

治伤寒坏病，心中痞硬，发热头汗，干噫，食嗅，胁下腹中雷鸣，下利日数十行，脉轻按浮涩，重按虚小者。

此清热温寒升陷降逆并用之法也。心中痞而硬者，中气虚寒，旋转无力，胆胃之经气不降也。发热头上汗出者，胆胃不降，相火上逆也。干噫食嗅者，胆经不降，木气逆冲，上脘横滞也。胁下腹中雷鸣者，胆经横滞，相火散漫，寒热混乱，水气漫溢也。下利日数十行者，胆胃之经热，散漫不收也。此病复杂极矣。其实只是中气虚寒，因而升降反常之故。

方用生姜、半夏温中降胃，以开相火下降之路。用黄芩、黄连，降相火降胆经，以收散漫之热。用干姜、枣、草、党参，以温补中气而升降上下。经方寒热并用，此为大法。泻心者，降相火也。热利有屁而射远，寒利无屁不射远。寒利一日数次即危，不能数十次。此方拨乱反正，各得其宜。此方升陷之法，乃间接的，非直接的。上降则下升也。此方与大黄黄连黄芩泻心汤均称泻心者，言只泻胃上之热，不可泻动胃气之意。利虽属于热，中气却是虚寒。

注意：此方与大黄黄连黄芩泻心汤证为对应的治法。大黄黄连黄芩泻心汤证，不过在上的火气，上逆而已。此方则在上之火既已上逆，在下之火又复下陷，在内之火又复外泄，火气散漫，内必生寒。上逆下陷，中气必虚，所以生姜、干姜与连、芩并用，而以参、枣、炙草补中。用生姜者，降胃也。此病复杂极矣。而治之法，则甚简单。脉象轻按浮涩，重按虚小。胆热外泄则脉浮，汗出津伤则脉涩，中气虚寒，则重按虚小。

方名	炙甘草汤	茯苓杏仁甘草汤	酸枣仁汤	白头翁汤	薯蓣丸	生姜泻心汤
症状	心动悸	胸痹气短	不得眠而虚烦	下利后重，渴而饮水	虚劳，里急，自汗，烦热，腹痛，食减，遗精白带，气短形瘦等	心痞，下利，发热，头汗，干噫，食臭，胁下腹中雷鸣
原理	血枯中伤	肺气湿逆	胆经寒	肝木下陷生热，有湿	肺金失敛，风木妄动，五行皆病	中虚，胆胃逆，上热中寒，外热内寒
治法	润血补中	除湿润肺养中	温肝经以降胆经	清热除湿	补金敛木，祛滞调中	温寒清热补中
脉象	脉结代	脉濡短	脉虚浮	细沉而数	弦涩小数	脉涩虚小
备考	理中丸证中虚而脾胃湿，此证中虚而血液燥	麦门冬汤证肺气燥，此证肺气湿。麦门冬汤证中虚甚，此证中虚不能补中	温肝经以补胆经之阳，胆经阳足，自能下降。小建中汤证，胆热不降，此证胆寒不降	当归生姜羊肉汤证，肝木下陷生寒。此证肝木下陷生热。肝为阴脏，阴脏病寒者轻，阴脏病热者重	肾气丸证木泄耗水，此证金气木动。金败木动因而火逆金亏，木滞生热。此治虚劳病之大法	大黄黄连黄芩泻心汤证，为热气不降。此证热气不降，又兼中气虚寒，经气散乱，下焦不升

☯ 黄芪五物汤证治本位的意义

炙黄芪二钱，炒白芍五钱，桂枝二钱，生姜三钱，大枣六钱（擘）。

治血痹身体不仁，脉象虚涩者。

此治荣卫内伤之形质病之法也。荣卫者，各脏腑公共组织，以行于脏腑之外，躯体之内，整个圆运动之气也。人身气化的运行，在右曰卫，在左曰荣。荣气左升以交于右，卫气右降以交于左。荣中有卫，卫中有荣，气血流通，血不痹也。身体健康，无不仁也。平日荣卫之气偏虚偏盛，中气不能调和，时有分离之意。偶遭风寒外感，情思内动，一经激刺，荣卫分开。开而不阖，则中气脱而人死。开而仍阖，阖不复旧，则荣卫乖错，中气损伤，而患血痹身体不仁。

此方芍药调荣，黄芪调卫，桂枝以助芍药、黄芪之力。生姜、大枣补中气生血液，以助荣卫之升降。不用甘草者，甘草性壅，因血已痹身体已不仁，荣卫运气已不通，甘草性壅，即不相宜。此方乃整个圆运动，以通调血气之方也。脉象涩，血不流通也。脉象虚，荣卫败也。

☯ 大黄䗪虫丸证治本位的意义

大黄、䗪虫各三钱，桃仁、干漆、虻虫、水蛭、蛴螬、杏仁、黄芩、芍药、地黄各二钱，炙草三钱。

蜜为丸，如小豆大，每服五丸或七丸，日三服。

治虚劳羸瘦，腹满，不欲食，两目黯黑，肌肤甲错，内有干血，脉沉细而涩者。

此治干血形质病之法也。人身中气旋转，经气升降，灵通流利，一气循环，百病不生，是曰平人。若是内有干血，肝经失养，气脉不通横滞于中，脾不能升。胃不能降，故腹满而不欲食。内有干血，故羸而肌肤如鳞甲之错落。肝窍于目，肝经枯故两目黯黑。此时中气滞涩极矣，如不将干血磨化，经脉愈滞愈涩，中气愈滞愈减，中气消尽，人遂死矣。但磨化干血，宜缓不宜急，更宜顾着中气。

此方用大黄、䗪虫、桃仁、干漆、虻虫、水蛭、蛴螬，磨干血也。血干则气滞，杏仁以疏气滞。血干则生热，黄芩、芍药以清血热。血干则枯结，地黄以润枯结。以上各药，皆须以中气以运行，故用炙草以补中气。干血磨去，经脉自和，中气旺而升降复其常，斯病去而人安也。

此等病证，内而脏腑，外而经络，以至皮肤，干枯滞涩，劳伤羸瘦。所以不死者，仅一线未亡之中气耳。非磨化干血，不能使中气复新，非中气复新，不能新血复生。此方妙在磨干血之药，与补中气之药同用。尤妙在每服只五七丸，不曰攻下干血，而曰磨下干血。所以徐俟本身运动，自然回复也。

此方与黄芪五物汤为对待的治法。一则调和气化，以活动形质，一则活动形质，以调和气化。脉象细而涩，即内有干血之象。

☯ 大黄牡丹汤证治本位的意义

大黄二钱，芒硝一钱，冬瓜子一两，桃仁十枚，丹皮二钱。

治肠痈，少腹肿痞，按之极痛如淋，小便自调，时时发热，自汗出，复恶寒，脉迟紧，脓未成可下。脉洪数，脓已成，不可下。

☯ 薏苡附子败酱散证治本位的意义

薏苡一两，附子二钱，败酱三钱（即苦菜）。

治肠痈，其身甲错，腹皮急，按之濡如肿状，腹无积聚，身无热，脉洪数者。

比治局部形质病之在下者之法也。大黄牡丹汤证，血气结聚，故少腹肿痞，按之痛。肠热内实，故小便自调。内热实，故发热自汗。痈之为病，荣卫必郁，故恶寒。脉迟紧者，迟为沉实之象，乃不数之意。紧者，向内结聚之象。大黄牡丹汤，大黄、芒硝攻其实热。牡丹皮、瓜子、桃仁下其结血也。此迟字，不可认为寒之迟。此肠痈实热证之治法。

脉如洪数，血已化脓，便不可下。此时按之，必不极痛。必不时发热恶寒汗出也。脉紧迟为内实。脉洪数为内虚。故洪数脉，不可下。

薏苡附子败酱散证，大肠与肺皆秉金气，肠内肉腐，金气伤损，收令不行，故身甲错。金气散漫，故腹皮急而按之濡如肿状。痈而发热，身不热而脉数，故知为虚。大肠为腑，腑气属阳。肠痈而身不热，脉又不沉实而虚数，故知为腑阳之弱。薏苡附子败酱散，附子温回腑阳，薏苡除湿健脾理滞，败酱涤腐生新也。此肠痈虚寒证之治法。

凡肠痈之病，病在左，左腿伸则腹痛，病在右，右腿伸则腹痛。再以手循大肠地位按之，必痛也。

治气化病，认定全身运动因何不圆，用药帮助本身气化运动，回复其圆。治形质病，一面用药祛腐，一面用药生新。腐去则运动圆，圆运动则生新也。

大黄牡丹汤，腐去则运动圆也。因阳气偏多，阴气偏少，故运动不圆。大黄、芒硝下去过多之阳，阴阳和平，则运动圆也。薏苡附子败酱散，阳复则运动圆而新生也。因阳气少，阴气偏多，故运动不圆。附子补起腑阳，阴阳平和，则运动圆也。

此二方为对应的理法。大黄牡丹汤证，误用附子，阳更盛阴更衰则病加。病虽加，不即死。薏苡附子败酱散证，误用大黄，腑阳更退。不待病加，人即死矣。

☯ 葶苈大枣泻肺汤证治本位的意义

葶苈三钱捣末熬令黄色，大枣一两（擘），先煎大枣去渣，入葶苈调服。

治肺痈喘不得卧，口燥胸痛，脉涩数者。

此治局部形质病之在上者之法也。肺痈之病，中虚而肺胃上逆。肺胃俱逆，胆经相火必不降。相火不降，将肺间津液熏灼成痰。熏灼既久，肺的形质即生脓成痈。于是气不降而发喘，津液变脓而口燥。肺被痈伤，故不能卧而胸痛。

此方葶苈下脓，大枣补津液补中气。不用炙草而用大枣如此之重者，葶苈下脓，极伤中气，极伤津液。大枣津液极多又能补中也。肺痈之人，津液损伤，血管干涩。炙草补中，力大性横不宜也。脉象数，中气虚。脉象涩，津液少也。

此方与肠痈二方，为对待的治法。在上之病，用中气药，在下之病，不用中气药之别。

☯ 甘麦大枣汤证治本位的意义

炙甘草二钱，小麦二两，大枣二两（擘）。

治妇女脏躁，悲伤欲哭，如神灵所作。数欠伸，脉象弱涩。

此治怪病之法也。悲伤欲哭，如神灵所作者，本已并无悲伤的心思，而悲哭不能自主，故言神灵所作。此为怪病，其实并不为怪。

缘妇人之病，木郁为多。木郁生风，妄肆疏泄，伤耗肺脏津液。金性本燥，肺属阴金，从湿土化气。金气主降，金气发现，志悲声哭。所以其病发作，如神灵为之，不能自主。欠者开口呵气，伸者举臂舒筋。此阴阳相引，欲交不能之象，乃中气虚也。方用小麦生津清燥，大枣、炙草养液补中，故病愈也。脉象弱涩，津液不足，中气虚乏之象。

☯ 温经汤证治本位的意义

当归二钱，川芎一钱，芍药二钱，阿胶、桂枝、麦冬各二钱，党参、炙草各三钱，法半夏二钱，吴茱萸、生姜各一钱，丹皮二钱。

治妇人少腹寒，久不受胎。兼治崩中去血，或月经过多，或至期不来。又治带下，唇口干燥，内有瘀血。又治妇人年五十内有瘀血，下利数十日不止，日暮发热，少腹里急，腹满，手掌心烦热。脉象轻按浮数，重按弱涩。

此治妇人经血病之法也。妇人之病，与男子相同。所不同者，胎产与月经也。其实月经胎产之病，与治之法，乃五行升降圆运动而已。

少腹寒久不受胎者，水气主藏，木气主生。胎乃藏气与生气之事。水中火泄，温气不足，木气的生气无根，藏气与生气不旺也。

崩中去血者，内寒外热，上焦之气因热不降，下焦之气因寒不升。不降则不收，不升则下崩也。月水过多者，木气热而疏泄太过。月水不来者，木气寒而疏泄无力也。

带下者，水气阻滞，升降失调。郁而疏泄，津液外注也。

内有瘀血，而唇口干燥者，瘀血阻滞，脾阳不能上升以化生津液也。

年五十下利不止者，五十月经应止，水气应当安静之时。内有瘀血，木气失养，因而疏泄。疏泄于前，则为崩中带下，疏泄于后，则下利不止也。

日暮发热者，内有瘀血，木气枯燥，日暮阳气下降，阴枯血少，不能藏阳，阳气化热也。少腹里急与腹满者，木气为瘀血所阻也。

手掌心烦热者，瘀血阻碍木气升降之路，手厥阴心包相火不降也。

方用当归、川芎温暖升发，以培木之生气，芍药、阿胶，收敛滋润，养木息风，以助水之藏气，桂枝配合芍药于归、芎、阿胶之中，以升降木气而调寒热，丹皮以祛瘀血，麦冬清燥热，半夏降逆，参草补中，生姜、吴萸以通寒滞，故诸病皆愈。经血不和，腠理必多结塞不通之处。结塞之原，由于津燥。麦冬润燥，最能开结。此方用之，随参、枣、姜、萸之后，导归、芎、芍、桂、胶、丹之先。此方要药也。

此治妇人病整个原理与治法也。此整个原理治法了解，凡前贤所治妇人病医案，皆可就其所用药性，寻求所治病理，以合于圆运动的原则。脉象轻按浮数，中虚热逆之象。重按弱涩，津亏气滞之象。

方名	症状	原理	治法	脉象	备考
黄芪五物汤	血痹，身体不仁	荣卫不和	调和荣卫	虚涩	此治半身不遂之法
大黄䗪虫丸	羸瘦，腹满不欲食，两目黯黑，肌肤甲错，内有干血	干血阻滞，经络不通	磨化干血，兼养中气	沉细而涩	此治干血阻滞之法
大黄牡丹汤	肠痈，少腹肿痞，按之极痛，发热出汗，恶寒	气血结聚，肠热内聚	攻下结热	迟紧	此治肠痈实证之法

方名	症状	原理	治法	脉象	备考
薏苡附子败酱散	肠痈，甲错，腹皮急，按之濡如肿状，腹无积聚，身无热	痈成阳虚	补阳涤脓	虚数	此治肠痈虚证之法
葶苈大枣泻肺汤	肺痈，喘不得卧，口燥胸痛	中气虚，肺胆胃三经上逆，相火灼肺成脓	排脓，补中气，补津液	虚涩	此治肺痈之法
甘麦大枣汤	妇人脏躁，悲伤欲哭	木郁生风，伤耗津液，中气大虚	润燥补中	弱涩	此治怪病之法
温经汤	妇人久不受胎，崩中去血，月经不来，或来过多，带下，口干；妇人五十下利不止，日暮发热，腹满，里急，手心烦热，内有瘀血	水寒木郁，升降不和，瘀血阻滞，整个圆运动失常	温寒，调水，清热，祛瘀，兼养中气	浮数弱涩	此治妇人病之大法

人身十二经，脾胃肝胆肺肾，病证唯多。脾胃肝胆肺肾六经治，其余六经自治。故仲圣伤寒金匮之方，多系脾胃肝胆肺肾之病。如心经心包经不降，只须肺胆胃三经下降，心经心包经自然下降。如膀胱经上逆，肺胆胃三经下降，膀胱即不上逆。如小肠经大肠经不升，肝脾肾三经上升，大肠经小肠经自然上升。如心经心包经病热，肺胆胃三经下降生阴，心经心包经即不病热。心经心包经病寒，肝脾肾三经上升生阳，心经心包经即不病寒。大肠经小肠经病寒，肝脾肾三经上升生阳，大肠经小肠经即不病寒。三焦经火弱，胆经下降生火，三焦经自然火足是也。虽亦有各本经之病，应治各本经，只是极少之数。故先学脾胃肝胆肺肾六经之方，省事得多，却能推行尽利也。再进一步说，肺为阴脏，居最高之位。阴性本是降的，只要胃胆二经下降，相火不克他，胃经不阻碍他，肺经是最喜下降的。至于肾经，只要胆经下降，相火下交于肾。肺金下降生水，水源不断。肝木平静，不去耗水，水无去路，也是最喜上升的。是肺肾之病亦极少，只是中气与肝胆二经之病多耳。五行之气，皆各有定性。所不定者，木气耳，肝胆二经，挟土气为升降，木气和则中土旺。归纳之下，注重木气与中气，便能得到极妙之境。桂枝汤为治外感之法，小建中汤为治内伤之法，同是一方，包举中医证治之纲领，而皆肝胆中气之药。可以见矣。无定性之木气病解决，有定性之金气水气火气土气，不难解决也。

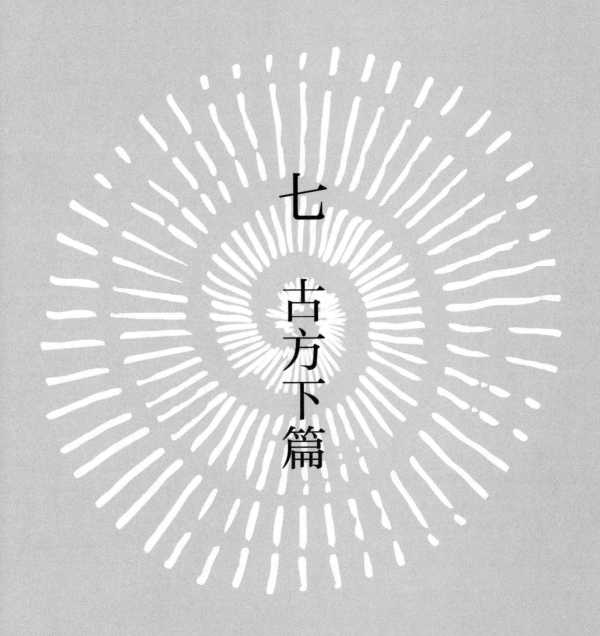

七　古方下篇

☯ 导　言

医学须先学根本。根本学定，乃学变通。古方上篇、中篇，根本学法。此篇推论的意义，范围极广。若根本未曾学定，未可读也。

著者识

☯ 理中汤证治推论的意义

寒霍乱吐泻伤津，亦有口干微渴者。姜术均不可用。寒霍乱亦有因吐而胃逆生热，服理中丸后更吐者。须知寒霍乱用理中丸，乃正吐正泄时之方。吐泻已止，切莫服用。用则燥热伤阴，必又别出祸事，吐利大伤津液，干姜燥热慎用。

寒霍乱胸腹绞痛者危险。因为木气阻滞，全体空虚，易于气脱也。若胸腹绞痛，有木气阻滞而土气又虚寒者，理中丸加艾叶数分以温木气。人身胆木降则胸不痛。肝木左升，则腹不痛。如绞痛甚者，是木气有力，加炒白芍数分以调木气。五行唯木气最动，动而不通，故郁而冲击，所以其痛如绞，此病如误服藿香正气散立死。因方中皆消药散药，寒霍乱因于虚寒，宜温补忌消散。

寒霍乱，可先以老生姜少许嚼之，不觉甚辣，便可用理中法无疑也。嚼姜不辣，凡欲试内寒，皆可用之。霍乱有寒证、热证、湿证、闷证之别。热证、闷证忌燥者，详见时病本气篇。

理中汤亦治胸痞，胸痞者，中气虚寒，不能旋转，四维不能升降也，故服此方即愈。若中脘寒痛，已运动不通，草参姜术大补之。干姜三钱，茶叶三分即效。因中脘寒痛，已运动不通，草参姜术大补之性，反将不通之处补住。单服干姜温运中宫，流利无阻。茶叶清凉，引姜性下行，故必见效。痞者，中气不运，尚未至于不通。中脘寒痛，眠食俱废，则不通甚矣。可见人身是一活泼气机，补药滞塞，反酿祸事。因能受灸甘草参术之脉，必虚而活泼。中脘寒痛不通之脉，必沉着不起，不活泼了。以此类推，学医要诀。

曾治一五十岁病人，环唇黄水疮，夜间痒甚。大便十数日一次，黑燥异常，便后即下血碗余，年余矣。医治无效。右脉微小食减，方用轻剂理中汤，加阿胶，并用黄芩、黄连少许，五剂痊愈。

此病唇黄水疮，湿偏见也。十数日始大便，燥偏见也。唇疮夜痒，热偏见也。便后下血，风偏见也。右脉微而食减，寒偏见也。风热燥湿寒，各偏一方，中气无运化调和之力必也。用理中汤参术炙甘草补中，干姜以燥土湿而温寒，阿胶以润燥而息风，连芩以清热。中气如轴，四维如轮，轴运轮行，寒热和合，燥湿交济，风静木荣，病遂愈焉。河图四象之中，皆有中气。所以中气运化，四象自然调和也。河图详生命宇宙篇。

又治一三十岁妇人，眼昏而痛，左眼较甚，大便日三数次，下白物，不后重。食减，右脉微小，左脉沉细。医治三年无效。方用理中丸三钱，阿胶三钱，化水送下，分三次一日服完。三日见效，半月痊愈。大便下白物多热，此白物为寒者，食减脉微故也。

此病脉微食少，大便下白物，中气虚寒者也。大便一日多次，风木疏泄之现象也。左目不明，木气疏泄自伤本气也。理中丸以温运中气，阿胶以养木息风，所以病愈。左脉较细，木枯故也。阿胶养木润枯。

又治天津人五十岁，脑力恍惚，胸满，左膀左腿酸滞，脉右虚大，左细硬，近一年矣。医治无效。方用理中丸三钱，阿胶三钱，化水送下，分三次一日服完。三日见效，一月痊愈。

此脑力不清，肺经与胆经热也。左膀左腿酸滞，肝经枯涩也。胸间满闷，中气虚寒也。左脉细硬，木气枯也。右脉虚，食少，中气虚寒也。理中丸温运中气，阿胶润肺金并润肝胆木气。中气旋转，肝木左升，胆木与肺金右降，是以病愈。天津此人每日必食萝卜甚多。萝卜生食，性热伤肺之故。

又治一老人，眠食均减，头顶痛，右脉虚，左脉枯，年余矣。用黑豆五十粒煎浓汤，吞半钱理中丸，二服而愈。此病左脉枯，应用阿胶以润木气。因其食少，阿胶败脾，改用黑豆，润木不败脾所以效也。

以上四案历治不效者，只知头痛医头，脚痛医脚，不知整个治法，不知治中气之故也。

此方干姜极热，热则燥肺。阿胶极腻，腻则湿脾。初学脉法不精，可用四君子汤代理中汤，用黑豆代阿胶亦效。四君子汤党参、白术、茯苓、炙草各一钱以补中土之气，黑豆四钱以润降胆经，原则是一样的。不过真有中寒者，无干姜不能温中寒也。

中虚之病甚多，然用干姜之中虚病则甚少，用白术、党参、炙草之中虚病乃多耳。非真系中寒，万不可用干姜。学医易于学偏，由中气学起，仍易学偏。

河图中气，阴包阳外，阳藏阴中，倘误用干姜将阴液伤损，包藏不住阳气，中气中的阳气飞泄出来，遂不思食而中气消散也。中气乃阴阳和合而成的圆运动，故阴阳不可偏伤。白术性横，吐多者忌服。世人因土生于火，又因理中丸用干姜，遂认中气是阳性的。不知中气乃阴阳并重，党参即是补中气之阴之药。用干姜因中寒也。

余曾见一老人，颧赤、食减。医见其食减，用白术、炙草补之。大喘不食而逝。颧属肾，胃家津液不足，降力大衰，肾水枯干，包藏不住相火，故颧赤。脾阳主化食，胃阴主纳食，脾为阴脏，其上升者阴中有阳也。胃为阳腑，其下降者阳中有阴也。胃阴不足，不能降纳故不思食。白术横燥，炙草横热，胃阴更伤，降气全消。阳气有升无降，故大喘不食而逝。白术、炙草，看似寻常补品，用不得当，致造如此大祸。老人的圆运动，已在消减之时，本难用药。用药稍偏，消灭更快。如非阴寒偏盛之病，附子、肉桂一切动阳之药，下咽即生大祸。

中气者，阴阳互根，五行运化，六气调和，整个圆运动的中心之气也。有寒湿偏多之中虚，燥热偏多之中虚，阴液枯涸之中虚。寒湿偏多之中虚易治，燥热偏多之中虚难治。阴液滋润之中虚易治，阴液枯涸之中虚难治。阴液者，有形之体质。阴液既少，不唯炙草不受，即白术亦不受，故难治。寒湿偏多，津液滋润，乃可服理中丸，一服即效。

寒霍乱用理中丸，易治之中虚也。如非寒湿多、津液多之中虚，误服干姜，劫损真阴，致人于死。风热暑湿燥寒，皆能吐利，此吐利乃因寒湿也。

凡中虚之病，认为当用炙干草补中。服炙草后反觉胸腹横滞者，便是阴虚。此津液不足，脉络枯涩，故不受炙草之刚性。可用冰糖。冰糖觉热，可用白糖、饴糖。如阴虚之家，津液枯燥，又不能不用中气药者，须避去甘味。可用山药、扁豆、糯米均佳。冰糖性聚，如虚劳咳嗽服之，病必加重。阴虚的中虚，淡豆豉亦佳。淡豆豉养中调中，又能宣泄和平。阴虚液枯，腠理必滞，故宜豆豉祛滞。如两尺无脉者，阴液太枯，扁豆补土，亦不可用，土气能伤水也。

凡百病皆有中气关系，中气之治，有温中、养中、补中、调中、顾中之别。干姜为温中之法，白术、炙草、扁豆、党参为补中之法，冰糖、白糖、饴糖、山药、扁豆、糯米为养中之法。调中者，用清轻之品以祛滞，顾中者，用药须照顾中气，不可损伤中气也。

学医最易蹈先入为主之弊。一蹈此弊，即易偏执。本篇所引经方，须将各方合成一个整体去研究明了，自无先入为主之患。偏于寒润者易败脾胃之阳，偏于燥热者易劫肝肺之阴，皆能致人于死地。肝肺阴液被劫，即成痨瘵而死。脾胃阳败，即滑泻而死。脾胃阳败，死在目前，阴液被劫，死在后日。死因阴虚，误用刚燥之罪也。

人之有生，先有中气，后有四维。中气如轴，四维如轮，轴运轮行，轮运轴灵。无论何病，中气尚存，人即不病。中气渐复，病即能愈。故学医必先从中气学起，自然一本万殊，头头是道，万殊一本，滴滴归源。干姜伤阴液，用理中丸一钱，干姜只合一分，慎用之意也。干姜所以温中寒，先以老生姜嚼服而不知甚辣，便是中寒之证。经方皆重证据。故桂枝汤证，在发热汗出脉缓六字。发热汗出，荣卫疏泄，用芍药以收敛疏泄之证也。脉缓为虚，用炙草、红枣补虚之证也。麻黄汤证，在恶寒身痛脉紧六字。恶寒身痛脉紧，卫气闭敛，用麻黄以疏泄闭敛之证也。经方不言症而言证，即是用药之证。嚼生姜而不甚辣，初学用干姜之证也。理中丸之证，脉微、吐利、气微、不渴，皆是。本书首列理中丸，系认识中气如轴四维如轮之法，非教人以热药入手之法。中寒病少有，夏月上热下寒之大气中，人食生冷，则多有之。

吐有因于热者，食入即吐，生甘草一钱，生大黄五分煎服，其脉必实也。吐有因于胃虚者，朝食暮吐。脾胃之根气不足，肾气丸一两，分五次吞服。其脉必虚也。吐与呕之辨，与利之寒热之辨，详下文柴胡汤中。有因停食而利者，详时病篇水泻中及儿病篇中。停食水泻，忌补中药。有用补中药者，必以疏通药为主乃可。

一老人七十六岁，津液素亏，左尺微少，饮食一如少时。一日食鸡蛋烩饭，胃间不见消化，胃右有三处作痛。后食肥猪肉一块，下咽痛即全止。少顷胃活动，顿觉舒适。缘人身的阴阳和平，运动乃圆。平者平均，和者混和。此人阴液偏少，不能兴阳气平而和之，运动已不能圆。再食入鸡蛋，将阳热加多。于是阳多阴少，不能运动而痛。食物遂停顿而不消化。阳热加多，得肥猪肉之阴液，登时阴阳和平，故下咽痛止而消化也。凡病皆运动不圆，凡病之愈，皆不圆者仍复其圆。此圆字的事实上，必左右相互，平而又和，然后能圆。凡病除有宿食、停痰、停水、瘀血，必去之而后阴阳能复和平外，皆须自己的阴阳和平，而后病愈。并非别有祛病之法。祛病之法，调和阴阳，运动复圆之法也。

理中丸证，不渴为寒。其他的病，多有热而不渴者。阴虚之人，肺燥肝热，反多不渴。渴有三病，湿渴、燥渴、风渴。湿渴者，胸下有水湿，阻隔相火不能下降，火逆伤津，则渴而能饮，饮仍吐出。燥渴者，肺胃燥热，大渴能饮不吐出。风渴者，肝枯风动伤津，则渴而小便多也。湿渴、燥渴，详《伤寒论》五苓散、白虎汤。风渴详本篇肾气丸、乌梅丸中。

有室女二人，春初食鸡蛋、鸡肉、生果，忽然嘴向右歪，脉现中虚，左尺如无。用理中丸二钱，黄精三钱，十剂而愈。其一人服祛风除湿等药，病乃加重，更歪食减，右眼流泪，眼跳不止。不知中气之理，奈何。凡偏左偏右，皆中虚极也。

寒霍乱的头痛，由于中气虚寒，升降停顿。其他的头痛，肝胆二经关系独多。阴亏液少，木气枯燥故也。亦有肝经阳气升不上来而头痛者。用川芎一钱，党参三钱温补肝阳外，皆宜降药，不可用升散之药。

足软无力动行，有因肺热者，凉降肺家则愈。此病能多食。

☯ 麦门冬汤证治推论的意义

人身水下有火，则水中生气。火上有金，则火中生液。水气上升，全赖肝木之疏泄。火液下降，全赖肺金之收敛。肺金收敛，全赖津液。津燥液枯，收令不行，升的气多，降的气少，遂成干咳上气咽喉不利之病。麦冬性极清降，津液极多，然能败中滋湿。半夏性燥利湿，降力甚大。麦冬得半夏，清润下行自无滋湿之过。又以粳米、参、草、红枣补中之药辅之，中气旋转，自无败中之过。麦冬、半夏同用，下行之力甚速，如无中气之药，极伤中气。麦门冬汤证，其脉必中部虚少也。如《伤寒论》人参白虎汤，用石膏治伤寒燥渴。石膏大寒，远过麦冬。而必以人参、粳米大补中气以助旋转，尤需加炙草以充足其中气健运之力，亦与麦门冬汤同一意义。特麦门冬汤证，燥而不渴，故不用石膏之大寒耳。世人于石膏、麦冬，不知应重用中气之药，反助以黄芩、黄连、芍药、生地阴寒之品，使中气大败，变成他祸。可怕之至。人参白虎汤，详《伤寒论》读法篇。

半夏专降胃经，加补中之药，即是降胃经之法。《金匮》大半夏汤，用半夏、人参、白蜜，治朝食暮吐，大便燥结是也。

此病之咽喉不利，乃咽喉干燥。此病之咳嗽，乃无痰之干咳。故用麦冬以润燥，如咽干不因于燥，误用麦冬，病必加重。不因燥之咽干，乃下部阳弱，脾胃津液不能上奉之故。脾胃津液，乃水中阳气所化，常用温养脾肾之药。如下文肾气丸少服，或用补益脾肾之方，乃有效也。

曾治一老人，口舌咽喉俱干，脉弱不振。余用山药枸杞煮猪腰汤见效。滋养脾胃之津液，温升脾肾之阳气也。后易一医，用麦冬三钱，高丽参三钱，咽干更甚，不食而逝。麦冬寒润，极败脾阳，极伤中气，老人阳气微少，故麦冬三钱，即将微少之阳气完全消减也。老人中气将完，直补中气之药多不接受。吞服五味子数粒，补肾家水火以生中气，尚效。麦冬润肺生津，能开腹中一切结气，为药中妙品。用之失当，能杀人也。下行之速、津液之多、开结之速，莫如麦冬，又能收敛金气。但须燥结之病，补以中气之品方可用之。

风热暑湿燥寒，六气之中一气有偏，皆能令人肺气上逆而咳嗽，此病为燥邪偏胜之咳嗽。

肺金主收，金气为一年之圆运动成功的第一工作。人身亦然。而咳嗽乃人身圆运动工作最易最多之病。参看下文小建中汤薯蓣丸方。

若咳而痰白胶黏，脉象不润，夜则尿多。此肺燥肝热，为阴虚之咳，麦门冬轻剂多服即效。肺润，肝即不热也。

若咳嗽痰少声空，痰中有血，脉来弦细，沉而有力，口苦舌有黄胎，此胆胃二经，有了实滞。不宜大枣、党参、炙草，可用天冬、麦冬、贝母、阿胶，以润肺燥。款冬花、马兜铃、百部、紫菀，以舒肺络。冰糖以补中气乃愈。弦细乃津枯之象。至于沉与有力，则津枯生热，阴分被伤极矣。而口苦胎黄，必是起病由于外感，卫气闭塞而未开，误服温补卫气敛涩之故。润燥通络补中，均宜清轻之品。服后弦细疏开，阴液复生，热退络活，咳血乃止。如用参草大枣，经络更横，津液更枯，伏热更甚，咳血更多，必死。此方见效之后，可加当归少许，以补血。如胎黄已退，多加山药、扁豆以健脾胃。二冬胶贝渐渐减轻，始终不可用伤阴之药。此等病与治法仲景经方无有，详于王氏医案。细弦之脉，闭敛之象。如用芍药，病必加重。芍药其性收敛之故也。自来治阴虚脉细，好用白芍，切宜戒之。二冬胶贝，寒滑败土。如非热实脉实，且须慎用。一药有一药之功，医生用错，功便成过。如补阳之功，错则伤阴。补阴之功，错则败阳。补土之功，错则伤水。补水之功，错则伤土。初学总须于认定着落四字上用功，方不错误。白芍与当归同用，亦可舒开弦细之脉。白芍性敛，当归性散之故也。

咳因于内寒者，喉必作痒，清水夹稀痰，痰不胶黏，就枕即咳。脉沉而细且微。口淡无味，饮食减少。方用五味子、细辛、干姜各一二钱，即愈。五味子温肾，干姜温中，细辛温肾寒降寒水之逆冲也。细辛、五味，性皆收敛，皆温肾药。世医误以五味子止咳为肺家药，非是，又误以细辛为发散药，更错。

咳因于中气虚寒而兼肺热者。痰必黄稠而不胶黏，痰稠如脓。方用理中汤加天花粉、橘皮、半夏以清降肺气而温补中气即愈。咳因感外寒者，卫气与肺气闭束不舒，咳声不利，头身微痛，脉象束迫。方用苏子、杏仁、橘皮、半夏各一二钱，以舒卫气而降肺气，冰糖五钱，炙甘草一钱，红枣三钱以补中气即愈。脉细者，加生地、当归各一钱以润血。此方可为咳嗽普通用方。但须认明是疏散卫气，并非疏散外来之寒气也。

咳因于内风者，交半夜即咳。此本身木气不调，子半阳生，阳生木动，木气上冲也。白芍、当归各一二钱以调木气，饴糖一两，炙草一钱以补中气即愈。黄豆、绿豆、黑豆各一把，浓煎卧前服，养木平风亦效。

咳因于气血虚者，八珍汤，党参、白术、茯苓、炙甘草、当归、白芍、川芎、生地各一二钱，多服乃愈。咳嗽而脉虚者，大人小儿均宜。此病如服苏子、杏仁等降肺气之药，必坏。

咳因于津液干枯者。中年以后，津液不足，每到冬季，日夜咳嗽，夜间尤重。无痰干咳，咳时气由下冲上。此冬藏之阳气，由肾上冲。用黄豆一把，白菜心一整个，煎服则愈。白菜心下里阳之上冲，黄豆润肺卫津液，养木气。冬咳上气，木气动也。《内经》谓：秋伤于湿，冬必咳嗽，即是此病。咳嗽上气，由于津液伤，湿乃土金之津液也。此病除此方无特效药。

咳嗽清痰而小便不利者。黑豆三钱，乌梅三钱，服后小便利，咳即止。清痰者，水也。乌梅助木气以疏泄水气，故小便利咳即止。乌梅性温属阳，故用黑豆和之。豆与梅分量应如何配法，临时确定为是。脉体柔润者不用黑豆，可用乌梅三枚，白糖一两。

咳因于酒积者，吐黄稠痰，胸热食减，面色青黄。用白扁豆、黄豆各一把，或单用黄豆而愈。胸热食减，湿热伤损肺胃之阴也。面色青黄，阴伤土败也。扁豆除湿健胃，黄豆清热益阴。兼而用之，除湿不伤津液，健胃不嫌横燥。养阴清热而不败胃，又皆淡而不甘之食品。治湿热而用淡味之谷食，妙不可言。若用他药，必贻后患。黄豆善补胆肝胃脾肺肾之津液而不湿脾，故愈。

又有咳因酒积，日久伤阴，声粗而空，痰白稠黏，不易咳出，出则甚多。脉洪大，鼓指有力，重按空虚，关寸最盛，关尺最微，右脉最盛，左脉最微。行动欲喘，此非寻常轻剂所能奏效，须用大剂填阴之法。熟地一两，龟板、鳖甲各一两以填阴，扁豆、黄豆各六钱，以补土养木养津液，牛膝、枳实、橘皮、半夏各三钱，以降肺胃。浓煎多服，服至脉小乃愈。

夜间干咳无痰，脉不虚浮，葱豉汤甚效。脉不虚浮，肺气闭束之象。葱舒肺气，豉能宣通，故效。葱头三个，豆豉五钱煎服。

如咳嗽脉短，此为肺气不舒。苏子、杏仁各二钱，红枣十枚，浓煎服。脉长即愈。此则肺脏本身自咳也。

小儿篇治咳方，各宜参考。四逆散，治半夜烦咳，脉实妙极。

虚劳咳嗽，未有不愈治愈咳者。因治咳之药皆伤肺气之药，补药皆滞肺气之药故也。可用净糯米粉，揉成小水圆，扁形一寸大一个。豆油或花生油、猪油，小火炸微黄，木器装，放土地上半小时，以退火气。凉水煮稀糊，淡食，不可放糖与盐。一日二次，食半饱，极有功效。虽至无药可治之虚劳之咳，皆有奇效。糯米补益肺阴，性能收敛，能补肺损，炸过兼补中气。油的润性，最宜虚家，咳而失眠、潮热、盗汗最妙。此无法中之法也。虚劳咳嗽，脉忌细数。多服此方，细能转宽，数能转缓，真有不可思议之妙。

虚劳咳嗽，如有喉痒，清痰夹水，便是五味子干姜细辛证。可用五味子、干姜、细辛各一钱另服，一面仍食糯米粉水圆方。五味干姜细辛证，非五味干姜细辛不能医。如咳而喉不痒，痰不清不夹水，误服之杀人。五味干姜细辛证，脉必虚寒，注意。

麦门冬汤，《金匮》原文无咳嗽二字。事实上上气咽喉不利，即是无痰之嗽。见《时病本气篇》咳嗽最后一方，重用麦冬，无补中药，因中不虚。此病中虚也。上气咽喉不利六字合看，便是燥嗽。气不顺下，则逆而作嗽。咽喉不利，便是燥嗽的上气。《周礼·天官》疾医，冬时有嗽上气疾，即是此病。有痰为咳，无痰为嗽。

肺为阴根，肺阴足则全身的津液自足。麦门冬补肺阴之方也。用糯米稠粥调花生油，不着盐不着糖，早晚饭后一碗，数日之后，阴生液旺。凡肝肾阴亏，上焦干涩，左尺脉少诸病，皆有显著功效。调法，须调至粥油不分乃止。粥一碗，油二两。如食后胃即觉腻者，不可食耳。秋冬尤宜。花生油有通结润枯之功，阴虚最宜。

☯ 小建中汤证治推论的意义

此方重用芍药名建中者，中气生于相火，相火降于甲木故也。相火降则中气运，中气运则相火降，交相为用，其机甚速。

芍药专降甲木而敛相火。性寒味苦，如不与饴糖、姜、枣、桂枝甘温之味同用，将苦寒之性化合，必伤土气而败相火。

造化之气，地面之上的少阳相火，降于土下，藏于水中，远为一年之根，近为中气之本，人身亦尤是耳。故降甲木以敛相火，为治虚劳之大法，为建中气之关键。胆经与相火关系全身，可谓大矣。

此病如兼见咳嗽，即入危险之境。如咳嗽不愈，便为难治。因相火下降，全赖肺金的收敛之力。如咳嗽不愈，肺金的收力散失，相火永不能降，发热不止，中土无根。肾水不能复生，肝木之气枯竭。五行消灭，不能生也。

此病如兼咳嗽，仍用原方。因肺金收降，本自然的性能。只要甲木能降，相火下行，不伤肺金。中气回复，肺金自能下降而不咳也。如加用治咳之药，必伤津液，咳反加重。叶天士谓芍药入肺经，其意即此。此病为气化为病，形质未损之方。如为病日久，形质损坏，此方诸药均不相宜。仲景立虚劳之法，乃形质未损之法。倘或于形质已损之虚劳亦用此方，不唯无效，病反加重。因形质既坏者，芍药之大苦大寒，不能受用。炙草、大枣甘味，亦能聚气而加咳。形质已坏者，咳嗽发热自汗，枯瘦而脉象细数，饮食极少，不能起床也。人身形以生气，气以成形。形质已坏，气无所生，故为难治。

虚劳病三十二岁以前得者，发热不止，必入危险之境。三十二岁以后得者，可不发热，可免危险。因三十二为四八之期。男子四八，肾水固定，水能藏火，故不热。女子则四七之后肾水固定也。

虚劳之病，至于如此情形，可谓重矣。治法不独降胆经相火以建中气，此五行之妙也。中气在二土之间，胃土喜清降，脾土喜温升。胆经相火下降，则胃土清降而脾土温升。二土升降，中气自任。尤妙在饴糖、白芍合用重用。

虚劳用芍药。一要用辛甘之药和其苦味。二要有干燥烦热之证，否则减轻用。三要右手关上胜过他脉。关上乃肝胃脉也。冬至后夏至前，不善用之，最败火土。中伏后最易见功。因夏至后太阳南行，中伏地面之上压力渐增，地面上的太阳热力遂压入地面下去，以后愈压愈深愈压愈多。造化的中下，阳气充足，人身胆经降入中下的阳气亦充足。故芍药降胆经之功甚伟。处暑后，地面上的阳气正在入地，胃间的阳气更足，故处暑后用芍药尤易见功。冬至后地面下阳气左升，阳根疏泄。人身此时，亦中下阳泄，根本动摇。芍药苦寒，故用之见过。所以老人与久病之人，冬至后死者较多，中下阳根泄动故也。圣人春夏养阳，秋冬养阴，一日之间，午前宜养阳，午后宜养阴。养阳者，不用寒凉以伤中下之阳也。养阴者，不用燥热以伤中上之阴也。此指大概而言。本书温病篇，温疹各方，均不用芍药。因温疹之时，正天人之气，阳气动摇根本之时。温疹之热，乃下部微阳上冲所化之热，并非胆经不降相火所化之热。所以《温病本气篇》各方见功极速，而皆可靠也。不仅用芍药应研究节气，凡用苦寒之药与滋润发散之药，与治小儿发热，皆应知节气的关系。冬不冷冻之地更宜注意。

人身膝理，为气血流通关键，质系油膜，为胆经相火之所司。虚劳病气血不通，即膝理油膜干涩之故。小建中汤最通膝理，血痹身体不仁，功效尤著。如左腹似痛非痛，芍药、冰糖补身右之阴即愈。右降则左升也。胆经之阴，降入肝经，则肝阳和也。

虚劳病，最忌黄芪与当归并用。芪性补阳，最往上升，最伤阴液。当归性湿而窒，败脾滑肠。唯津液不足，用当归、党参卧时嚼服一钱，甚效。参补中气之津液，归补水气之津液。胆木右降以生肝木，遂成其圆的运动。失眠尿多，颇有特效。黄芪的妙用，在补卫气。卫气虚陷不起者，非芪不能补回。世误黄芪补卫为补肺，肺主下降，肺主下降何可用黄芪以升之，黄芪的芪字误为耆老的耆字，遂又误黄芪为补药之长。不可不知。

虚劳之病，脉象浮虚者易治，脉象弦细而涩者难治。小建中汤用生姜、桂枝之辛散以和芍药之收敛，炙草、红枣、饴糖之甘补以和芍药之克伐，使土木之气的圆运动舒展调和，细涩之脉渐转柔和。其所以能转柔和者，中气之复也。如姜桂枣草饴糖的分量多少，不适合于调和芍药，必有因用芍药，脉反加弦，病反加重者。弦细之脉，不喜芍药之苦寒收敛也。弦细在左，右不弦细，中气未被木气克完，尚有可为。若右脉亦弦细而涩，便难治矣。可见治虚劳病之难也。

小建中汤，亦治遗精阴头寒。肝主宗筋，阴头寒，肝经寒也。肝经乙木，生于胆经相火，胆经不降，阴头乃寒。芍药降胆经相火，交于肾水。肝木得根，是以阴头不寒。若以热药以温阴头，热药燥动枯木，不唯阴头仍寒，遗精必更加重。世谓精满自遗，不知饮食化精，积精化气，岂有满时。精之化气，全在肝胆二经运动之圆。肝胆二经，何以运动不圆？一由中气虚，一由腠理滞。小建中汤，建中气通腠理，降胆经升肝经，遗精第一仙方。梦因肝水升气不遂而成，所谓物质生精神是也。

宇宙造化圆运动之成功，全是由秋金西降，相火下藏成的。人身的圆运动，全是由胆经相火降入肾水之中成的。故人身一切运动不圆之病，小建中汤实握重要的原则。以上所列病证，不能完全。吾人汇此原理，便可曲尽法外之法，以治一切运动不圆之病。此点宜特别注意。

饮食入胃，先变化成饴糖，储于胃壁后方，以运输于各脏腑及全体。胃壁后方，即五脏六腑皆系于脊之处。此处饴糖存储者多，身体必壮，存储者少，身体必衰。胆管由十二指肠下降，为全身升降锁钥。《内经》谓十一脏之气，皆取决于胆。言胆经由十二指肠下降，全身的升降乃通也。小建中汤多用饴糖，重用芍药，酸甘化阴，使左尺脉加多，建中又能补水。左尺脉加，白芍降胆经之能事也。饴糖愈多愈妙，桂枝愈少愈妙。

麦芽消积散气，芍药破结通瘀，力量均大。小建中汤并用之，须藉红枣之补益以济其偏。不然，虚人每有克伐之感觉。则红枣分量应重用也。按各人脉象酌定之。脾湿尿短，忌用饴糖。饴糖即麦芽糖。

鸡肝一个，炒白芍一两，同煮烂，晒干研末。每早晚服一钱，胜于小建中之功。

凡阴虚胆逆之人，十二指肠形质枯损，不受小建中汤甘味者服之。胆管胃部，即见疏通下降之效。连服数日，失眠尿多并胆胃不降，于肝木燥动种种虚劳之病，有出乎意外之功力。鸡肝大升肝阳，白芍大降胆阴，二味同用，圆运动之力非常之大而且速。二味多少，随时按证配合。如服后病见减少，而半夜大便者，此为肝热，酌加白芍。此方治遗精特效，通滞之力大也。若胆胃之阳不旺者，白芍减半。此方黄连阿胶鸡子黄汤参看。

同学关崇卿，寒露后，交戌时，左鼻出血，数日不愈，脉弦细急数。命服黄连阿胶鸡子黄汤，一剂脉和而愈。寒露阳气下降入土，比秋分多。肝木根气增加，肝阳升得太过，肺金降力受伤，于是左鼻出血。圆运动整个不圆，中气大亏，故脉急数。肝阳化热伤阴，故脉弦细。此病如用补中凉血之法治之，必能见效，但不能如此汤之见效而脉和迅速也。因黄连所降之热，即是鸡子黄所补之虚，即是黄连所降之热。虚即是热，热即是虚。黄连与鸡子黄化合，既不见虚，即不见热；既不见热，即不见虚。鸡子黄润而大热，其性上升。黄连燥而大寒，其性下降。同具中土之色，两下混合则生中气。中气升得迅速，所以脉象和得迅速而病止也。经方功效，皆是如此。由此旨而推之，黄连阿胶鸡子黄化合所治之虚病多矣。鸡子黄一枚，黄连一钱煎透去渣，调黄至极匀。大有再造生命之功，且能通调一切气血滞塞不和诸病。中风寒者，加干姜一二钱，中寒者，单嚼食干姜，不甚觉辣。

牛肚一斤，生白芍一两或五钱，水六碗煎成一碗，分二次服，兑入饴糖二两或一两。有小建中汤之功，而补损之力独大。半身不遂，久服尤妙。牛肚不可去黑皮，老人日日服之，增寿可靠。淡食。白芍秋后可多用，冬至后宜少用。

☯ 当归生姜羊肉汤证治推论的意义

疝病有寒者，有热者，有木气积聚者。腹痛有寒者，有热者，有水气滞者，有积聚者。胁痛有寒者，有热者，有木气滞者，有瘀血者，有水停者。

此方所治疝病，乃因于肝经寒者。如因肝经热者，其脉右大左细，沉而有力，或左脉弦实有力。方用归芍地黄丸。归芍以调木气，地黄丸益水养木以清热。因于木气积聚者，归芍地黄丸加苦楝子以泄木气。丸药每次二钱，楝子每次二分。徐徐治愈，不可求速。

此方所治腹胁痛，乃因于肝经寒者。如因于肝经热者，左胁下痛，腹泻金黄，或泻白物。其脉左关尺沉细，或左关鼓指有力。方用归芍地黄丸二钱，加栀仁三枚以清热。因于木气滞者，芍药、炙甘草各二钱，加苦楝子五分。因于积聚者，兽炭五分或一钱，甚者大承气汤轻剂下之。此证必腹痛拒按也，其脉皆沉而涩。因于瘀血者，痛处不移，按之更痛。八珍丸加桃仁、红花少许，或加益母草、生首乌。有水者，五苓散加牛蒡子。有水者，胁下必有水声也。孕妇下半夜左腹胁下痛不可忍，左尺脉无有，黄芩、白术各三钱多服。左尺脉现，痛即止矣。兽炭，兽肉炒焦成炭。

当归、生姜并用，辛窜非常。曾见一室女，病腹痛。医用此方，服后甚效。更进一剂，小便次数忽然加多且长，脐内奇痒，脐内有虫爬出。后服清肝凉血养阴之药始愈。盖辛热之剂，温肝经之寒，过服则肝寒已去，肝热复生。尿多虫痒，皆肝热也。大凡偏寒偏热之方，切须中病则止。阴分受伤，补救不易。

肝经秉春木之气，喜温恶寒，但尤恶燥。温则生气充足，上升而化心火，心火因之而足。寒则不升，故冬令多食羊肉，次年精神必能增加。羊肉最能温润肝木，能每早淡食一碗更妙，无盐则不助热也。经验多的大医治内伤病，慎用桂枝，因其燥肝之故。只要善降肺胆二经，肺经降生肾水，胆经降生肾火，水中火足，肝木之阳遂足，不唯肝木不寒，而且肝木不燥。补肝阳之妙法也。肝阳由水中之火而生，故不燥也。肝木燥，屁必多。燥伤津液，肝木横滞则成屁。治木气病，由无屁而治成有屁，再由有屁而治成无屁，乃能尽治木气之能事。生姜最燥木气，慎用。服生姜而肝木燥者，姜燥肺经之故。肺如不燥，能生水下润，则水气柔和。善治肝燥者，必先润肺金也。广西冬至食羊肉，则病热泻，大气热也。

☯ 肾气丸证治推论的意义

经方于五行皆有直接治法。唯肾水无有直接治法。治肾水之法，薯蓣补肺、地黄滋肝之法。补肺金以益生水之源，滋肝水以杜耗水之路也。其实凡润肺滋肝之药，皆能补益肾水。

此方既治小便过多，又治小便不利。可见木气之动，忽而太过，忽而不及，皆水气与水中温气不足，不能养木之故。

此方补金润木滋肾水，又用附片温肾水。凡阴液不足，而肾阳又虚之病，总以此方为大法。

此方药店名桂附八味丸，又名桂附地黄丸。药店的肾气丸，则名《金匮》肾气丸。

于肾气丸中加牛膝、车前以利小便，大伤肾气，切不可用。其意以为小便不利也。其如小便太多者，何哉。木气疏泄之理不知故也。

后人将此方去桂附，名六味地黄丸，专治肾水不足，极有功效。而不知全是补金润水之功。补金以培生水之源，润水以杜耗水之路，肾水有生而无耗，故肾水足也。再于水中补火，水中有火，则生气。此"肾气"二字之起源也。肾气者，元气也，中气之根也。

此病完全为肝肾病，肝肾病而津液亏伤者，忌用中土甘味之药。所谓土克水是也。况津伤之人，脉络干枯，甘味壅滞，用之必生胀满。六味地黄丸补水，不如归芍地黄丸补水功大而活动。归、芍活动木气，不用活动木气之药，必腻胃矣。

肾家水火二气，水气多于火气为顺。缘人身中气，为人身整个运动之枢机，肾气为中气运动之基始。水气多于火气，火藏水中，乃能生气。若火气多于水气，水气不能包藏火气，火气遂直冲上越，运动遂灭。此方附子极少，山药、地黄、丹皮、茱萸独多，即是此理。况卧寐则生相火，一年之秋冬又生相火，一日之申酉以后又生相火。故人身只恐津液不足，不愁火气不足。果病水多生寒之病，用附子以温水寒，一剂便奏全功。若水少补水，一年半载尚难补起也。小便不利，服肾气丸而现口苦者，此肾水较肾火尤虚。宜去附桂，并去茯苓、泽泻，加车前草同服。水较火虚，故不用附桂以助火，苓泻以伤水。车前草润而利尿，故以之代苓泻。

但火气虽多，不可用热药加火，亦不可用凉药灭火。只宜润肺滋肝以益水而配火。水火俱多，元气更足。如因火多水少而用凉药灭火，水火俱少，元气遂减，中气无根矣。因火多而祛火，此不知根本之医也。

附子纯阳，其性上升。如水寒不大而多用附子，或水不寒而误用附子，附子下咽，能将肾中的阳根拔动而起，使水气从此不能包藏火气，为祸不小。

除纯寒之证，不能不用附子外。其内伤之肾阳不足，肾并不寒之证，莫如用甜苁蓉、巴戟天柔润和平益肾之品，以代附子，最为妥当。猪腰子不去膜，用生姜丁黄土拌湿包固，柴火烧熟放冷，胃强者嚼食腰子，胃弱者将腰子煮汤食。右腰子中白油膜，较左腰子特多。腰子属水，肾水候于左。此方温补肾阳，平和力大。凡先天不足，与肾家阳虚之人，皆可奉为再造之宝。但多食亦能动热，如其动热，须以养阴之品配之。肾阳虚者，虚而兼寒乃用附子，虚而寒者，脉迟而食减也。

肾为一身之本。中气为人身之生命，肾中之气又为中气之生命。凡老人八九十岁，夜不小便，眠食精神如常。此必平日保养肾家之效。如老人肾气受伤，食入仍吐，即宜服肾气丸，养起肾气，以生中气，乃愈。肾气丸治脑鸣特效。脑髓即肾精也。

如老人肾气受伤，春夏之间，昼则微觉恶寒，夜则微觉发热，微汗满身，口苦食减，身体疲乏，并无外感项强身痛之证，亦宜肾气丸以补肾气自愈。切不可用发散药以速其死。恶寒汗出，乃荣卫将散之兆，中气之败可知。但不宜直接用白术、炙甘草补中之药。因此病之中虚，乃肾气不能生中气的关系。如服肾气丸不效，则肾阳难复。宜多食猪腰汤以补命门相火自效。此病欲知是否肾气亏伤，可于恶寒之时，用温水泡足。觉身体陡然舒适，恶寒全消者，便是肾气伤亏之象。因足底为肾经涌泉穴，此穴得温，肾阳上升，故恶寒立罢。荣卫的寒根于肾气。寒热者，水火之征兆，肾乃水火二气所成也。

消渴小便多。消者肝木失根，风动消耗津液，故渴。风动疏泄，故又小便太多。是乃难治大病。著者本肾气丸的原理，用辽海刺多的小海参一枚，黑豆一把，煮烂食极效。因此病乃形质亏损，非草木之力所能挽回。此方一为血肉之品，一为谷食之精。海参大补肾中阳气，黑豆大补肾水。水火均足，水静风平，疏泄遂止。凡肾家亏损，及年老肾虚，真有不可思义之妙。凡补品，多数皆有偏处，或生胀满，或生燥热，种种不适，功不抵过。唯此方，服之愈久，神愈清，气愈爽。服之终身，不仅能却病延年而已。海参大补肾阴，又补肾阳，世人只知补肾阴也。煮法先将海参用温水泡一小时，用手捏去盐渣，换水两大碗，加黑豆一把，微火煮八小时，取出海参，剥去沙坭，肠勿去。连汤食。海参精华全在汤中也。肾家虚损，力可回天。凡病精神不振、饮食减少，补中药服之不受者，可速服此方以补中气之根源，即效。能于子时后寅时前服下，效力更大。凡半身不遂，经脉不通，癥瘕，皆可借子后寅前造化旋转之力，以宏海参黑豆补肾水火之功，而复中气之旧也。消渴属于热者，小黑豆煮浓汤，常常服之，胜于食凉药。

人于四十后善保肾家，左脉充足，皆能有八十以上之寿。因水足乃有藏火之处。水亏不能藏火，中气失根，与河图中宫阴数在阳数之外，阴以养阳之理相背。则阳气飞越，中气消散，无药可回也。好食纸烟、鸡鱼烧酒、牛奶热性等伤阴之物，与燥热之药，亦能使左尺脉少。老人能受附子阳药，皆肾水充足之故。前人谓阴脉旺者必寿，其意深矣。李东垣谓人当四十以后，气当下降，宜升阳之药。此言误人不少。其实四十以后，降气即渐衰矣。降气者，阴气也，津液也，肾水之来源也。东垣错处，汤头篇中最多。

凡阴虚则肝热肺燥，忌食下列各物。

燕窝　鱼翅　虾米　鲤鱼　咸鱼　鸡　鸡蛋　牛肉　羊肉　鸽　红糖　甜酒与一切酒　胡椒　花椒　韭菜　生姜　蒜　核桃　茶烟

以上各物皆伤阴分。

每晚调服鸭蛋一枚，调十分钟生食，或开水冲服，最能补阴。唯大痈疽未合口者，忌之。小疮之属于阴虚者，宜之。此方比服补阴药功大，治幼童夜尿特效。

小便不利，有因土气虚者，有因肝阳虚者，有因肺阴虚者。土气虚，肝阳虚者脉微，肺阴虚者脉弱。土气虚者，宜服茯苓、白术。肝阳虚者，宜服乌梅。肺阴虚者，宜服车前草。苓术除湿补土。乌梅性温补阳。车前性凉补阴。不可错误。阳虚误服车前，败脾滑肠。阴虚误服乌梅，疏泄过甚，小便不止而死。此外则木气结滞，脉象沉涩，亦小便不利，宜《伤寒论》之四逆散。柴胡、白芍、枳实、炙草各一钱，以升降木气，疏通滞气，并养中气乃效。又非肾气丸所宜矣。微脉弱脉，详脉法篇。

一七十六岁老人，小暑大暑之间，满身发痒，脉虚饭少，行动无力，脉甚润却散漫。予附子理中丸一钱。二日后，头忽晕，改服肾气丸一钱，一日二服。至立秋约服三两，诸病痊愈，脉亦调整。次年春精神大加，行动如少年。此病身痒，阳气虚也。附子理中，乃中虚又寒之法。此病中不寒，故服之头晕。改用肾气丸，由水中补阳，所以病愈。小满大暑之间，正少阳相火之时，此时补起相火，秋后降入水中，所以交春，见效特大。凡附子理中觉燥，改用肾气丸，此法最佳，最宜研究。相火当令之时，宜补相火，所以冬季热药不宜。冬季宜补水也。世人以为夏季炎热宜凉药，冬季寒冷宜食热药，可谓不知医理。

有一人夏季感寒，恶寒甚盛。服阿司匹林，汗出感愈而胸痞气微，心烦意乱，若甚危险者。脉右关独大，虚松无神，左脉甚细。服附子理中丸梧子大五粒，顷刻而愈。此中寒兼阴虚，附子理中少许即效。若服之稍多，必病愈而阴虚之病随之起矣。此治法，乃中寒宜附子理中却宜少服之法。若服肾气丸，于右关脉大之中寒，必不见效。

补益肾气，时方之中还少丹最好。巴戟天、甜苁蓉、楮实子、五味子、小茴香、炒杜仲、山茱萸各一两，以温补肾肝阴中之阳。枸杞、熟地各二两，以补肾肝之阴。山药、茯苓各一两，以补肺健脾。牛膝、远志、石菖蒲各一两，以疏通腠理，使补益之品可无停滞之患。避去附子肉桂之纯阳，于温补中寓润养之义。蜜丸每服一钱，饭后服。此方与下文健步虎潜丸，滋补肾肝之妙法也。还少丹并治脾胃虚寒，饮食不思、发热、盗汗、遗精、白浊、真气亏损、肌体羸瘦、肢体倦怠等症。菖蒲、远志最疏胸膈滞气，心虚者少用。胸膈气疏，心肾乃交。人见远志的志字遂认为能补心肾，误后学者也。还少丹用之于大队滋补药中，正所以疏胸膈之气，以利导滋补之作用。此方偏热，右尺脉少者宜之。虎潜丸偏寒，左尺脉少者宜之。

肾气丸治的小便太多，乃肾中火弱之虚病。故用附片于地黄之中，以补肾水中之火，以培木气之根。木气得根，疏泄有本，故小便减少，以归于常。若手厥阴心包经热实之小便太多，则非黄连不效。厥阴热实，其脉细沉有力。夜半烦躁，口渴汗出，甚则肢冷。舌之中心两旁黄胎两条，时起时退。一夜小便十数次，白日睡醒，亦两三次。用黄连者，降手厥阴心包相火也。潘荣武同志，少君五岁，病此，用白芍、菊花以清肝热，麦冬以清肺热，生铁落以降胆，黄连以降心包，大效。口渴，津液伤也。汗出，内热也。肢冷，热极则热聚于内，不能达于外也。舌心两旁黄胎，时起时退，舌乃心之苗，心包热实，热现于舌也。胃热之胎。退则病愈，不时起时退，土气厚重不移易也。心包属火，而来自肝木，木病则进退不定也。白昼睡醒，小便宜多，睡则增相火，火增则水热也。脉沉，内实也，细而有力，热伤阴也。此证与肾气丸证，一虚一实，虽实仍虚。用参术草枣白芍，白芍重用，以善其后焉。

单食甜苁蓉一味，剪细吞服一钱，水火双补，可代肾气丸。阴阳俱虚，形体瘦弱，不能受附子者，此药最宜。白果煨食十枚，亦治肾虚小便太多，此无热之小便太多。

有老人小便不利，服温补肝肾之药始利，而大便反泻不能收纳。此肝肾阴虚，肝木又热。后服生鸡子一枚，生白芍二钱，生知母二钱，乃愈。鸡子以补阴，知芍以清热也。此人服肾气丸甚热。

☯ 大黄黄芩黄连泻心汤证治推论的意义

肾水足则上升以交心火，心火足则下降以交肾水。肾水上升者，阴中阳足也。心火下降者，阳中阴足也。肾水不升则化寒，故肾气丸，用附子以温下寒。心火不降则化热，故泻心汤，用大黄、黄连、黄芩以泻上热。渍少顷者，泡出味便服，不可多泡也，轻之至矣。此心火乃心包相火，非心脏君火。君火不病，病则人死。

降火与清火不同。清者有去之之意，降者引之使下，归于水中，不去火也。明了降火法之意，方能治火气之病。如用清法去火，乃火气病之实者。此方乃火气病之虚者。

心气不足四字，切须认清。心属火气，下焦之火主上升，上焦之火主下降。心火不足，乃心火之降气不足。如系心火不足，便须用羊肉温补木气，心火乃足；或用肾气丸以补木气之根，心火乃足。

吐血有因寒者有因热者。大黄黄连黄芩泻心汤，此病之由于热者。火热不降，中气必虚，故此方渍而不煎，预防伤中，为治火逆之大法。即吐血之由于实者，大怒之下，肝胆横塞。实在肝胆，虚在中气。如吐血而脉紧，重按有力，则泻心之法中，又须兼清肺和肝，散结养中之品矣。吐血乃大口吐出，非咳血。

若吐血不止，是中下寒盛，肺金不敛而血逆行。用柏叶汤，干姜温中，艾叶温木气而调升降，各用三二钱。马尿一两，煎服即愈。马尿收敛下降，能滋润血液。此脉必微而浮，或虚而大也。中温肺敛，血乃下行。下部温暖，血乃归根。若服凉药，病则难愈。有时咳血而大口吐出，若属于热，难治。

吐血不止，或十数日发一次。除用柏叶汤外，红炖羊肉随意食，特效。此为木气与中气虚寒之病。木气寒则胆木不降，故血逆行。其脉必弦大，或虚微。弦而大为虚寒之脉。微脉亦阳虚也。羊肉温补木气，又补中气，红炖有桂皮等香料，亦温补木气兴中气之品也。凡吐血不止之吐血，乃大口吐血，非咳血，非咯血，慎之。

泻心汤治上热吐血，柏叶汤治中寒吐血。此种吐血，多系一吐即愈。唯虚劳咳嗽、痰中带血，则难治，以其形损故也。

人身之气，阳位在上，阳根在下，阴位在下，阴根在上。虚劳咳血，肺质损伤，阴根受伤。如脉不细数，尚可补肺益阴。肺阴复原，降气充足，圆运动迅速，中气复生，自能病愈。如脉细数，形质大损，阴液枯涸，病即难治。咳血又加发热，阴竭火飞，一交节气，大气变动，即生危险。

咳血而脉尚未细数者，切不可用补气伤津之药，使之转成细数。方药如下：白及、阿胶、糯米各三钱，以补肺质之阴。山药、扁豆各三钱，以补肺阴之阳。山药兼补土祛湿，可以调和白及、阿胶、糯米腻性，使之不碍食欲。槐角二钱，以清肺热而助降。海浮石补肺质之损，益肺质之阴，以助肺金降气。苦杏仁泥一钱，以润肺质而降其逆气。蜜制款冬花、枇杷叶各二钱，以降气止咳。黑豆五钱，养木气、降胆经、敛相火、引肺气降入肾家。黑豆益阴而不败脾，和木气不使上冲，以保肺金之安宁，为此病要药。总之此病此方，总要补阴不伤土气，补土不伤阴气为主。如半夜阳动，宜加苦楝子、生枳实一二分研末，每日卧前吞服。盖能半夜举阳，此相火尚旺。能将此火藏于水气之中，肺金赖以安宁，中气赖以复生，此好机会也。凡动阳食物一概不食。用糯米、百合、山药、莲子、扁豆、绿豆沙、红枣、白糖、猪板油，蒸熟如泥，以代早点。食后不觉热，则中气受补，形质易复，病愈较速。形质不可损坏，坏则难望复原。医此病者不可求速效，致药不见功反加病也。

至于鼻衄，皆是虚证，有燥病、湿病之别。燥病，口苦额痛，麦门冬汤可用。湿病，面黄食减，炙草、侧柏叶各二三钱。柏叶除湿敛肺，炙草补中，麦门冬汤亦重补中，可见肺逆者中必虚也。妇人经期，鼻血大出。此心热横肺，乃倒行经也。速将头发用凉井水泡之，频换新汲井水以撤心火。心火降，血则归经。另服柏子仁汤乃愈。柏子仁汤，详汤头篇。

一妇年四十，因咳嗽痰中有血，注射葡萄糖钙多次。后遂痰中大口带血，晨起即咳，半黑半红，继则全红。中脘作痛，有气上下分行，上行者，由中脘向右入耳后至前额，则鼻出血。由中脘趋左腹，腹即痛，大便泻稀水少许至十数次，小便亦日十数次。背后发热，月经减少，饭食不甘，睡亦不稳。脉两尺俱无。予用龟胶二两，鲜柏叶二钱，一剂血止咳减。第二剂仍二两，去柏叶，加槐角二钱，咳与背热皆大减。大便小便均复原状，食睡都好。其间有一种现象，颇为特别。第二剂后，额上皮内如有多少虫行，由后而前，由上而下，由头下至脐下，睡醒之后，精神百倍，右尺先有，左尺亦来，不多。胶减一半，槐角仍用二钱。服至十剂，病始痊愈，而左尺仍不足也。此病阴虚而用补阳伤阴之药，圆运动失常，此用不运动之药使然耳。人身阴阳圆运动，后升前降，左升右降。此病两尺俱无，平日阴亏可知。阴亏而咳，此肺热之咳。葡萄补肾阳之药，糖补中土之药。阴亏之人，忌补肾阳、忌补中土。阴阳运动，是活泼的，钙乃金属，是不运动的，所以注射葡萄糖钙多次，而成以上所列现象。阴亏则不降，所以热咳。既不下降而热咳，又加以补阳之药。阳多阴更伤，更不下降，于是由右上逆而鼻出血。阴阳运动，相抱如环。肺阴既不下降而向上，肝阳即不能上升而向左下陷。于是腹痛下趋，而连泻不已。小便多次，亦肝阳下陷生热也。背面发热者，阳升于后，不能下降于前也。头皮内如多少虫行，下至脐下者，身后督脉上升之阳，升至头顶，由额下降至脐也。龟胶大补阴液以复尺脉，用至二两可谓重矣。柏叶收肺气，槐角清肝热。故此方特效。此病已花费二十余万。此方十来日，药资不过千余元耳。此中医根据圆运动的原则，凭脉治病之妙也。中医不用不运动的药。

吐血属于虚劳者，用生地、熟地、天冬、麦冬、知母、桑皮、杏仁、白芍、阿胶、白芷、甘草各一钱，鸡蛋三枚同煮，蛋熟去壳，用竹筷将蛋戳一小孔，再入药锅内煮数分钟。先食蛋，后食药汤。隔一二日一剂。血鲜红者，药加为各二钱。服后脉细数者，渐转和缓，肺内部痛者渐不痛，潮热者渐退，虽二三期之重病亦效。此方乃整个圆运动之法也。虚劳吐血，向来只有补阴之法。补阳之药，不唯无效，反以加病。人身阴阳二气，互为其根。一派补阴之药，皆是灭阳之药，土败火熄，不食而死。鸡蛋大补脾肾之阳，有姜附之功，无姜附之燥，于大队补阴地冬等药中用之，并使药汁渍入蛋内，而成一阴阳互化的圆运动。脾肾阳复而左升，胃肺阴复而右降。形质与气化的圆运动复原，所以热退进食，愈。吾人将此阴阳互化之意想清，不用温补药，而用鸡蛋之理认识，必能治多少阴阳两虚无法用药大症而得到愉快之境。咳血者不可服。服此方须隔一二日一服，若每日服之，鸡蛋不易消化。煮药要盖住。

☯ 炙甘草汤证治推论的意义

此方用生地、麦冬、阿胶、麻仁，凉润之品，大补津液。因脉已结代，心已动悸，已现津液燥热之象。津液乃中气旋转之所生。必须中气旋转，津液方能复生。又必须津液滑利，中气方能旋转。此互相关系的实际上，学者能思维透彻，得到着落，便能解决阴虚用药的困难。因向来治阴虚病的方药，只知凉润，不知补中。及至凉润伤中，仍不能不用凉润。结果中气败完，液干人死。不补津液，中气不能旋转。不补中气，津液无由而生。而补中之药，必伤津液，补津液之药，必伤中气。故困难也。此结代之脉，并不弦细，与普通脉象一样。如其弦细，脉络枯涩，炙草参枣，不易用矣。

☯ 茯苓杏仁甘草汤证治推论的意义

时方中之二陈汤，陈半夏、陈橘皮、茯苓、甘草，世皆认为治痰通剂。有以二陈汤治胸中痞塞短气不见效者，半夏与杏仁之分也。半夏性燥，杏仁性润。燥药伤津，润物养津。半夏只可去痰，不可用以祛湿。用燥药祛湿，津伤而湿不去。用养津药祛湿，津生则气降，气降则湿行也。

湿在人身，如物受潮湿，是满布的，是浸透肉质的。痰在人身，痰自为痰，离开肉质的易医。发汗利小便，为祛湿两大法门。然只能去初病之湿，不能去久病之湿。初病之湿，湿气未将肉质浸透，故可发汗利尿以去之。若久病之湿，已将肉质浸透，湿气与肉质的津液合而不分。发汗利小便，皆大伤津液。又须于发汗利尿之法中，求深细的治法。《金匮》曰：若发汗，大汗出，湿气不去。微微似欲汗出，湿气乃去。又曰：大便坚，小便利，桂枝附子汤去桂加白术主之。湿气与津液合而不分，必发汗而微微似欲汗出，满身潮润，不见汗流。然后湿气与津液分开，湿气乃去。大便坚小便利，湿气与津液不能分开，必须去桂枝之疏泄小便，加白术以停留津液，使大便润而不坚，小便比较减少。湿气与津液分开，湿气乃去。此深细之治法之功效，只须验之脉象。脉象调和而微小，湿气已去之脉。脉象弦细不调为湿气未去之脉。湿气之去，全赖整个运动圆而木气和。弦细之脉，整个运动未圆，木气未和也。微微似欲汗出，与小便减大便润，为整个运动圆。经验多时自知。

夏日久雨，一人农事操作，冒雨用力过甚，遂病感冒。自服葱豉汤，体舒而热不退。食无味，唯食糖有味。尿短，脉细而涩。热如在骨。继食黄豆四两，已能食粥三碗。一医用大剂茯苓、苍术、厚朴、木通、泽泻等除湿之品，遂失眠，身黄，不能行走。尿愈短，头骨热退。反不能食。身仍热。此病用力过甚之时，而感受湿气。脾肾两亏，病气极深。重服除湿之品，伤其脾肾津液。脾津伤，则阳散土败而身黄。肾津伤，则肾阳不能藏而失眠，不能行走。今津液伤尽，阳无所藏而散去，故头骨忽然不热也。此病尿短，乃阴液不足，肝肾之阳，藏不住而外泄，无力疏泄小便之故。发热不思食，即阳气外泄之据。此时宜用干姜、附子、炙草，兼党参、黄精，阴阳两补，方能回生。学医须学整个的，乃能治病。只知尿短为脾湿，提笔大开除湿之药致人于死，危险危险。可类推也。曾见一医治水肿，重用茯苓、泽泻等除湿之药，下咽一刻，胸痛汗出而亡。详汤头篇，大橘皮汤。

一人身黄足肿，问其小便长而次数多，其脉两尺如无。医家按湿治，黄肿反加。用阿胶每日服之，至半月尿减少，再半月尺脉起，黄肿渐消。阿胶一味服至年余乃痊愈。黄为土色，入木为黄。阴虚木败之病也。此方补阴以养木之法也。

☯ 酸枣仁汤证治推论的意义

失眠除因胆经寒外，有胃气不降者，用法半夏五钱，党参五钱，红枣六枚。半夏专降胃逆，参枣补中气。胃气降相火乃降，相火降入肾家，故眠也。脉象平和，或右关脉大，无肝胆病证者，便是。

有因胆经热者，半夜手掌发胀。或胆经热肝经亦热，则放屁声大，尿多，左腿痒。用龙胆草三钱，清降胆热，并补中气即效。

老人失眠，左尺脉细小者，此为真水就枯，甚难治。朱丹溪健步虎潜丸有效。方用制龟板、制鳖甲、大熟地各四两，盐水炒黄柏、炒知母各三两，牛膝、橘皮、锁阳、虎骨、当归、白芍各一两，党参三两，研细末，瘦羊肉蒸烂同捣为丸。羊肉不拘分量，以能捣和作丸为度。临睡时吞服四两。此方龟、鳖、熟地、党参补形质之阴，知柏大寒补水右降，虎骨、羊肉补形质之阳，又能温补肝经耗损之气。锁阳敛阳下归肾水，牛膝、橘皮引阴药下行以交肾脏，归芍调木气之升降。此方凡左脉细小，一切阴虚亏损，无不奏效。

一人年五十，好怒，两目不能上视，亦不能左右视，视则头目昏晕，浑身陡软。每日必吐二三次，并未吐出有何物。饭食减少平日四分之三。舌胎微现润黄色。六脉皆虚，右有弦意，左尺较少。医两年无效。令服健步虎潜丸，一日五钱，甫服一日，即见大效，加饭一碗。服至一月痊愈。左尺脉较少，为龟地知柏并用之据。此方妙处，全在虎骨，温补木气之阳，以配合龟地知柏滋补木气之阴。若徒知补阴，不知补阳，相火一败，土气失根，再不能食，便坏。此方亦根据肾气丸之法，加以细密之配合而来。此朱丹溪之妙方也。凡阴虚木旺诸病，皆宜此方。须知木之旺，即是木之虚。此方可谓能尽整个圆运动之妙。此病之不能上视、左右视者，肝阳旺于上也。肝阳旺于上者，肝阳虚于下也。肝阳之偏升，胆阴之不降也。故滋补阴液、温补肝阳并用，恰合病机。而血肉之品，尤宜虚损之家。研究此方，得其妙处，虚家肝胆之病之法，应用无穷矣。龟甲能降木气偏升之力，亦此病要药。

失眠如由阴虚，糯米粉做成水圆，猪油炸，卧前食半饱特效。鸡肝白芍方，治失眠特效。降胆经升肝经，通滞气补阴阳，其力大矣。鸡肝方见前。

小建中汤，将饴糖、红枣加重，于半夜失眠时服之，顷刻即能得睡。可以见睡眠是胆经相火兴中气之事也。治失眠病，总以补中温胆为主，补阴为辅。凭脉用药，不必拘执为妥。阴虚之人，有食饴糖作热泻者。

鸡蛋黄油，最通胆管，最能活动身右一切痹着，饭后服之甚佳。用鸡蛋连壳煮熟，将蛋黄加油炒透，成老黄色，加水将油煮浮于水上，取油服之。能补相火，温暖胆经。其力非药力所能及。胆经寒失眠至实，清鱼肝油，补胆经相火，功力大而性平和，每饭后食半匙极佳。每日食海参一条，猪肉炖食极效。半夜失眠，枕上嚼食艾叶一二分极效。皆补相火之意。失眠由于相火虚者较多。

☯ 白头翁汤证治推论的意义

曾与一医家同治一白头翁证。医家主用白头翁汤。余曰：脉弱不能受黄连、黄柏之大苦大寒，宜变通也。用白头翁、秦皮而以栀子皮炒过代黄连、黄柏，又加山药、扁豆以益中气，服之而愈。此方服之即愈，如用原方，必加脾败之病矣。加山药、扁豆者，平淡之性，扶土气以任苦寒也。

此病，伤寒厥阴肝经阳复生热有之。伤寒里病，一气独胜，病气极盛。故阴经阳复所生之热，其力甚大，非用黄连等大寒之味不能清之。至于内伤肝经病热，左关尺脉小于右，则归芍地黄丸甚相宜。六味地黄丸加归芍，滋养肝木津液之方也。伤寒一气独胜，详伤寒读法篇。

凡用大苦大寒伤中气之药，不唯要审明脉象，尤要审明病人所在地之地气。如夏日多雨，地下之热较实。夏日少雨，地下之热较虚。春夏则地下之气之热较虚，秋冬则地下之热较实。造化地下的热之虚实，人身中气以下的热之虚实应之。热实故脉实，热虚故脉虚。又如秋冬之间鸣雷，则秋收之阳外散。地下阳少，人身中下亦阳少，阳少则脉虚。冬至后不冷，常起大雾，则冬藏之阳外散。地下之阳少，人身中下亦阳少。阳少则虚。冬月阳少脉虚，来春春无所生，阳更少，脉更虚。一直要到立秋处暑后，太阳射到地面的热经秋金收降之力，将它收而降入地面之下，然后地下有阳。然后人身中下阳气渐充，脉乃渐实也。阳实脉实，病热之病，其热乃实。然后黄连黄柏的证，乃可用黄连黄柏之药。西南各地，冬季无雪无冰，气候不冷，重庆且多大雾，地下藏阳不多。医家如仍按书用药，不知审查地气，一定将病治重，而不知何以病重之所以然。常谓东北方实病多，西南方虚病多。东北地方冬令严寒，西南地方冬令少冷故也。亦有个人之病，不能一概而论。则内伤之病有之。时令病则大概相同。

《内经·四气调神大论》，对于春生夏长秋收冬藏的藏气，特别重视，医家却解释错误，使后人学之不得要领。即如香连丸治痢疾，东北各地都效，西南如昆明、重庆都则多不能见效，反加病焉。痢疾服黄连加病者，将黄连易艾叶以温暖肝经，然后效也。此因冬令不冷之地，水中所藏阳热不多，肝阳不旺，化热之元素本少。故畏黄连之寒，而喜艾叶之温也。肝阳不虚之人，不在此例。前人立方，根据一地之病证地气。吾人用前人之方，须审各地之病证地气。此本书生命宇宙篇。所以冬藏不足之地，特别重视也。总以病人之脉象为凭。阳虚之地，病人之脉，亦多阳虚也。

人身内伤之病，肝木刚燥之病最多。归芍地黄丸、杞菊地黄丸极合机宜。王孟英医案所载养阴诸案，可以为法。当归生姜羊肉汤治肝木寒证，白头翁汤治肝木热证。皆少有之肝木病也。前人对于柔肝之法，特别注意。初学切不可忽。

☯ 薯蓣丸证治推论的意义

木主疏泄，其气本动。木动风生，第一克土气，第二耗水气，第三扇火气，第四侮金气。

第一克土气者。木本克土，土气旋转，须木气调和。木郁风生，则盘塞冲击，土气便不能旋转了。虚劳病，食减、中虚、中郁，即是此理。

第二耗水气者。就同有水气的物件，一被风吹，水就干了。肾主藏精，精者津液所成。风木动则疏泄妄作，肾不能藏，津液枯耗也。津液枯耗，腠理不通，百病皆起。虚劳病，发热、出汗、干涩枯瘦，即是此理。

第三扇火气者。乙木上升则化君火，甲木下降则化相火。相火下降，藏于水气之中，又为乙木之根气。病风则乙木不升而君火陷于下，甲木不降而相火逆于上。火气者，动气也。再遇风气扇动，故愈扇愈热也。火气生热，灼伤水气，不能藏火，元气消散，中气灭亡。虚劳病手足心热，潮热出汗，咳嗽食减而死，即是此理。

第四侮金气者。金本克木，木主疏泄，金主收敛。金气收敛，木气乃不妄肆疏泄。金气之收敛，虽随中气之右转，亦须木和风静，方能行其收令之权。今木气风动，扇火上焚，金气虽欲收敛，而有不能矣。金不能收，风气愈泄，水气无根，火气飞越，土气消灭。虚劳病咳嗽不止必死，即是此理。

故曰风者，百病之长，五脏之贼也。因木病而水火土金皆病，故曰风气百疾也。

虚劳之病，其初皆由木气之妄动，其后皆成于金气之不收。盖金收则水藏，金收则甲木下降，金收则相火归根。相火归根，则水气温暖，乙木温和。只生心火，不生风气。甲降乙升，土气松和，中气旋转，各经升降之气，自然调和，诸病自然消灭。

是金收二字，责任实在不小。金气能收，风木四害，皆可不起。所以虚劳之病，最忌咳嗽也。咳而不愈，金气全败，收气全消，风遂无平息之望。中气无存，遂难治矣。所以此方重用山药，补肺经之气以助收敛而平风气也。

此病此方，于中气旋转、阴阳升降、五行六气、一气回环的圆运动，可以概括。苟深思而明之，虚劳诸病全解决矣。

水火交济则人生，水火分离则人死。分离少者则病轻，分则多则病重。虚劳之病，水火分离。此方则有金木与中土之法，而无水火之法，何也？缘肺金下降则生水，胆木下降则生火。故此方只有金木与中气之法，水火之法即在其中。

甲木下降乃生相火之法，不言君火之法何也？因乙木上升，自生君火。非甲木下降，乙木不能上升，故不言君火而君火自在其中。故仲景医经，于劳伤各病，皆是金木中气之法。

诸家药性，皆称羌活、独活、薄荷、白芷等好些发散药为祛风药。风者，木气也。木气疏泄则成风，岂有疏泄之病，又用发散之药，以增加疏泄，为能治风之理。中医学竟有如此不讲理、而众口一词者，无怪瘟疹用散药将人治死，而不知其所以然也。后学被其害者多矣。

☯ 生姜泻心汤证治推论的意义

凡经方寒热并用，皆既有寒又有热之病。不可认为寒热并用，乃彼此牵制之意。用药须于认定着落四字上，求切实之解决。如认定有寒，干姜便有了着落。认定不清，则着落不确，含糊用药，必加病。

此病主因，总是中气虚寒，不能旋转于中，因而四维的升降停顿。应当上升下降的火，成了上逆下陷之热。既成热，必须清去其热，其火乃能升降。又非温运中气，四维不能复升降之常。此等病甚多，将生姜泻心汤的理法，玩索有得，应用无穷。

《金匮》黄土汤治便血，用附子、黄芩、灶心土、白术、炙草、阿胶、地黄。既用附子之热性，又用黄芩之寒性。既用灶心土、白术之燥性，又用阿胶、地黄之润性。用附子，因肾水寒不能养肝木也。用白术、灶心土，因水寒木郁，土气必湿。土湿则木气愈郁，愈妄肆疏泄也。用阿胶、地黄，因木郁疏泄，必生风燥，既生风燥，必更疏泄也。各有认定，各有着落。亦非寒热燥润并用，彼此牵制也。人身是五行六气所成的，五行六气是融合的，并不发现一行一气的。是圆运动的。病则六气分离，各现本气，故寒热燥湿风，都发现也。

有人嗜酒，遂病便血，六年无虚日。服黄土汤病反加。其病面黄，左腿足热，左手心热，左乳部微胀，大腹满胀，小腹硬胀，均时胀时消，行动则咳，脉小而短。为处一方：麦冬、白芍、法半夏各三钱，川芎一钱，白术、茯苓、苡仁各三钱而愈。此病面黄，土湿也。左手足热，血去木枯，又阻于湿，木气不能左升，则左足热。木气不能右降，则左手热。木枯气滞，升降不和，则胸腹胀也。方以术、苓、苡仁，除湿建土，麦冬、半夏、白芍，由右以润降肺胆胃三经，轻用川芎，由左以温升肝经。肝胆二经升降调和，风木之气得润，中土之气运化，故诸病皆愈。脉短为气滞，故不用甘草以增滞也。凡黄土汤证，木气不枯，气不滞，脉不短小，不热不胀。此病乃土湿木枯，热而又滞之病。认定土湿，苓、术、苡便有了着落。认定木枯生热生滞，白芍、麦冬、川芎便有着落。降药多升药少。造化之气，能降自然能升，升降自如，胀满热咳皆自愈矣。升降的运动圆，血自不下也。

生姜泻心汤，治伤寒坏病痞证。其复杂情形，非学有根底，于《伤寒论》下过苦功者，不能辨别出此方用药之所以然。但自来医家，有几人能对于《伤寒论》用过苦功者。医家岂有不愿用功学《伤寒论》？整个原文次序，愈读愈不明白，于是只有逐章死记之一法。不知整个，如何能知一章。伤寒一百一十三方，三百九十七法，是内伤外感整个的书，不仅伤寒一病的书。《伤寒论》无法读彻底，此中医所由坏也。本书

《伤寒论》六经原文读法篇，与伤寒方解篇，开自来学《伤寒论》简便法门，不可忽矣。

☯ 黄芪五物汤证治推论的意义

身左不仁者，荣气衰也。身右不仁者，卫气衰也。然今日之偏衰，实由前日之偏盛而来。因荣卫相实，全要平均。荣盛则身右之卫气，维系不住荣气而身向左倾。卫盛则身左之荣气，维系不住卫气而身向右倾。倾者，偏盛之气单独震动，圆运动忽然分开，身体随偏盛之气之一方而倾倒也。但荣当偏胜，只责卫虚，卫当偏盛，只责荣虚。如当时补其虚之一方，以调其盛之一方，则荣卫和合，运动能圆，万无病中风倾倒半身不仁之事。荣盛而身向左倾，倾后则荣衰矣。卫盛而身向右倾，倾后则卫衰矣。一方偏少，一方偏多，运动不圆，中气遂受其影响。而实中气先弱，不能运化荣卫也。

此等病证，无论右倾左倾，由于卫气偏盛者极少，由于荣气偏盛者极多。卫秉气于肺，肺气能盛，则金收水藏，火秘木静，中气益旺，运动益圆，病从何来。荣秉气于肝，肝为一身动气之主。平日不知珍摄，液亏水耗，木枯风生，木动生热，风热伤金，金不能收，木气更动。此时中气摇动极矣。中气尚能维持本身运动之圆，木气虽动，不过发生木气疏泄之本病而已，何致将整个圆运动的个体忽然震开，致向一方倾倒。此必因又遇一番激刺，方能一动而倒。

当未倒之先，必有先兆。如果头脑眩痛，耳鸣心跳，眼生金花，少腹干热，半夜发躁，手足麻挛，痰火上冲，行动眩晕，种种阳亢阴亏等象，其脉必右多左少，左且沉细硬涩。

必于此时，赶紧用滋津液、润枯燥、祛滞塞、养肝木、助肺金、降相火、培中气之药，使气血无阻，腠理流通，动气入于静气之中，刚柔相济，运化能圆，方无后患。如果卫气偏盛，静气可制动气，乃太平之象也。然须本人忌食动阳燥热刺激等物，方能生效。

此病血痹身体不仁，乃形之病。方中只用调和荣卫之药，荣卫流通血自然不痹，身体自然灵活也。如其舌有腻胎，须兼清理胃滞，加神曲、半夏、槟榔之类。如血痹已久，须兼活血，加桃仁、红花之类。如津液枯涩，干姜辛散亦不宜用，甘草横滞亦不宜用。宜加冰糖以助中气，则芍药得甘味相和，奏功必较易也。

荣卫之气流通，其力极大。每当夜半阳生之时，与天明阳动之际，病人身体常有感觉。如有一次由四维运动归到中脘，病必大愈。盖四维升降，则生中气，中气有力四维愈能升降之故。

世谓中风跌倒，有中风、中火、中痰、中气、中湿分。其实火也、痰也、气也、湿也，皆由于风。此风乃本身木气之风，却非风寒之风。平日阴虚阳亢，肺家津液不能养木。木气生动，肺金不能降之，则木动风起，荣盛卫衰，荣卫分离，而成半身不遂。不过因木动中伤，故火痰气湿，随风木之动而起也。于黄芪五物汤，加治风、治火、治痰、治气、治湿之药可也。荣卫不通，必有瘀血，须加活血通瘀之品，乃能见效。热加栀子、黄芩，气加青皮、枳实，痰加半夏、南星，湿加茯苓、白术。如兼阳虚内寒，干姜、附子尤要药也。唯中风之后，有气闭之证，宜急顺气。详汤头改错篇乌药顺气汤中。

此病世医好用时方之防风通圣散，而病加重。因防风通圣散大开大阖、大通大散，力量猛烈，乃内风陡起，忽然倾倒，脉实、气实、痰实、热实闭塞不通之方。如果证与方合，自当见效。黄芪五物汤不合用也。虽实亦只暂时之实。闭塞稍通，脉象转和，速补中气，调荣卫，乃是治法。

黄芪乃大补卫气，以通腠理之药。力大功宏，非他药可及。整个荣卫之内病，身体不足，气血不和，左右内外痹涩者，非黄芪不能医也。其性由右下降，复由左上升，升力多于降力。如津亏脉细者，忌用。必须认为整个荣卫之病，乃可用之。真能使身体强健也。肺病忌黄芪，性升之故。此点人多忽之。

老人荣卫衰败，每逢气候变化，晴雨不定，感觉全身困乏，口发酸味。用炙黄芪二两，红枣六钱，炙甘草一钱，黑豆二钱，煎服即愈。黄芪、红枣并用，补卫气以运荣血，黄芪又补阳，补三焦相火。炙草补中，黑豆养荣。整个得运动圆，中土阳气增旺，口酸自止。气候变动，宇宙大气个体得荣卫，整个开阖错综不定。人呼吸之，故老人多病。时令感冒病亦是荣卫不足之理，特不可用黄芪以补外感之卫气耳。凡服黄芪，须早服。若晚服，则性升动阳，必出他患。人身整个圆运动得气，称曰荣卫。荣卫二字乃气行的地位与作用不同之名称。荣主疏泄作用，卫主收敛作用。荣主血液，卫主腠理。荣主身左，卫主身右。其实人身整个圆运动，是分析不开的。今分析言之，因病机的关系，各有分析的着落也。荣卫关系最大，莫如外感。外感的病，汗出乃愈。荣卫和则汗出。病乃荣卫分也。荣卫为人身整个圆运动，职司在肝肺，枢机在中气，根源在两肾，所以外感之病，有调和荣卫而愈者，有调和肝肺而愈者，有补中气而愈者，有补两肾而愈者。黄芪五物汤的荣卫关系，腠理与血液的关系也。

淡豆豉最开腠理，痛痹著，早晚吞服一钱，日久颇见功效，可以为黄芪五物汤之助。但无补益之功，只有调中之效。

一人用力劳伤，两臂不能举，两膝痛，口淡不思饮，六七日不大便，腹不胀，交酉时即悲苦胡说，并不自知。交子时乃止。脉象薄涩而沉，中有一细线着骨不起。好吐酸水。方用黄芪二钱，桂枝一钱，小红枣十枚，当归一钱，法半夏二钱，麻黄一钱。服一剂，臂举十分之六七，膝不痛，食饭两碗，胡说悲哭止，解大便润成条，面上起小粒不痒，口水止。脉转调，细尚有十分之二三。去桂枝再服一剂，愈。此病臂不举，膝痛，脉薄涩，荣卫虚也，黄芪、当归、红枣、桂枝以补荣卫。悲哭，不大便，不思食，脉沉，阳气下陷也，芪桂以升阳气。脉细着骨，此卫气不舒而成积也，麻黄舒卫气以开积。好吐口水，阳气陷而胃气逆也，黄芪桂枝以升陷，半夏以降胃逆。大便六七日解出仍是润条，阳气不升，中气不运，阳升中运，大便乃下也，芪枣升阳补中。此病如攻下大便必死，如用生姜脉必更涩更细，如用芍药阳气更陷。此为用黄芪五物加减之一妙法，在麻黄与黄芪、当归同用，否则难效。服药后面起小粒者，卫气外发，卫气外虚不能作汗也。

人身百病，多系虚弱结滞四个字。人之死也，除热实而死外，非虚弱而死，即结滞而死。或虚弱又结滞，治不得法而死。不论何病，但见脉象虚弱之中有干涩弦细之象，便是虚弱而结滞之病。弦细乃结滞之脉，用八珍益母丸特效。八珍益母丸，详时病篇恶性疟疾法中。此丸并能调经种子，亦补益血之虚弱而调气血之结滞也。黄芪五物汤，为荣卫虚弱结滞之法。八珍益母，则气血虚弱结滞之法。一人久咳，胸闷，两臂举动不灵。脉象虚弱弦细，八珍益母三剂痊愈。以类推之，八珍益母丸所治之病，多矣。脉不弦细去益母。

血痹之人，荣卫不通，遇交节之前三日，或久雨转晴，久晴转雨，身体必大感不适。或忽然心慌，尿多，失眠，忽然便泻，怔忡心跳，异常不安。或指胀肢痛，肋胀陡作，遗精白带，有不能形容之苦。是肠胃中有老积，阻滞营卫腠理，阴阳不通，阴阳隔离。此等老积，多由肝阳偏旺，化风伤津而成。宜用兽炭三五分空腹吞下，必下污垢如熟藕粉，或坚硬黑物。此人大便内常有异物，与特别干燥之粪。鼻梁与大眼角之间，现有青色，面色必晦暗不鲜，脉必常沉而难活泼。皆宜兽炭消积，用西医打诊法，听其背部、腰部、胸部、腹部声音，左右必有不同。老积在左则左腹音空，在右则右腹音空。空者，老积阻塞腠理，气机流通不匀也。而有积之一方，上而头项以至胸肋腰腿，必痞胀常发也。兽炭用瘦猪肉，不用肥的，切细，在滚开水里一氽，色变即起。将水气吹干，以火炒成黑炭，不可留黄色，不可起烟。研末用。此炭比较谷食炭少伤胃，西药房有售者。

黄芪五物汤，治整个荣卫败坏，不唯运动不圆，致全身血痹之病。兽炭治肠胃中老积，阻止荣卫阴阳整个运动不圆，因而发生上列各病。善为运用，亦可与五物汤相辅而行，收效较速。凡中年以后，常有疾病，脉不活泼，山根两旁有青绿暗色，必有老积。可于每交节气前三日，吞服兽炭。积在左，吞服二分；积在右，吞五分。左积气虚，右积气实也。服后即服猪油白糖开水冲鸡蛋一枚，以辅之，并连日食之。脉左细而涩者，如食鸡蛋不加猪油，阴必更伤。鸭蛋最补阴，可单食不加猪油。冬月卧前食，能补阴以养阳，食鸭蛋须调数百下。凡虚损之家，与老人小儿，最宜食品治病，宜重视之。不得已而用药，亦须本品之旨。药虽补剂，亦伤胃气，经验自知。

凡身体一部分疼痛，皆荣卫不调血痹所致。唯胸骨疼痛，痛至不欲直立。此肾阳不充，难以上交于胸。诸药不治，唯五味吞服三五十粒，以补肾特效。

如手膀不能举，用葛根、薤白各三钱，炙甘草二三钱，红枣三五枚，疏通手阳明经气即愈。

☯ 大黄蟅虫丸证治推论的意义

干血为病，与瘀血为病的分别。干血为病的外证，腹满，两目暗黑，肌肤甲错。此是凭外证可断的。瘀血为病外证，如妇人经停，午后发烧，咳嗽食减。男子肌肉消瘦，咳嗽食减，午后发烧，天明汗多。小儿尿如米泔，午后潮热，腹大经青，面色黄青。小儿夜啼，大人发热一阵，或心慌，或干呕，或无故生气，或五更作泻，或吐泻日久，并不危殆。男子日久遗精，妇人日久白带，皆因膈上停有瘀血而成的病。膈上停有瘀血，升降不能全通，故病以上诸证。用养气养血之药，加桃仁、红花治之，即效。干血在肠胃。既是干的，气血均被阻塞，不能运行，所以腹满，肌肤甲错，两目暗黑，早露睛白的现象。膈上虽有瘀血，瘀而不干，气血运行，大体仍然照常通利。所以外证难断也。尝治一九十老人，眠食精神俱佳，忽然言语颠倒，絮絮不休，喜动不静，夜亦不眠。诊其脉，右实大，左亦不虚。舌有黄干胎，此瘀血与肝热结于胃间也。用桃仁、红花、大黄、黄连、黄芩各二钱，炙草二钱，两剂而愈。此秉赋过人，六七十时亦曾病此，均服桃仁红花三黄始愈也。

白芍鸡肝方，治半身不遂特效，亦通瘀之故。方见小建中汤证治推论中。

人身气以成形，形以寓气。实则气以成形，形以生气。气化病易治，形质未坏，形能生气也。形质病难治，形质已坏，不能生气也。一面去形质之坏处，一面调气化以生形质。总不能离培养中气，以恢复其整个圆运动之法。

☯ 大黄牡丹汤薏苡附子败酱散证治推论的意义

现代所谓盲肠炎病，以割去盲肠为唯一治法。大黄牡丹汤、薏苡附子败酱散，治盲肠炎病，则系运动全身为唯一执法、治法。人身构造复杂极矣，但总不外左升右降，以成一整个圆运动的功能。大病将愈，每于半夜阳生之时，感觉身体左右形成一个太极相抱的圆。此日即大见起色。大黄牡丹汤，所以去圆运动之滞碍，使本身之运动迅速恢复其圆。薏苡附子散，所以培补其本身圆运动之元素，使本身之运动恢复其圆也。人身是无数个细胞组成的。而无数个细胞的运动规则，与最初一个细胞无异，圆运动而已。肠痈病如此，一切病亦复如此。若谓此二方是运动肠的一部分的不运动之法，离开整个而运动局部，运不动也。虽治局部，仍治整个。此古中医学功参造化之妙也。附子薏苡败酱散证割之必死。

如疮痈不在腹内，而在腹外，以荣卫为主。以脏腑之虚实寒热为据。

一人右腹痛，右腿不能伸。医谓盲肠炎，宜速割。诊其脉，沉细不舒。余用四逆散，加栀仁、贝母，一剂而愈。四逆散，柴胡、白芍、枳实、炙甘草。柴胡、白芍升降滞气，枳实疏通肠胃积滞，甘草养中以助升降，加栀仁、贝母清热消滞，故愈。病在里，故脉沉。热而滞故脉细。一剂之后，滞气疏通，脉来活泼，故病愈也。四逆散，治肠痈初起；大黄牡丹汤，治肠痈将成；薏仁附子败酱散，治肠痈已成。各有层次，不可混乱。

疮科书以徐灵胎《外科正宗》、张山雷《疮痈纲要》为最好。按其所用药性，以《伤寒论》荣卫脏腑、中气阴阳，本气自病、虽实亦虚之理求之。认明阳证阴证，勿蹈拔毒外出之谬，而使中气消亡，勿犯先时溃口之戒，而致荣卫难复，便能学着其好处。疮科非热实脉实、大渴口臭、胎黄腹满便结，不可用凉药。凉药败中气，败荣卫，疮家大忌也。

☯ 葶苈大枣泻肺汤证治推论的意义

前人谓此方用大枣以和药力。这句话，与甘草和百药的话一样的无着落。甘草并非和百药也。人身十二经，皆根源于中气。中气左旋右转，经气左升右降。升降不乖，是为平人。当升者不升，当降者不降，是为病人。经气的升降失常，因于中气的旋转不旺。要升经气，必调助中气。所以中气如轴，经气如轮。甘草、大枣，补益中气，治各经的药有中气的药在内，则轴运轮行，气化自和。甘草和百药的话，其实就是甘草补中气的意思。用药治病，须先认定是何原理，用药方有着落，不可含糊。

此方如不用大枣，单用葶苈，一定能将人泻死。何也。脓去而津液随之亦去。中气系存在津液之中，津液去中气亦去。仲景方中，凡用大枣皆是养中气、养津液之意。

大凡治肺病，总要调中补土，与治肝肾病不同。肝肾病热者，水涸木枯，风热耗津。中土之药，最增木热，最增木滞，不唯甘草不受，即大枣亦嫌壅满。

肺经右降，非中气不能降。肝肾左升，肝肾有阳自然升耳。升降已和，又升中气。中气复起，升降更和。上文茯苓杏仁甘草汤，治胸中痞塞短气，降肺不用中气药。因湿气填塞，已成有形之物，用补中药，反助其填塞之性。或其人中气必不大败。如中气大败，脉必大虚，如无补中药以旋转于其间，四维不能升降，肺气亦必降不下去。是又不可不从活泼处以消息求之。

曾治一葶苈大枣泻肺汤证。因其人较虚弱，用贝母、桑叶各五钱以代葶苈，大枣肉四两同煎服，甚效。贝母、桑叶，排脓除痰之力亦大，但不及葶苈之猛。根据原理用药，不必死守成方。适合病机，乃善学古人者。

☯ 甘麦大枣汤证治推论的意义

人秉造化圆运动的大气而生，大气中有什么，人身有什么。大气有降沉升浮，人身有降沉升浮，而并不觉得有所谓降、所谓沉、所谓升、所谓浮者，中气旋转，作整个的圆运动也。病者，降沉升浮分析也。原理下篇，气降则悲，气降则哭。悲哭之发作，本已并不知觉，气之偏降使然。气之偏降，中气不能运化使然。五志五声如此，五色五味亦如此。此等病证，人咸怪之，且大骇焉。而治法不过助中气之旋转，复四维之升降。极简单，极容易，而却归本于宇宙之法，亦极简单，极容易之法也，圆运动而已。

一妇科二十五岁，每日交午则悲哭不能止，交子乃罢。脉沉迟之至，月经六个月不来。服附子、干姜、肉桂、苁蓉、巴戟、故纸、五味、黄芪、党参、白术、红枣、炙甘草重剂，三剂乃愈。是阴寒证也。阴盛气降，故交午病作。此悲哭不属于脏躁者。本身的阴阳随大气的阴阳而病发也。甘麦、大枣，补中气、润脏躁之药。

又有一种怪病，病人未出屋，而知屋外之事。如有客来，尚未抵户，亦未发现声音，病人在屋内曰，某客来矣。此为痰病，痰去则愈。此种怪病，无理可求，唯逐痰也。

☯ 温经汤证治推论的意义

后世治妇人病，统以四物汤为主，当归、川芎、白芍、地黄。谓男子以气为主，女子以血为主。不问内伤百病，皆用四物汤加减，即外感各病，亦用四物汤加减。名六物四合汤。无一点理法，一人倡之，众人和之。误人多矣。不知人是五行六气圆运动的大气生的，不论男女，所有生理病理医理，总不外五行六气圆运动。所以温经汤，治妇女病证甚多，仍不外五行六气的圆运动。本温经汤之法，活泼变通，治妇人病，应用无穷。

曾见一老医，治一五月孕妇，神倦不思食，处以四物汤加小茴香。一剂而胎堕，遂成讼。医会处理，谓妇人病用四物，并无不合。不知无论何人，总以中气为主。中气者，脾胃之气也。怀孕五月，食减神倦，中土虚也。中气不能统摄四维，胎已不固。四物汤滋润之品，最助湿败土，小茴香性极辛窜。土败矣又湿润之，中虚矣又窜动之，所以一服而胎堕也。此病应照温经汤加减，参术苓草以补其中土，桂芍芎归以调木气，下寒者少加艾叶以温下焦，自能饮食增加、胎气日旺。妇人之病，虽较男子多经产一门，仍无形六气的圆运动。世乃有以专门妇科称者，岂妇人另有专门之五行六气乎。温经汤加减，治妇人诸病极妥。

妇人产后发热不退，黑豆二两，每日煮汤服之，数服即效，服至热退为止，特效方也。滋补肝肾的好处也。温经汤干姜、吴萸，左尺脉虚少者慎用。

产后食生化汤，误人不少。产后血去津伤，最忌黄芪、干姜。产后须自己恢复。唯腹痛为有瘀血，宜五灵脂五分吞服，以化瘀血，如仍痛者，再吞服五分即愈。益母草，化瘀血太散，不可用。如无五灵脂，不能不用益母草者，不可过一钱，煎服。

山西产后食小米粥，只三指一撮。将产妇身体饿伤，极宜改良。最好是头一顿食大米粥，不可稀。小米性热大补，产后慎之。三指一撮，未免过于慎了。两广产后食鸡汤，加烧酒、生姜，甚好。平日左关尺脉细弱者，仍不可食。左关尺少为阴虚，阴虚忌鸡，因鸡助肝热也。肝热者，胆必寒。鸡加生姜、烧酒，姜酒能将肝之木热，运动归于胆经，熟能成圆，肝即不热。所以姜酒鸡，为产后妙菜品。著者尺脉少，食鸡即肝热，食姜酒鸡即舒服。

☯ 桂枝汤麻黄汤桂枝麻黄各半汤证治推论的意义

桂枝汤为治外感受风而病疏泄的大法。麻黄汤为治外感受寒而病收敛的大法。桂麻各半汤为治风寒两感的大法。麻黄其性疏泄，专通收敛。桂枝之芍药其性收敛，专平疏泄。芍药的作用是向内的，不是向外的。

乡村无医药之处，遇外感发热之病，用酸菜汤半碗，兑水半碗，无盐者加盐少许。煮开热服，立刻汗出而愈。春夏温热病，发热不退者，服之立效。酸的作用，亦是向内的也。

但是有一层，无医药的乡村，方能有这合于古圣人遗教的成绩。若是有医药的乡村，乃至于有明医、有儒医的都会，则不唯无此绩成，且更以酸菜汤治时气发热为戒。谓酸味之物，有收敛作用，时气发热而服酸菜汤，岂不将时气温热，敛在腹内，烧心烂肺而死。因《伤寒》的卷首，有王叔和妄加的序列。王叔和所说的意义是冬有伤寒，登时病作，就要食麻黄汤，这就是伤寒病。若冬月伤寒，登时不病，寒毒藏于肌肤，不知不觉，安然无恙，三个月后，寒毒变为温毒，发起热来，这就是温病。大家将王叔和的话，不管是与不是，不加思想，紧记在心。以为春天发的时气病，既是冬天藏在体内的寒毒变成的温毒。当然不可食酸收之药了。明医儒医如徐灵胎，与著《温病条辨》的吴鞠通、著《温热经纬》的王孟英、著《时病论》的雷少逸、著《世补齐》的陆九芝，诸前辈先生，无不尊重王叔和于理不合、于事绝无之言。所以全国一致，流毒至今。

乡村治外感恶寒，用葱姜盐豉而愈。葱姜疏泄，盐豉养中而兼宣通，亦合麻黄汤用麻黄之疏泄以开卫气之闭敛的意义。乡村治外感发热又恶寒者，食香油酸辣面汤。酸以敛荣卫之疏泄，辣椒以泄卫气之闭敛，面以补中，香油以润津液，立刻汗出而解。此又合于桂麻各半汤之原理也。生姜伤肺，外感莫用。可多用葱豉较为稳当。

自来注桂枝汤证，皆曰风中肌腠，用桂枝汤以解肌。注麻黄汤证，皆曰寒伤皮毛，用麻黄汤以散寒。桂枝的芍药，其性收敛、下降。既是肌腠有风，芍药不将肌腠的风愈加收敛出不来乎？寒在皮毛，如何会发热恶寒，又如何会骨节疼痛乎？此两方皆发汗之方，麻黄性散，服后汗出病解。芍药性敛，又何以服后亦能汗出病解乎？仲圣《伤寒杂病论》，为中医内外疾病方药的祖本。桂枝汤、麻黄汤，又为起首之方。吾人读诸前辈的大注，起首一方，便引人堕入五里雾中，不知原理之害也。

桂枝汤为治外感的第一方。小建中汤，即是桂枝汤加重芍药加饴糖，为治虚劳的第一方。一治外感，一治内伤。病证各殊，方药则同。吾人于病殊药同之中，找出认定，寻出着落，然后能入仲圣之门。然后能知圆运动的古中医学，一个原则支配一切分则的所以然。

☯ 大承气汤桃核承气汤四逆汤附子汤乌梅丸证治推论的意义

整个的《伤寒论》，曰表病，曰里病，曰经病。表曰荣卫，里曰脏腑，经曰少阳之经。脏乃脾脏、肾脏、肝脏，腑乃胃腑与膀胱腑。胃腑之病最多，膀胱腑之病最少。六气（图）三阳与三阴平列。《伤寒论》整个病证，实是三阴脏与阳明胃腑平列。因少阳胆为经病，而无腑病。太阳膀胱腑病，有两证，膀胱腑热，必胃腑热。故膀胱腑病，可以附属于阳明胃腑病。《伤寒》一书，如内容六瓣之一橘。荣卫如橘皮，三阴脏、三阳腑如橘瓣。将此比喻整个认识之后。再由六瓣之中，认为阳明胃腑病与三阴脏病相对。将太阳膀胱腑病，用于阳明胃腑病。另将少阳经病，划出三阳腑病之外。于是表则荣病热、卫病寒，里则腑病热、脏病寒，少阳之经病半热半寒的《伤寒论》的原则了然。全书证治皆有系统矣。

腑病阳热，以大黄清热救阴为主药。脏病阴寒，以附子温寒救阳为主药。太阴之四逆汤，干姜、炙草乃为太阴之主药，附子则太阴之母气药。厥阴乌梅丸，乌梅乃为厥阴之主药，附子则厥阴之母气药。少阴之附子汤，附子乃为少阴之主药。少阴之肾脏，主藏津液。干姜燥烈伤津，如少阴病未发现下利时，干姜慎用。下利乃太阴脾寒之故。肝肾病的药，皆不喜姜草壅留于中之故。母气者，水中之火为土气之根，火生土也。三阴脏病，人死最速，因阴盛灭阳，阳亡甚速故也。自王叔和将《伤寒》原文次序编定错乱之后，世人对于《伤寒论》整个阳腑阴脏病热病寒的原理，得不着根本的认识。于是以讹传讹，遂相传为传经为热、直中为寒之种种谬说。直中云者，风寒直中人身阴脏而成病也。按四逆汤、附子汤、乌梅丸药性寻求，乃人身阴脏自己阴盛病寒，绝非风寒直中病寒也。至于传经二字，更非明白辨证，不能解决。自古传统之讹，已于《伤寒论》原文读法篇辩正之矣。阴脏病寒的所以然，古方上篇已说清楚。所宜注意者，不可误信直中为寒四字耳。中医难学的所以然，一在五行的大气，无显明的说法；一在《伤寒论》的原文，弄不清楚；再加上传经为热、直中为寒的谬说，大家相习不察；王叔和又于《伤寒论》卷首妄加序例以乱之。谓中医学，自古至今，尚未成立，亦无不可。

乌梅丸治虫之理，尤不可忽。虫乃木气，木气失和，然后生虫。不和者，水寒于下，土湿于中，而木气动也。故椒、附、细辛以温水寒，连、柏以清心火热，干姜、党参以补土虚，乌梅、当归、桂枝补木气而息风。木气复和，虫乃不动。凡病吐虫，吐后则腹之右部即觉空虚。即觉空虚者，肝阳耗伤之象。虫即肝阳也。治虫乌梅丸和木气外，《金匮》则有甘草粉蜜汤，其证吐涎，心痛如咬，发作有时，故用铅粉杀虫。然必用甘草、蜂蜜以保中气，然后虫去而人不伤。虫证有虚实之分，乌梅丸治虚证，粉蜜汤治实证。实者有宜去之虫也。后世见虫就杀，竟有将人杀死而不悟其失者矣。杀虫宜于秋冬之间，肝阳足也。春夏不可杀虫。

太阴之利，寒热皆有。寒证不渴，热证则渴。寒宜理中丸，一面温寒，一面除湿培土。热宜猪苓汤，一面除湿，一面养津清热。寒热皆兼腹满：寒之满，为土气不能运化；热之满，为木气之热凝于湿中。太阴病热，乃木气之热也。

阴寒证都不大渴，唯少阴寒证有渴者。以肾主津液，津液伤则渴也。然渴的程度，只小渴耳，较白虎加人参之渴，不及多矣。应用附子之证，不得因渴不用附子。服附子后反不渴，是其明验。

厥阴病，舌卷囊缩，寒证热证都有。寒则收引内聚，热则煎灼伤阴，故皆有之。心窍于舌，手厥阴心包主之，故肝藏病则舌卷。囊属肝木，肝藏病则囊缩。厥阴之气，上热下寒故也。

☯ 大小柴胡汤证治推论的意义

大柴胡汤证呕而下利胸痞，与太阴吐而下利胸痞，明辨于下。吐而下利又加心痞，乃太阴寒证。太阴之吐利，不发热，不出汗，胸痞不硬。今一面下利，又胸硬，又出汗发热，乃少阳之热利。利出而兼呕，乃少阳之热呕。呕无物有声而声大，吐有物无声。于少阳热呕之中，加心痞而又硬。乃少阳经逆塞心下，非寒痞也。于发热出汗呕而痞硬之中，加以下利。此热利，非寒利也。

曰少阳经病，必有口苦、耳聋、胁痛诸证；太阴脏病，无有口苦、耳聋、胁痛诸证。

寒利下如注，利时无屁，粪为灰色，一滑即下，一泻之后，精神立刻短少。热利有屁，利如喷出，粪为稀水，多有黄色，稀水之中，必杂硬粒，停而又下，不觉其滑。其射皆远。泻后精神不衰，反觉松快。

寒利色灰，舌无胎而口淡。热利舌有黄胎，而口苦。阴阳不同，虚实各判也。

阳腑阴脏。腑病阳热，脏病阴寒，一定之理。少阳居三阳之一，却无腑病者，少阳胆腑，附肝脏而生，入胃腑而下，居其他脏腑之间。阳盛则胃腑病热，阴盛则肝脏病寒。故胆腑本身无有本病，只有经病。经病现时，必项强已罢，继以口苦等症也。

一部《伤寒论》，如内容六瓣之一橘。表病宜汗法，里病宜下法、宜温法。少阳经病，不可汗，不可下，不可温。柴胡汤之柴胡，却有汗意，黄芩却有下意，大枣、生姜、党参却有温意，所以能和解也。

少阳经病，不可汗者，汗所以通表气。少阳胆经，秉气木火，居表里之间。汗伤木火津液，必干燥生烦而成坏病也。不可温者，温所以扶脏气之阳，胆经木火正郁，热药必助其逆升而不能降也。不可下者，少阳相火一病，上热不降，中土失根。下之必伤中败土，至于危亡也。唯有和之一法，不损其本来之气，调和其升降之郁，故病愈也。表里之间有少阳经，少阳经之内是脏腑，少阳经之外是荣卫。故少阳解决，整个表里方能分清。然必整个的表里认识，半表半里的少阳经方能认识耳。大柴胡汤是一面和解少阳经，一面下阳明胃腑之热之法。

小柴胡汤，是伤寒的少阳经病之方。后人每于老人之寒热口苦，亦率用之。不知柴胡性升而散，伤人可畏。小柴胡汤柴胡系升手少阳三焦经相火下陷，与黄芩降足少阳胆经相火上逆，是整个的作用，而又非参草姜枣温补中气，不能成柴芩升降之功。非少阳经病，不可用也。老人寒热口苦，此寒热乃肾气虚、中气败，因而荣卫分散之寒热。口苦亦中虚上逆之苦，万不可用寒凉去火。应服肾气丸、猪腰汤、小刺辽海参，温补肾气。肾气与中气恢复，荣卫有根，仍然能做圆的运动，胆经仍然下降，寒热口苦自止。倘服小柴胡汤，升散寒凉，下咽即死。

☯ 再推论桂枝汤麻黄汤的意义

外感病分两大原则，收敛与疏泄是也。恶寒无汗脉紧，为收敛为病。发热汗出脉不紧，为疏泄为病。收敛为病，用麻黄汤之法。疏泄为病，用桂枝汤之法。麻黄汤，发散本身卫气之法，非散寒也。桂枝汤，补益本身中气，降胆经以调荣卫之法，非散风也。

本书脉法篇，有病外感风寒，恶寒发热而脉细，用生地、当归等填补阴液之药，汗出感愈者。有病外感风寒，恶寒发热而脉微，用温补肾气之药，汗出感愈者。时病篇有病外感风寒，恶寒发热而脉虚，服补中益气丸而愈者，八珍丸而愈者。里气和则荣卫和，荣卫和则寒热罢也。若果外感风寒，是风寒入了人身为病，岂有将风寒补住，病反能愈之理？

他如外感于暑，脉虚，恶寒发热，欲吐，以扁豆、藿香为主药。扁豆乃补胃之药，藿香乃降胃土之气之药。若果是外来暑气，中入人身，而用扁豆、藿香，将暑补于胃土之中，降于胃气之下，此暑气岂不深入胃中出不来乎？暑者，太阳直射地面的热气，人身胆经与心包经相火之气也。宇宙的暑气，由地面之上降入地面之下，则地面清凉，万物得根。人身的暑气，由胃气之上降入胃气之下，则肺气清凉，命门生火。暑病者，人身肺气不能将人身心包经、胆经的相火降入胃气之下，本身的暑气停留于胸中，与外来的暑气接触，肺气不降，而相火停留，故发热欲呕，而成暑病。藿香、扁豆，降之归下，故暑热病得愈。肺主皮毛，皮毛主表。暑热伤肺气，牵连荣卫，故暑热病亦恶寒发热也。古人造字，执火为热，日者为暑。热主上升，暑主下降。所以称少阴君火为热火，称少阳相火为暑火。人乃将暑字认为伤人的恶气，而不知暑乃天人的相火之气、万物生命的根气，遂不治暑病，以降之使下为主。此自来不于事实上求原理之过也。

麻黄之法，是调和本身荣卫之气之法，非散外来风寒之法。藿香、扁豆之法，是温降本身胃胆之气之法，非清外来暑气之法。外感风寒而用养阴、补阳、补中、补肾、补气血之法，是补益荣卫里气，里热不偏虚，表气自调和，亦治荣卫的里气之法，非治风寒之法。如应当补阴、补阳、补中、补肾、补气血治愈的外感，要食着外感散风寒的药，一定要死的。里气已伤，再食伤里气的药，焉得不死。反之用补阴、补阳、补中、补肾、补气血之药，以治应用麻黄汤法之外感，也一定死的。人身脏腑荣卫表里一气的圆运动，是有层次、有秩序的。外感风寒，伤了荣卫。荣卫分离，表里的层次、运动的秩序紊乱起来。荣病疏泄，气机皆虚。卫病收敛，气机皆实。实而误补，实上加实，乱上加乱，焉得不死。非麻黄汤证的外感，脉不紧，寒热不甚也。

外感荣卫，收敛恶寒之病，只要恶寒不罢，脉象紧而不舒，未曾出汗，或出汗未出彻底，不论久暂，始终须用麻黄之法以开卫气，使荣卫调和，病始能愈。与补阴、补阳、补中、补气血等调补以和表气的治法，是相对的。桂枝汤之法，即补里气以和表气之法。《内经》曰：夫虚者，气出也。实者，气入也。出入二字之意，在一年说则立春后气出，立秋后气入；以外感说，恶寒无汗为气入，发热汗出为气出。恶寒无汗之麻黄法，乃气入为实之法。桂枝汤法，乃气出为虚之法。外感之病，凡非恶寒无汗，而是发热汗出，皆虚证非实证。仲圣用桂枝汤以治外感，用桂枝汤加重芍药、饴糖以治虚劳，同是一方，而为外感内伤之祖方，气出为虚之故也。气入为实之麻黄汤法，须彻底认清。但有恶寒身痛无汗，脉象紧而不舒，无论已发热否，总须发散卫闭、重顾中气为治。此点彻底皆彻底矣。

注意，温病时病篇的乌梅白糖汤、三豆饮、麻疹之一豆饮，乃桂枝汤用芍药降胆经助收敛、用草枣补中气变化而来之法，而善治不恶寒只恶热，一切外感。葱豉汤、人参败毒散、一切用薄荷之方，乃麻黄汤用麻黄以散卫气助疏泄变化而来之法，而善治恶寒之外感。唯麻黄汤一证宜发散耳。古方命名，有名实不符之处。如桂枝汤之桂枝，本桂枝汤、麻黄汤共用之药。麻黄汤之主药系麻黄，桂枝汤之主药系芍药。名实不符，所以后人解释都不得要领。当谓中医书，非医学学好之后，不能读。此之谓也。

伤寒病荣卫表病，不经汗解，则归结于脏病阴寒、腑病阳热而死，或归结于少阳经津液干而死。温病荣卫表病，不经汗解，则归结于气分病、血分病、肠胃病。然皆热而不寒，虚而不实。如不医错而死，则阴分阳耗，中气减少，转成虚劳，然后人死。其他外感，荣卫表病，不经汗解，则归结于胆经与肺家，或归结于气血。归结于胆经与肺家者，荣分发热作用，司于胆木，卫分恶寒作用，司于肺金。胆木横逆则成虚劳，肺经不降则成咳嗽。归结于气血者，荣卫不和，气血不通亦成虚劳。若不咳嗽，则身体羸弱，久不复元，亦不致死。若加咳嗽，则成瘵痨而死。

古方上篇，前六方为初学基础，后十方为初学进一步基础。由内伤而知外感原理，由伤寒而知温病及一切外感原理也。

发热恶寒，乃荣卫之事。有出于荣卫者，有出于脾胃者，有出于肾家者，有出于胆经者，有出于肺家者。出于荣卫者，荣卫自现本气，荣郁则发热，卫郁则恶寒也。出于脾胃者，脾为诸阴之本，胃为诸阳之本，脾胃为饮食所滞，脾滞则现阴寒，胃滞则现阳热。或脾胃将败，则脾胃分离，亦现寒热也。出于肾家者，寒乃水气，热乃火气，肾气败而现水火本性也。出于胆经者，胆经居阳腑阴脏之间，病则兼现阴阳之性也。出于肺家者，肺主皮毛，皮毛主一身之表，肺气阳则牵连荣卫表气，而发热恶寒也。肺家之发热恶寒，时止时作，不似荣卫外感之发热恶寒无休止。五种发热恶寒，唯恶寒脉紧无汗、身痛项强之麻黄汤证，为气入则实之证，应用发散之药。此外皆气出则虚之证。宜养中气，降胆经，补阴、补阳、补中、补肾、补气血为治矣。唯兼有恶寒之证者，宜加少许发散之药。如温病篇之乌梅汤、三豆饮加薄荷之法是也。世谓外感不可用补药太早，恐将风寒补在身内。其实是将卫气的收敛作用补住耳。凡病外感而日久不愈，皆非风寒未清，皆卫气未曾散通之故。

只须切实认明麻黄是开散卫气之收敛，并非散开外来的风寒，风寒伤了荣卫自病，风寒并未入了人身，便扫除了一切邪说而得外感病的原理。此点明白，温病、疹病、一切感病的理都明白。

☯ 再推论承气汤四逆汤的意义

四逆汤加干姜，名通脉四逆汤。治少阴病，下利清谷，里寒外热，手足厥冷，脉微欲绝者。下利清谷肢冷，此四逆汤证。而脉微则属通脉四逆汤证。缘人身气脉，起于中气。中气虚寒，故脉微欲绝。故于四逆汤加重干姜，大温中气以通脉。加干姜不加附子，此四逆汤更重温中之法。若并加附子，使脉暴出，必致不救。何也，附子重用，能引肾阳外散也。

通脉四逆汤加猪胆汁，名通脉四逆加猪胆汁汤。治寒霍乱吐下已止，汗出而厥，肢急，脉微欲绝者。吐下虽止，而四肢厥冷拘急，内寒也。又加汗出脉微，阳将脱矣。通脉四逆汤加猪胆汁，以收汗出之阳，由胃降入肾家也。用胆汁之寒润于姜附之中，使将脱之阳仍降入肾，而姜附得胆汁之寒润化合，刚变为柔、阳入于阴。学用姜附宜细玩之。

承气汤为寒下之方。一人病停食发热，日久未愈。肠部痛不喜按，形容枯瘦，二便照常。舌伸不能出口，以指按舌心，有干黑胎一块。一医拟调胃承气汤：炙甘草三钱，大黄四钱，芒硝四钱。一医谓脉弦少胃气，且右关尺部甚空。拟四逆汤加大黄：姜、附、草、黄各一钱。一剂痛减，再剂脉和，舌转。三剂改用炙甘草一钱，槟榔五分而愈。此病如服承气，必一下而脱。本是下证，却用四逆汤以辅助大黄。与四逆加猪胆汁汤，本是寒证，却用猪胆汁以辅助姜附。此圆运动的中医学整个妙旨，初学最宜注意者也。

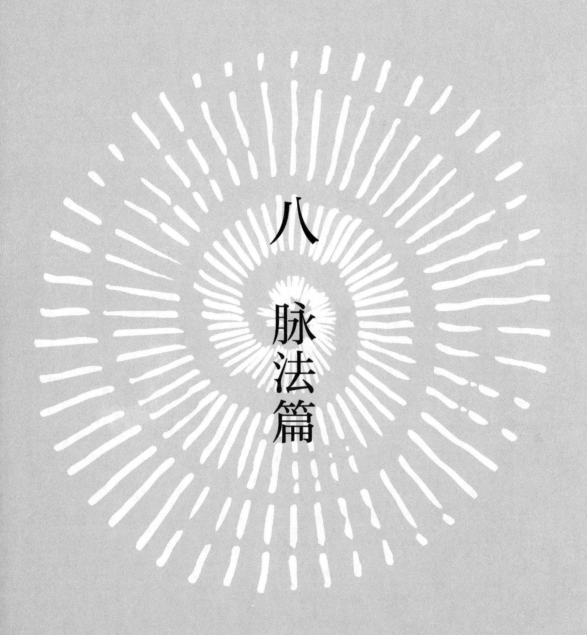

八　脉法篇

☯ 导　　言

尝谓读书不易，治病不难。书只言理，病则凭脉。理是活动的，脉是实在的，唯其是实在的，可以再三审查，反复推求，以得着实在之解决。所以云治病不难也，而人往往得不着实在的解决者，学脉的方法不善也。学脉之法，一曰脉位，一曰指法，一曰脉象，一曰脉理。明白脉位与指法，然后能捐除自己的成见，看清脉来的真相。脉象脉理，必须于普通学法之中，有系统以贯之，然后无繁难之苦，然后有运用之药，此篇，脉之较善之法也。

著者识

☯ 枯　润　二　脉

枯润二脉者，用药之提纲。枯脉宜养阴，润脉莫伤阳。润津液充足，枯者津液干涩。润脉无论何病，慎用凉润药；枯脉无论何病，忌用热燥药。认明枯润二脉，处方用药，便少错误。

☯ 微　弱　二　脉

微脉润而少，轻有重按无，总属阳气微，温补宜急图；弱脉枯而少，轻无重按有，总属阴液枯，清润法当守。此二脉，脉体皆少，一者宜补气补阳，一者补液补阴，最易含糊。须于轻按重按之间，寻出证据以为用药之本。病人的体质不是阴虚，便是阳虚，故诊脉先以枯润微弱，分别阴虚阳虚，便有把握也。微弱二字，自来概属虚脉之称，而以阴虚阳虚置之不辨，遗误后学不少。故以脉法起首，郑重言之。《伤寒论》，少阴病，脉微细，用附子。营卫病，脉弱而渴，用石膏是也。

枯润二脉，辨别阴虚阳虚；弱微二脉，辨别阴虚阳虚。又须审查两尺，左尺较右尺少为水虚，右尺较左尺少为火虚。据两尺为判断中之判断，用药更少误差。总之脉法的阴虚阳虚，认识无差，然后能识一切疾病之阴虚阳虚，然后能判断一切医书所说疾病之阴虚阳虚，此要诀也。

☯ 虚 实 二 脉

实脉中沉盛，满指成分厚，久按总有力，攻下须研究。此为阳实、气实、热实、胃家实，可用攻下之实脉。脉之成分厚而不薄，满指有力，中沉两部，久按不衰，此为完全的实脉。所谓完全实脉，中土实则全体皆实也。攻下胃实，不可冒昧，须有法度，应当研究，详古方上篇大承气汤中。此外则伏而有力、脉细有力、软而有力、滑而有力，亦有实意。但只腠理热实，只宜清润疏通之法，无有下法。完全实脉，脉来迟缓，因中土实则热实，热实则脉来不数也。病有名五实证者，脉完全实，而不食、不大便、不小便、不出汗，须攻下与发汗并施，此证少有。凡诊实脉，须兼腹诊，以手按大肠部位，病人拒不受按，此肠中有当下之燥屎，此脉有小而实者。如兼现虚证，当用补气补血之药，辅助下药缓缓下之，如温病篇之黄龙汤法是也。

虚脉松而大，气血与阳虚。阴虚液虚者，脉与松大殊。松，有成分不足向外发散之象，大而松为气虚、血虚、阳虚，乃对上项厚而有力之实脉而言。其实除厚而有力之实脉外，多是虚脉，不止松大为虚。大而松之虚，直接当补之虚也。其他之虚，脉体微小，亦有松意，多有不能直接用补，必须全体的圆运动复原，然后不虚。阴液之虚，脉则或弦，或细，或涩，或弱，或沉，或结，或代也。血虚，乃血中之温气虚。

☯ 松 紧 二 脉

松脉即虚脉，虚松气不充，诸病宜急补，补气与补中。脉法诸书，只有虚实而无松脉。虚乃其名，松乃其实。松乃外散之脉，成分不够之脉也。补气补虚，则归根而不外散。紧脉与松脉反，内聚不舒象，转绳弹人手，寒实之现状。紧脉有细小之象，转绳者向内收紧也。寒性收敛故脉紧，食停则气聚于食故脉紧，气血不调，或热聚而不散，而成一部之积聚，亦有紧者。积聚在于何部，紧则现于何部。皆宜温散、清散、通散之药。寒性之收敛，卫气之收敛也。古书云：左脉紧伤于寒，右脉紧伤于食。不尽然，外感之脉，若现迫促不舒，其中即有卫气收敛之紧意。

☯ 滑 涩 二 脉

滑脉有二象，鼎沸与盘珠。鼎沸躁热病，盘珠津液都。燥热伤津，如鼎锅之水，被火煎熬沸腾，故脉滑；津液滋多，往来流利，如珠走盘，故脉滑。痰病脉亦滑，痰亦津液也。新婚有孕脉亦滑，津液增多也。鼎沸之滑，重按有力；有孕之脉，脉气充足；痰病之滑，脉气不足。

涩脉有两义，血少与阳虚。血少涩在左，阳虚涩右居。涩如刀刮竹，亦如雨点沙。血少津枯故脉涩。阳虚脉涩者，津液生于阳气也。荣卫不足，脉亦现涩。荣卫调和充足，然后津液生也。血少津枯之涩者，薄而有力；阳虚之涩，薄而微也；荣卫不足之涩，薄而无神也。左属水木，故血虚则涩应于左；右属火土，故阳虚则涩应于右；荣卫不和不足，必左右皆涩。

☯ 弦 缓 二 脉

弦脉收敛病，气机不舒展。治弦须养中，用药忌收敛。疏泄畅通，则气舒展；疏泄不通，则气收聚。弦者如弓之弦，向内收聚之象。木主疏泄，木气本身稚弱，不能疏泄则脉弦。金气燥结，木气因而不疏则脉弦。弦乃木气之郁象。木气稚弱之弦，宜温养木气；金气燥结之弦，宜清润金气之燥，开散金气之结，然后木气之郁舒开，脉乃自去。唯既现弦象，木气愈郁而欲疏泄，则克中土，中气受伤不能运化四维，病即关系生死。故又须于疏展木气之中，兼扶中土。五行之气，郁则克其所胜，而悔其所不胜，此自然之势也。《金匮》见肝之病，当先实脾，其意指此也。弦即为寒，木气阳弱也；弦则为饮，木气不能疏泄水分也；弦则为痛，木郁冲击也；弦则为风，木病风而脉弦，则病重矣，中气败故病重也。弦脉多胃气脉少故也。治弦脉忌用收敛药，慎用刚燥药。寒病之脉弦，温能则弦化，则弦脉易治之病。此外之弦脉皆不易治。寒病之弦、饮病之弦，弦大而虚，润而不枯；风病之弦，不润而细。阴虚津枯之脉弦，宜养津清热；内伤之脉弦，宜补中土，兼治木气，弦乃能去。

缓脉虚而散，散慢不收敛，中虚卫气虚，疏泄自出汗。缓与弦为对待之象，忌疏泄，药喜收敛药。《伤寒论》桂枝汤证，发热汗出脉缓，即是此脉，中气与卫气不足故也。散字读闪，言松散非分散也，此缓脉非和缓无病之缓，非热实而脉反迟缓不数之缓，是缓脉有虚实之分也。

☯ 濡 细 二 脉

濡脉为湿盛，细脉为津伤。湿热脉亦濡，细亦主无阳。濡脉如棉在水中，细脉如蛛牵丝。濡而似缓有湿热，细而无力为阳虚。津伤之细，细而有力，津伤则生热，故细而有力。细而有力着骨，则为积聚。濡中藏细，则湿伤津液，故濡溢于外、细现于内。故湿用利水药，有不效者，利水药伤津液之故。善治湿者，养金气之收敛，调木气之疏泄，扶土气之运化，湿乃自去，津液不伤。

☯ 大 小 二 脉

脉大气离根，脉小气归里。脉大病渐增，脉小渐自已。冬季脉大最忌。胃热实则脉大而有力，中部、沉部盛于浮部。此大脉为实，否则愈大愈虚。脉小则气归于里，有病而脉由大转小，乃将愈之象。此小脉非微脉、非细脉。

阴虚亦有大脉者，浮大而不润泽，重按迫迫夺指，有躁动之象。阳虚亦有脉大者，大而虚松，指下润泽，重按无有。对照研究，参与外证，容易明白。

脉有重按起指，脉即浮起，寸多尺少，浮多沉少，夜半不安，此为阴虚。阴之封藏，夜半阳动，阴虚不藏，故脉现如此状态也。

☯ 芤革软硬四脉

芤脉阴伤极，革脉属阳虚，硬脉寒之象，软脉热在中。芤革二脉皆中空。芤则浮而边虚，有柔松之意，为热伤阴之象；革则沉而边实，有石硬之意，为寒伤阳之象。失血甚则芤，失精甚则革。硬脉有牢坚之意，阳和之气少也。软脉似濡而厚，按之欲沉不沉而有力，乃内热之实脉，不可认为软弱之软。世以软弱并称，软脉遂为人所忽矣。软弱之软，则微脉也；实热之软则如胶黏而有力，举指不移。硬脉则脉之沉部，硬而牢坚，重按有力，阴寒之象，外证必无燥热之事，沉部硬处必宽厚不细，而鼓指有力。软脉有力为热，硬脉有力为寒。

☯ 浮沉迟数四脉

浮脉随手起，总是虚之征。诸病忌升散，中下复其根。以指按至沉部，随指而起，即往上浮，是为浮脉。并非浮中沉三部，浮部有脉，中部、沉部无脉。浮而向外，中气虚也，浮而脉小，其虚更盛。浮弦鼓指，则兼肝风。外感脉浮，只宜降药，兼补中气，内伤脉浮，必重补中。内伤脉浮，中部以上多，中部以下少也。外感之脉，必有束迫不舒之象，不必定见浮脉。外感之家，必定有忽然恶寒、发热、头痛为据，如麻黄汤证之脉，当有恶寒，脉沉，及至脉由沉而浮时，即发热而汗出矣。

沉脉在肉下，虚实易了然。沉实为实热，沉微属虚寒。如沉细无力，亦属虚寒，沉细有力，亦属实热。实则不通，分整个实和膝理经络的实。整个的实，如《伤寒论》承气汤证攻下之胃家实是；膝理经络的实，如沉细有力，弦紧鼓指，只宜滋润疏通，理气活血为治。

迟脉乃虚寒，里阳太少时，无病脉迟者，元气难久持，不及五至为迟脉。胃家热实，脉反迟缓不数，故迟脉亦有实热者。实热之迟缓，厚而有力，虚迟之迟，脉来虚微。以证判之，极易明了。无病脉迟，则肾家元气将难久存矣。

数脉乃中虚，虚甚则数甚。数亦为虚热，兼细则阴病。中虚则数，世人所忽。河图之数，五数居中而统四维，故平人之脉，以医生一呼一吸脉来五至为准。中虚不能统乎四维，故脉来过乎五至而成数脉。热伤津液，脉来亦数。数而兼细，则中虚而津液亦亏，阴分受伤，为难治矣。发热而脉沉不数多实，发热脉数必虚，此脉必中部以下较微少也。如沉而微，其虚更甚。数极度之脉，中气大虚之脉也。凉药伤中，下咽即危，用甘味补中，中气回复，胆经相火下降，热即退下而不数。此与热实而脉反迟缓，为对待的理法。数读索，世人却认数脉为热，杀人不少，经文气虚脉乃数也句，宜注意。

☯ 结促动代四脉

结促与代脉，脉来停一至。动脉如豆动，只见关中位。脉动现数象，停止一至为促，外感风寒，荣卫迫促，促乃表郁之脉。脉不现数象而停一止为结，结乃津液不足，不能流通之脉。代脉之止有定数，亦津液损之脉也。长夏脉代，有孕脉代，为中气加多之脉，中气能代四维也。亦有秉赋代者，乃富贵之人也。若病重脉代则危，此代脉无神，乃中断不能连续之脉。长夏之代、有孕之代，多在五至以内，脉神特别充足。五为中气，中气之中，原有四维故也，详生命宇宙篇河图中。动脉有如豆动，无头无尾，只于关脉见之，气机不舒，主内痛也。

☯ 洪 伏 二 脉

洪脉向外掀，中气大虚证。愈洪中愈虚，兼弦乃别论。实脉必向内沉。世谓洪而有力为实，认错矣。虽有力亦向外之力耳，向外则内虚必矣。必洪而兼弦，乃为实象。弦乃内聚之象，洪而兼弦，是原有内热，被卫气敛之，热郁则脉洪，热郁被敛不能通达，则洪而兼弦。在外感宜舒散卫闭，兼清内热。内伤病少洪弦者，有之亦内热为卫气所闭，仍舒卫闭兼清内热。洪大无力者全属于虚，洪而弦大有力，乃为实象。然实脉不洪，必如胃家实可用下药，乃为真实。洪而兼弦有力，乃实在腠理，不在胃腑，舒散卫闭，腠理一通，即不实矣。

伏脉气内实，深藏骨际间，热深与痰闭，指下细心探。伏与洪是对待之象，气虽内实，热清痰豁之后，脉起不伏，即不实矣。

☯ 躁 驶 二 脉

躁脉不安定，外因与内因。驶脉上下窜，虚与热之征。有内热而感外寒，热为卫气闭束，动不能通，则躁急不宁。此因于外感者，宜散卫清热。温病之脉躁急，乃木火离根。此因于内伤者，宜照温病证治法。驶脉因虚因热，如小寒前后，小儿幼童忽不思食，或咽痛或咳嗽，尺脉中有一线，上窜入关脉，此肾虚阳动，宜温养肾家。如肝胆有热，肺虚不能收降，关脉中有一线窜出入寸脉，宜补中敛肺兼降胆经。如尺脉中有如珠的一点，窜入尺下，此肾败也，最难治，男童早婚有此脉者多死。

☯ 平 人 脉

欲知病人脉，先学平人脉。调匀柔和者，乃是平脉诀。平人脉亦称胃气脉，亦称和缓脉。来去调匀，不来多去少，不来盛去衰，神气充足，体质柔润，所有以上各病脉，寻找不出一字。此胃气健旺，和缓无病之平人脉也。《内经》脉法，以胃气为主，胃气多病脉少者易愈，胃气少病脉多者病重，病脉太多胃气太少者易死。学平人脉，可常诊视无病而身体健全，元气未泄，面无浮红，食量极好，体力甚大，跑步而脉不加快不喘气之人之脉，便可得着胃气脉和缓的认识，然后可学病脉。胃气脉者，中气脉也。

☯ 真　脏　脉

五行运动圆，见圆不见真，一见五行真，胃气无毫分。心火的真脏脉如钩，如上挂之钩，有上无下之象，只有浮而不降也。肺金的真脏脉如毛，薄涩之象，将散而不收也。肝木的真脏脉如弦，如新张弓弦，劲疾如循刀刃，毫无生意之象，欲疏泄而不能也。肾水的真脏脉如石，如石沉水底，毫无阳和之象，只沉而不升也。此皆中气无存，不能调和四象，四象各现本气之真也，故称真脏。脾土的真脏脉为缓，有如屋漏，时而一落，迟缓不能连续之象，中气不能自存也。五行之真已现，中气先亡，故曰死脉也。如钩、如毛、如弦、如石、如缓，则各脉皆钩、皆毛、皆弦、皆石、皆缓，一气独胜，诸气败亡，故死也。

☯ 指法与脉位

自来诊脉两手分诊。圆运动学的诊脉，必须两手合诊，因整个圆运动的消息，须两手合诊，由比较上去审察，方能审察得出。又须三指斜下，次指按在寸脉的浮部，中指按在关脉的中部，名指按在尺脉的沉部。沉部在骨，中部在肉，浮部在皮。斜下者，中指比次指重，名指比中指重，即《难经》所谓三菽之重、六菽之重、九菽之重是也，是为三部诊法。若三指不分轻重，便不合寸关尺三部脉的本位。三部之法之中，又有九候之法。三部九候者，一部三候，三部九候。寸脉本位在浮部，浮部有浮部的浮中沉；关部本位在中部，中部有中部的浮中沉；尺脉本位在沉部，沉部有沉部的浮中沉。三部九候的诊法，只须三指斜下，三指同时由轻按而重按，由重按而再重按，又由重按而轻按，由轻按而再轻按，便将寸关尺三部九候的整个手法得着。

三部九候的指法，是按寸关尺皮肉骨的地位，不是按脉的个体，是下指诊察的方法。方法与地位彻底了，然后诊脉，看脉在此地位中的动态如何，方能审察出脉的真相。

下指诊脉，不可将指头死按脉上，就如用眼睛看物，却把眼睛珠放在物上，如何能将所看之物看得明白。三部九候的指法无差，便能免却此弊。

诊脉动称为看脉，不如将看字改为听字，能将听字的意义体会有得，则诊脉必有聪明过人之处。听字比看字静得多，活泼得多，看是我去看他，听是听他来告我，必能听而后得整个认识也。三部九候的候字，候者等候之意，我的指头，只在九个字的地位上，审察地位、等候脉来告。候字、听字的意义，大医的妙用，全在于此。先将指头审察九个字地位，以候脉来，指头与脉见面之后，仍不听脉，仍只审察九个字地位，有意无意之中，听出脉的病点来，然后继续搜求，由合听而分听，由分听而合听，整个脉体即是整个人身的河图。由合以求分，便知病之所在，由分以求合，便得处方的结果。总而言之，不可由我去找脉，须候脉来告我。我去找脉，我便有成见了，就得不着脉的真相了。

☯ 诊脉先分别脉的大体

诊脉，须先定六脉的整个大体，切不可先注意关脉怎样、寸脉怎样、尺脉怎样。先诊整个大体，诊出大体是阳虚是阴虚。阳虚者脉气润，阴虚者脉气枯。润者无论何病，慎用阴寒药；枯者无论何病，忌用阳燥药。又要诊出虚的程度如何，方能决断用药。

☯ 处方定药要在指头未离开脉时决断

定药要在指头未离脉时，研究清楚。如诊脉放手，再来定药，即不准确。在脉上定方，即在脉上审察所用的药，与脉的轻重，审察再三，心中安了，放手即提笔写方，写完之后，再写医案，然后可同别人说话。万不可先写医案，后写药方。写完医案，再写药方，所写之药，必不全合所诊之脉矣。

拟方定药，要在指未离脉之时。如认为中气虚寒，拟用理中汤，是必脉来松微，润而不枯。倘肝胆脉比较细，则干姜伤津，细涩乃津伤之脉，须加少许芍药、当归以润肝胆津液。如脉来松微，证现虚寒，当用理中补虚温寒。而左尺比较短少，左尺属水，是水气不足，当加熟地、麦冬以补左尺水气，理中汤乃不发生燥热伤津之过。

如麦门冬汤治中虚肺燥，其脉必涩，倘涩而兼细，则去半夏。半夏伤津，细涩之脉最忌。

如小建中汤治虚劳，以芍药降胆经收相火为主，须右脉关寸之间脉气较他脉为盛，乃受得芍药之苦寒。倘右脉动关寸之间脉气不盛，胆胃之热不足，当减轻芍药，或不减轻芍药，加冰糖、白糖以和芍药之苦，免伤胆胃之阳。

如肾气丸治肾气不足，须看左尺右尺比较之多少。左多右少为火虚，附桂宜稍加重；右多左少为水虚，附桂即宜轻用。

如当归生姜羊肉汤治肝经虚寒，倘肺脉虚弱，生姜只宜少许。肺主收敛，生姜辛散伤肺也。

如泻心汤治心火不降，吐血衄血，倘脉来不实，便不可用也。

如诊治伤寒麻黄汤证，问证无差，是麻黄汤证也，当用麻黄多少，当以寸脉尺脉而定。寸脉弱，尺脉少，只宜轻剂麻黄，便可出汗。寸脉弱，肺家收敛力少，尺脉少，肾家津液不足也。倘麻黄分量与脉不称，则服后汗多，诸祸作矣。

如诊治桂枝汤证，问证无差，是桂枝汤证也，而脉气虚软，芍药寒中，宜多用炙甘草以扶中气，以减去脉之虚软，则芍药乃能免寒中之弊。

如诊治普通外感，用薄荷以调卫气，用黄豆以和荣气。薄荷散性甚大，倘脉气无弦紧之象，不可多用，多则辛散伤肺，更加发热。

如诊肠胃热滞，拟用大黄以消热滞，倘脉象重按不实，便不可用。如其不能不用，必须用术草以辅之，乃不发生下伤中气之祸。

如诊吐血之虚热证，饮食甚少，阴液又伤，拟用补土养液之药。补土之药必伤阴液，养液之药，必伤土气，必须详审脉象。脉象润数，术草不可并用，或术草均不可用，则用山药、扁豆以代术，用白糖以代草。细脉最忌辛散，当归不宜，只宜阿胶。虚热吐血，肺脉如细，更须保肺，橘皮下气，亦能伤肺，半夏更不敢当。

如诊治腹泻，腹泻因于食滞热滞者多，因于阴寒阳败者少，两下诊治错误，关系生死甚速。认为阴寒，脉必微少无神，泻后气衰，稀粪下注不射，不食，乃可用姜附以温寒回阳。食滞热滞，脉必紧细有神，泻后气不衰，粪粒兼水射远，能食，乃可用神曲、谷芽以消食，栀子、黄芩以清热。脉虽紧细，若右脉较左脉无力，消食预防伤中，清热预防败火。前人有云：左脉紧伤于寒，右脉紧伤于食。其实伤食不必紧在右脉，伤寒不必紧在左脉。

如诊阴寒夹暑，其人不食，不大便，不小便，但欲寐不能寐，口渴而苦，舌无胎，六脉洪大异常，沉按虚空，而关脉洪大中藏有弦细之象。洪大虚空，阴寒之脉；口苦而关脉内藏弦细，是乃暑脉。方用重剂四逆汤以回阳，兑入冬瓜蒸自然汁以清暑也，无冬瓜汁，麦冬二三钱亦可。

如诊得妇女经停，脉象平和，寻求结果，在左关得看病象。左关脉较他脉多些，此木气不调也，用桂枝汤一剂，左脉多处平了，仅食饭加增；再诊则左尺较他脉少，此必热液少也，桂枝汤加生地以补左尺，一剂左尺脉起，经来如常。

王孟英医案载：一人病外感，寒热身痛。孟英诊之，脉弦细异常。孟英曰：阴虚极度矣，未可治外感。用重剂熟地、当归等补阴之药而愈。外感风寒而用熟地补阴之药，岂不将风寒补住？！不知荣卫乃人身表气之阴阳，表气之阴阳根于里气之阴阳，里气之阴阳偏多偏少，表气之荣卫即不能调和而成圆运动。外感风寒而荣卫病，乃荣卫因风寒之伤而荣卫自病，并非风寒入了人身为病。此病脉象弦细异常，阴液偏少，即不外感，荣卫早已失和，再遇外感，失和更甚，所以熟地等药，补起阴液以兴阳气调归于平，里气这阴阳既调，表气之阴阳亦调，阴阳调而荣卫和，所以外感愈也。王氏谓未可治外感，正所以治外感也。王氏用此药治此病，乃由经验而来。于外感风寒，并非风寒为病，乃荣卫自病的原理尚不知道，因王氏亦王叔和伏寒变温之信徒故也。医家有舍证从脉不通之说，毫无理由，如此案，医家即谓系舍证从脉的治法，可以见中医不知原理，自古已然。

一七十老人，冬月外感，恶寒重发热轻，脉动不紧而虚微，服肾气丸五钱，半夜寒热罢而体舒，次早满身微汗而愈。《伤寒论》麻黄汤治恶寒脉紧。紧者，卫气闭束之象，故麻黄开卫气之闭束，为治恶寒定法。今外感恶寒脉微，微者阳虚之脉，肾气丸补起肾阳，里气的阴阳平，荣卫的阴阳自和，所以病愈而得微汗。如不补肾阳而用发散之剂，必脱阳而亡。此两案在已知圆运动原则的医家，自必认为当然，而不通医家，无不问之而咋舌。学脉不可就脉猜病，应问病求脉。所问之病是外感，求得之脉乃是内伤，内伤治愈外感自愈。外感病在荣卫，果是里气不伤之荣卫表病，脉必弦紧，束迫不舒而现躁争之象，不现阴亏之弦细脉，不现阴亏之微脉，按疏泄收敛之法治之可也。所以学医要学具体的病，乃能治抽象之病也。明了《伤寒论》桂枝汤、麻黄汤证脉的意义，本书温病乌梅汤、三豆饮证脉的意义，自能明了此两案的意义。桂麻二证与乌梅、三豆之意义，本气自病的意义也。

一女科平日阴虚血虚，脉象沉涩，左尺尤弱。平日有病，皆服归芍地黄丸补血而愈。一日洗澡受寒，身痛怕冷，不能起床，脉象沉涩尤甚，予归芍地黄丸八钱，吞下安卧，并未出汗而愈。明是外感受寒，全从补血补阴施治而愈者，因脉象沉涩故也。若照外感治法，而用发汗之品，伤其血分阴分，病必加重，至于不起。所以此病明是外感，病愈汗出，其恶寒自罢，乃荣卫之和，阴血已虚，可作汗，故不汗出而病愈也。此病治效，所凭者脉。前人谓此等治法，为舍证从脉。其实何曾舍证，正因此证，由于脉象纯系血虚阴虚乃成此证也，证由血虚阴虚而来，故用补血补阴之药，病自能愈。故用药治病，必以脉为主。

　　又一男科，自称胃病复发，口淡不食，亦不饥，小便黄如柏汁，甚长，大便燥结，身倦无力。诊其脉全体细弱，右尺较少，予附桂八味丸二钱，茵陈蒿一钱，吞服，一日二服。服后胃更滞，更不欲食，脉细转和，右尺亦起。因以干姜两片嚼服，辣味少，苦味多。辣味少者，亦口淡之例，下焦无火也。苦味多者，火虚于下而逆于上也。用原方加干姜少许，同服，食遂增加，尿黄亦减，脉更调和。一剂之后，去干姜，只用附桂地黄丸四钱，茵陈蒿一钱，一日分二次服，数日痊愈。此病口淡不思食，当然不宜地黄，因脉细阴虚，故仍用之。右尺火虚，故又用附桂。黄病为湿，尿长非湿，故宜地黄也。无湿而病黄，乃胆经之逆也。胆经相火逆行于上，故病黄味苦。火逆于上则虚于下，故口淡不食。茵陈清上逆之热，地黄滋阴，附桂补火，所以病愈。此病此方，亦凭脉耳。若以口苦胃滞之故，不用地黄，脉细难复，病将坏矣。此病，前数年曾病一次，医用附子理中加黄连，时轻时重，三年始愈。脉细尿长不知养阴，其不死者，幸也。此案用药，亦全凭脉象之功，数日痊愈，理有当然，故学医归结在用药，用药的根据在脉象，故善于学脉者，乃能立于不败之地也。

　　一人左脚肿胀疼痛，午前重，午后轻。左肿痛为阴虚，午前重为阳虚，脉左右皆虚，右尺尤虚。凭脉服附桂地黄丸，每日二钱，午前服下，三日痊愈。此病有谓为湿热者，有谓为风湿者，有谓为气虚者，今凭脉用附桂地黄丸痊愈，可见凭脉治病，能免去一切牵缠而得着根本解决也。

　　国医指南将十二经病证，分虚实寒热，挨次列出，后学称便。然于脉的虚实寒热，无有认识，即无法辨别证的虚实寒热。只要于脉的虚实寒热，有精细的认识，无论何证的虚实寒热，不只能彻底辨别，且能寻出整个治疗之法，不唯辨别医书已载之病证，且能辨别医书所未载的病证。由脉断病，实有不可言喻之妙，因一经的虚实寒热，必有他经的关系，脉法不精，必无整个彻底的办法。无整个办法，而头痛治头、脚痛治脚，病不有愈且生他变也。欲认识脉的虚实寒热，只要有十架病床的中医院，以一年的临床经验，便可成功。总之由脉断病，是由原则以解决分则；由病断病，是图解决分则，而遗却原则。由脉断病，百无一失；由病断病，失多得少，甚至全失无得。脉者，审病断病处方用药的根据也。

以上审脉用药之大概分别学法也。又有宠统学法，六脉以中部为主。凡中部以上脉盛，中部以下脉虚，无论何病，先补中气，再配合病之药；凡中部以上脉少或无脉，中部以下脉多有力，无论何病，温药补药忌用，宜用消滞清热养阴药。中部以下主里，中部以上主外。里气不足，故先补中，里气有余，故忌补药。人身右为阴道，左为阳道。左脉阳虚，则升不上来；右脉阴虚，则降不下去。升不上来，则左郁而虚大，宜温升之药；降不下去，则右郁而实大，宜凉降之药。左属水木，右属火土。左脉沉细，水木枯涩，宜滋润水木之药；右脉微少，火土衰退，宜温补火土之药。左寸属心火，左寸不足，不治左寸，木气足则左寸足；右寸属肺金，右寸不足，不治右寸，土气足则右寸足。左尺属肾水，左尺不足宜补水，兼降肺金；右尺属相火，右尺不足宜温肾，兼降胆木。此大概宠统学法也。宠统学法中，更有宠统学法，即上文所说脉的大体柔润而微为阳虚，无论何病，不可用凉药、攻伐药，干枯而弱为阴虚，无论何病，不可用燥热药横补药是也。只要指法活泼，大体认清，宠统之中，已得应用地步了。学医归结在学脉，以上学法，理路明白，初学入门之捷径也。

还有好些省分诊脉，病人伸手就诊，都将掌心向上仰着，更无法诊得明白。万不可掌心向上，定要虎口向上，而且将掌向心微弯，则脉来流利，医生仍能用指法去细细寻求。李濒湖修正之《四言举要》曰：初持脉时，令仰其掌。不可为训。

☯ 处方定药要自己立法

诊脉之时，即是定方之时。此时指下心中，只知病人身体整个气机的圆运动如何不圆，要用如何的方法，以补救其圆满。所开药方，却要自己立法。此时切不可有一句古人的书在我的心里，若是心里有一句古人的书，心就离开指下，忘却病人的整个气体，便不能立出合于病机的方法来。自己立法者，所用之药，只与脉的病机相合，不迁就书上成方也。书上的成方，乃教人自己立法之意耳。

诊脉之时，既不可想着病人身体的形质，又不可想着书上的一句话。此时心中，只觉两手按着一个圆运动的气体，此妙法也，亦捷诀也。想着书想着形质，决不成功，试验便知。

☯ 脉 的 原 理

腕上动脉，能诊全身，此扁鹊脉法，非《内经》脉法。脉者，血中之气也。脉分寸关尺三部，正对腕后高骨为关脉，关上为寸脉，关下为尺脉。寸脉以诊胸上，尺脉以诊脐下，关脉以诊胸脐之间。左以诊左，右以诊右。尺主沉，寸主浮，关主中。关者，升降浮沉的关门，运动的中枢之意。关前至鱼际得一寸，关后至尺泽得一尺。古人一尺，约今之五寸也。鱼际者，掌下大横纹也。寸关尺三部，为全身气脉总代表之处。两臂下垂，两腕上举，以寸关尺三部，配合全身上中下三部，左右相对，成为一个圆的运动。右降左升，运动匀和，是为平人。

造化秋金之气，居上而降于西。人身右寸属肺脉，肺与大肠相表里，右寸亦候大肠之气。造化春木之气，居下而生于东。人身左关属肝脉，肝与胆相表里，左关亦候胆经之气。造化夏火之气，居上而来自春木。左寸属心脉，心与小肠相表里，左寸亦候小肠之气。造化冬水之气来自秋金。人身左尺属肾脉，肾与膀胱相表里，左尺亦候膀胱之气。造化相火之气，降于秋金，藏于冬水。人身右尺相火脉，三焦相火与心包相火相表里，右尺亦候心包之气。造化中土之气，居中而在相火之上。人身右关属脾脉，脾与胃相表里，右关亦候胃经之脉。

肝胆脉俱候于左关，却胆经脉亦候于右关。右关乃土气之位，少阳相火附于土气之上也。胆经循胃口环行，入胃中而下也。大肠经脉候于肺脉，大肠位居下部，亦候于左尺脉。小肠位居中焦，亦候于右关脉。心包相火位于心下，亦候于心脉也。

腕上动脉，名曰太渊，乃肺脉也。人离母腹，通了大气，肺家即起呼吸作用。呼吸作用起后，循环作用、排泄作用、消化作用，乃随肺家的呼吸作用相继而起。《内经》曰：肺朝百脉。言百脉皆朝于肺，唯肺家呼吸作用之命是听也。《难经》曰：寸口者，脉之大会，手太阴之动脉。手太阴动脉，肺脉也。各脉皆会于肺脉，各脏腑的作用皆起于呼吸作用，此所以中医诊脉，只诊肺脉，便知全身也。参看生命宇宙篇法医学的证明。

现在要总结一句，读者特别注意：脉法要学得深透，指法要按得活泼。无论何病，应用何药，但是阴虚之脉，用养阴之药，无论何病，自然病愈；但是阳虚之脉，用养阳之药，无论何病，自然病愈；但是中虚之脉，或滞积之脉，用养中之药、调滞消积之药，无论何病，自然病愈。脉，轻按多重按少为中虚，轻按少重按多，多而虚松，成分不足，亦为中虚。脉润中虚，补中不兼润药，脉枯中虚，补中加用润药。真寒之脉，指下肤冷，真热之脉，指下肤热。根本上获着解决之法，再加以本证上应当兼顾的治法，病证虽多，医书虽繁，实际上都解决于极少极简的脉法之上。看去似乎太不科学，其实由极少的原则，以处理极多的分则，正是中医学最科学处，因极多的分则，乃发源于极少的原则故也。若谓一个病一个原则，无是事也。当谓学医甚难，诊脉甚易，病太多，书太多，谈空理，故难也。在脉上寻辨法，有实在的证据，有原则的现象，故易也。将无数的病，无数的书，归纳于三指之下，以求切实的解决，此学中医的秘诀也。

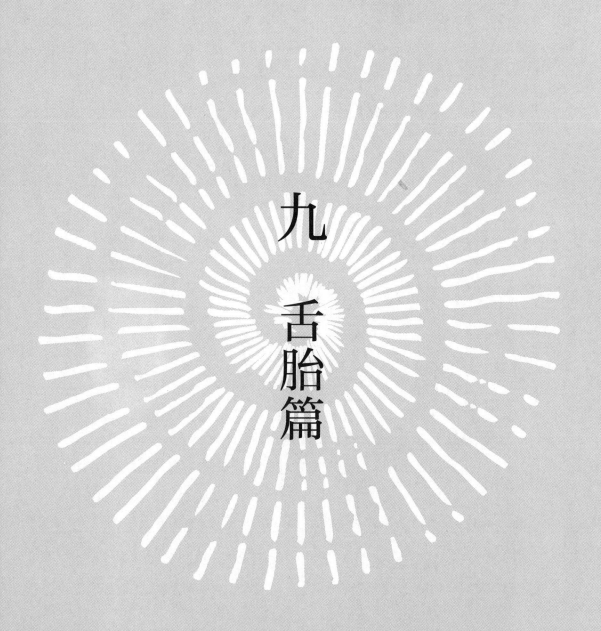

九 舌胎篇

☯ 平 人 舌 胎

舌本宽厚红润，胎面呈荷花色。凡无此色的舌胎，中气不足。荷花色，粉白带红，有似腻非腻的一层。五脏六腑，皆系于舌本。故脏腑之气，皆现于舌。

☯ 舌 的 部 位

舌尖火，中属土，左属木，右属金，根属水。

舌尖鲜红，此心火不降，脉实者吉；脉虚者病重，重在中气虚不能降火也。脉实者，舌必痛；脉虚者，则有种种衰败之病而不痛。老人舌尖红，用药错，多不利。脉虚之舌尖红，如食凉药，即生危险。危险在中气更伤，火更不能降也。

尖与中之间，如现水湿浮聚之形，主胸间有积水。

左有黄厚胎，主肝热之积，与胃之左部有积。

右有黄厚胎，主胆热之积，与胃之右部有积。

根部应常有厚腻，如不腻而是光胎，此肾气虚薄，体气单弱之人也。

舌左部肿硬，肝热；右部肿硬，肺胆热；全部肿硬，胃热。

☯ 伤 寒 舌 胎

病在荣卫时，舌无胎。

阴脏病时，荷花色变为猪腰浸在水中之淡灰色，虽有淡灰色，仍无胎。此淡灰色，里气阴寒之色也。

如淡灰色，而舌心有腻胎，此阴寒又兼湿滞也。

阳脏病时，舌胎现有黄燥色，此胃热之舌胎。再燥则转黑色，再燥则胎起断纹，黑上生刺，此胃中热燥至极之舌胎也。此种舌胎，便是大承气汤证。此黑色在舌中心与中心之两旁，若黄燥无黑胎，只可微下，用调胃承气汤，大黄、玄明粉、炙甘草，黄燥亦在舌之中心与中心之两边。若舌胎满黄而不燥者，此非胃热实证，乃湿热病。

凡外感病，数日不愈，必起胃热，即舌上生胎。表气不解，里气必郁之故也。

如系大承气汤证之胎，若不下之，胃热更甚，则津液烧干，舌必干缩而现虚象。

实极反虚，最宜注意。由实转虚者，当下失下，手足溅然汗出、潮热、腹满痛等症渐渐消减，只余不大的潮热与拒按之一症。

大承气汤，阳盛脉实大，今则不现阳盛脉实，而成阳弱脉虚，舌胎缩小，伸不出来，黑胎缩成一小硬块。此时脉若沉部较多，可用调胃承气汤缓下之，若脉大重按虚少，便不可用承气汤，须用大黄兼理中汤，或加附子，方能下去拒按之点，而获愈也。舌既不能伸出，可用指探之。此黑胎黏在舌心，成一硬块，此等症使人难下判断，就只凭着拒按一点耳。阴寒里证，舌胎黑润而无胎，以干姜炙甘草温补中气即退，此种舌胎满黑而润，不似胃热实证之黑在中心，不似胃热实证之黑而干燥，内伤病误服寒药伤中，亦有此胎。

少阳胆经之大小柴胡汤证之舌胎，小柴胡汤证舌胎，白润而兼黄腻。大柴胡汤证舌胎，则润腻之中兼有干黄。

☯ 温 病 舌 胎

温病，病在荣卫无胎，入气分舌胎全白。如满铺干粉，此肺气大热之胎，必燥渴能饮。入血分无胎，舌全红或绛赤。有入肠胃者，则舌有干黄胎。入气分清气分之热，入血分清血分之热，入肠胃下肠胃之热。

暑病舌有少许黄胎，胆经相火之气停留胃中，故现少许黄胎。虽有黄胎，并无燥证，只滞而仍虚之证耳。

湿病舌胎，有薄腻一层，湿润不燥，湿热病舌胎淡白，或厚腻，或干黄。湿热伤阴则淡白；湿热聚于胃中，则厚腻；湿热聚久津液灼伤，则干黄。

燥病舌胎，润而不燥，唯满布黄而腻之胎，亦润而不燥，燥乃敛结之气也。燥乃干燥敛结，燥寒燥热相兼，以证判之，如时病篇成都燥病，干姜、麦冬并用之证是也。

胃中燥热，黄胎在舌心两旁而成条形。如不成条形，满舌散见，此病不在胃，而在胸膈之间，须竹叶方能扫除。此胎多不黄而白润也。普通外感舌胎，或白或黄，腻而滋润，只是胃间小有滞气而已，无入胃腑病实之证也。

☯ 内伤的舌胎

无荷花色，而现淡灰色，此阳气不足，无论何病，皆属阳虚。如看不准，当参脉象与病证为断。如舌胎中前左右，有灰色、黑色、淡白色、淡黄色夹杂，而湿润，此中土大败之象。冬末春初，小儿发现此舌，先温补中土，俟夹杂之胎退去，乃按病治病。此种胎，中虚兼肾虚也。

凡舌胎黄腻湿润，去黄腻之药，必须兼温补中气。

凡诊病无论何病，须看舌胎。舌有厚黄胎少许，干燥者，有一部分胃热，方中须有兼清胃热、理胃滞之药，如槟榔、花粉之类。

舌心有黑腻一点如指大，极腻极密，紧贴舌本，拨之亦看不见肉，此有老瘀血，结在胃中，须用气血双补之药，加桃仁、红花、五灵脂、益母草通瘀。轻用多服乃愈。气血双补，八珍汤最佳，八珍丸更好。丸药服下，与胃中细毛缓缓摩擦，祛瘀血之妙法。

舌之中心，有枣核大一块红色，此最坏之证。一些燥热药、补气药均用不得，用则真阴立竭多死，不死亦从此病重，无法挽回。此伤真阴之舌胎也，红而干者更危也。

又有病由外感，多日不愈，口苦，舌胎满布黄点，其点甚稀，胎润不燥，服党参、乌梅、麦冬而苦退黄退者。此胸隔有胆经木火之气，凝聚不降，胎之黄点，乃中虚之现象也。

☯ 虫 病 舌 胎

舌上有小黄圈，圈中有一点，此圈不止数个。病重者下唇内面有好些白点。此种舌胎，其脉必大小不定，忽躁忽急也。此舌胎的原理，不得详细的解释，大约土木二气不得之故。土气开窍于口，土气之中，发现木之动气，故有圆点之形，木之动气，乃虫为之。虫病秋冬多实，春夏多虚。秋冬阳内入故实，春夏阳外出故虚。

☯ 阴 虚 舌 胎

胎与舌本均淡白色，牙龈腮内满口肉色、唇内唇外之色、两眼角肉色都一律淡白，满身肤色亦皆淡黄淡白，脉并不细数，有沉而搏指有力之意。此种阴虚，须多日调养，方能转愈。脉沉搏指，是其证据。慎勿误认为阳虚，而服热药以加病。阴虚之胎，灰润不白。

舌胎光绛，阴虚血热；舌本圆而硬，与满舌无津液，或大而干，伸不出齿，亦阴虚血热。

舌胀满口，此中寒血热，干姜温中，蒲黄清热，即愈。共为末，擦舌上即消。如不知中寒，全用凉药，必生危险。阴虚舌胎，王孟英医案载的甚多。舌胎湿润，津液必多。舌胎干燥，津液必少。舌胎的"胎"字，有写作"胎"字者，胎乃底子之意，不可写作胎字。

舌本的本字，是整个肉质，胎乃面上一层，不可认为胎字。初学看舌胎，须兼脉证为断，脉证须兼舌胎为断。

舌胎代表整个内脏。阴阳调和、中气充足之人，舌胎必有荷花色。阴阳不调，中气不足，则现种种不足不调之象。多看舌胎，显而易见。

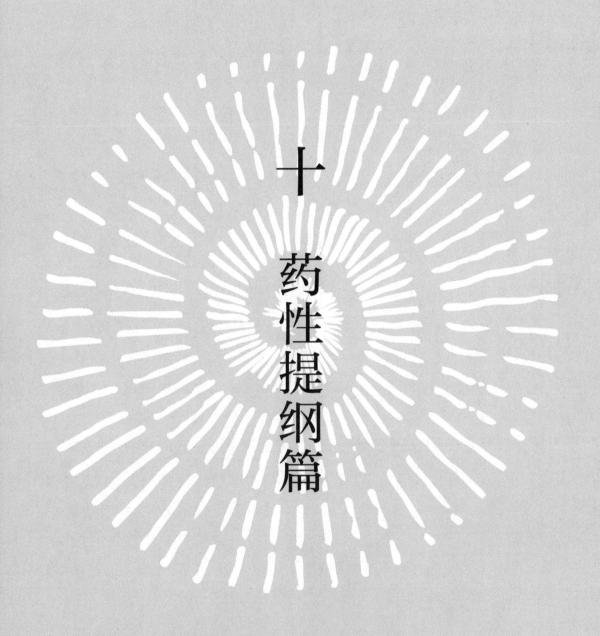

十
药性提纲篇

☯ 初学用药的提纲

初学用药可看汪韧庵编之《本草备要》，明白实在，极为适用。兹将常用者加以系统的简单说明。先将此说明认识，较有纲领。

☯ 中 气 药

温补中气，以炙甘草为主药。性温，有起死回生之功。凡脉虚大而润，或微小而润皆宜。若脉枯细与阴虚诸证慎用，脉实有力者忌用。阴虚而脉枯细，有兼补中之必要者，于滋阴药中斟酌少用。否则，横滞伤阴，中气反因之窒塞不能运化，小儿不宜重用。补中而不横滞者冰糖最好，但力小无起死回生之能。白糖养中较冰糖更平和矣。大枣补中，最补津液，性温，唯有滞塞诸证者，不可用。党参补中气补津液，性平。如有卫气闭束之外感服之，卫气愈闭，为祸不小。水饮病亦不可服，生津助水之故。此外凡补土之药，皆能补中。生甘草性寒，能将中气的运动力量减少也。

中寒，干姜为第一要药，有起死回生之力。古方干姜、炙草同用之证，皆有关生死大病。误用伤阴，为害最大。炮过用，力稍减。生姜亦能温中，捣汁止呕止吐。外感用之，有伤肺之害。必须完全寒证，肝不燥，肺不热者，乃可用之。蜂蜜炼熟，温中补液，唯无运化之力。生蜜寒中。

调中理滞。食滞用神曲、麦芽、山楂、槟榔、草果，俱炒过用。神曲、草果皆性热，余性平。凡舌上有黄白腻胎，皆宜。气滞用砂仁、蔻仁，用量愈轻愈好。淡豆豉，调中理滞，其性阴柔，温燥病妙品。

中寒乃常有之事。中气最怕病热。中气如热，胃中阴不包阳，阳气飞散，即死。本人好食热性食物，与医生好用热性之药，日久，中气遂热。可怕。治之之法，养肺阴，养胃阴，降胆经，与温补中气并重，可愈。饭后胸下热，即中气热也。

☯ 脾胃土气药

补脾胃土气，白术为主药。宜用、慎用、忌用之脉，与炙甘草同。性平不可用土炒，伤其津液，以增燥性。脾胃无滞者，合用。有滞之吐泻忌用。其次则山药、扁豆、薏苡，皆补土气，性味平淡，兼能除湿。凡除湿之品，皆伤津液。苍术除湿性燥，兼能发湿气之汗。茯苓除湿其性平而刚，猪苓、泽泻除湿性柔，小便利者、肺津亏者皆不可用。除湿之药，皆于土气有益。然土虚无湿，切不可用，以伤脾胃津液，致土气更败也。凡补土除湿之品，阴虚慎用忌用。半夏、藿香平降胃气，赤石脂善收滑脱，平和妙品。冰硼散，口舌诸热，擦之特效。木通性平泻水，由心包下行。

☯ 肺与大肠金气药

补肺金，山药为主药。其性平和，最助肺金收敛之气，并能利尿。利尿者，金气收则水归膀胱也。肺虚而燥者，以阿胶之滋润辅之。凡补中补土之药皆于肺金有益，土生金也。凡补肺之药，皆补大肠。

红枣补肺，能填补伤损。糯米最补肺阴，落花生润肺通滞，杏仁温肺降气，马兜铃润肺降热，麦冬清肺开结，桔梗排脓降肺。至若旋覆花、枇杷叶、桑叶，皆性燥，皆普通降肺之品，虚人都不宜用。款冬花、紫菀性润，降肺甚好。葛根升大肠金气，性凉，薤白降肺金，性温，合并用之，能将整个金气的升降活动起来。如膀臂酸痛，二便不通，均有特效。肺脏内积有实热，轻则瓜蒌、贝母，重则生枳实最妙。槐实清金气之热，咳血最效。中寒者，辅以冰糖、红枣或山药、扁豆。黄芩清肺热，极寒中气，初学莫用。知母清肺，只宜少用。竹叶清降肺胃，功效特殊。舌上白霉之时气，与痧胀病，非竹叶重用不效。

☯ 肝胆木气药

补肝胆木气，当归、川芎、地黄、芍药，合用为主药。芎、归补木气之阳，芍、地补木气之阴。当归性散益肝，芍药性收助胆，川芎温升，地黄凉降，乃木气整个圆运动之药。于土气药中用之，如八珍汤善治诸虚者，中土运于中央、木气升降于四维之功也。芍、地能助金气之收，助水气之藏，芎、归能助火气之长。凡能善用八珍汤之医家，其成绩必有意想不到之妙。芍、地性寒，芎、归性热。当归润肠，脾湿忌用。阿胶润木气，助收敛，止疏泄，功效无匹，脾湿肠滑忌用。

温补木气，乌梅第一。发热舌无黄胎而尿短者极效。发热则胆经逆，相火虚，乌梅补胆经相火，而降之使下也。山茱萸温补木气，善于收摄。酸枣仁专补肝胆，收敛相火。首乌温补木气，能通能敛。艾叶温肝经、暖下部，能通十二经。丹皮能除血中伏热，性平功大，妙品也。

秦皮性寒而涩，最清木热，下焦不收宜之。白头翁寒能凉血分，苦能坚下焦，与秦皮合用，故治热痢。龙胆草大泻肝胆之火，并除下焦湿热，实证乃可用之。普通肝胆病热，芍药、生地二味，已足运用。鸡助肝热，为害甚大。鸡汤一大碗，兑好烧酒二两，生姜二两，能将肝经之热，运到胆经，以成木气的圆运动，妙品也。生姜烧酒，俱往右降，由右下降入肝经，再由左升入胆经。胆经能热，肝经乃不偏热耳。羊肉温润木气妙品，广西独不可用，冬月食之，病热泻。吴茱萸温补木气，大热善通，其力极猛，初学莫用。细辛温降寒水，最益木气，最伤津液，初学莫用。苦楝子能去木气实热，肝病脉沉相宜。防风性平，乃疏通木气，使之不郁，防其生风之药，质润而力散，疏泄之病忌之。世认为防外来之风。防外来之风，必如桂枝汤之芍药，乃合理也。

☯ 肾家水火二气药

补肾水，以熟地、龟板为主药，女贞子亦效，性均平和。黄精滋补脾肾津液，最宜水亏之家。补肾火，以韭菜子、菟丝子、甜苁蓉、巴戟天，温而兼润为宜。五味子大补肾阳，性较刚烈，善通少腹之滞塞，肺病忌用。海参、大虾，温而润，补的力量太大。和以白糖，能增圆运动之力，不使其热性偏于一方，而成阳盛化热之害。凡补肾火，须带水性之温药。非真系水寒无火，不可用刚燥之附子。

☯ 君火相火药

补君火之药，皆温补肾家之药。水中阳足，君火自足。补相火之药，皆温补肾家之药。心包相火，亦来自肾家。清君相二火之药，黄连为主药，大苦大寒，误用杀人，初学莫用。必要用时，以栀仁代之，由心包屈曲下行，功用极妙。柏子仁清降心火，润肝润肾，和平妙品。远志极伤胸部津液，初学莫用。肾热者，栀仁、知母最佳。

☯ 外感荣卫药

外感荣卫病。卫病收敛，以麻黄为主药，疏泄之力极大，凡皮肤、腠理、筋骨、关节，无所不到。虚人、小儿、老人，虽轻用亦不可。凡卫气闭束恶寒之病，可用薄荷、苏叶、荆芥、葱头以代麻黄，疏泄力小。非真麻黄汤证莫用麻黄。荣病疏泄，以芍药为主药。苦寒伤中，须用甘温之药以和之。凡一切外感发热，鼻不塞脉不紧，依温病为治。黄豆、黑豆为主药，润降肺胆，平疏泄，兼养中气，大便滑泻忌用。山药、扁豆合用，能代炙草、大枣。凡恶寒发热之病，多日不解，须看舌胎，有黄胎而脉沉，即须用清解之药，按证施治。至于羌活、独活、白芷、升麻，性燥气升，不合荣卫生理，千万莫用。

黄芪大补卫气之阳，乃疮科补虚之药。内伤病，关于荣卫不足，运动不灵，如黄芪五物汤之证，乃可用之，肺虚忌用。世以黄芪、当归并用，为气血双补，多有流弊。肺气主降，黄芪性升故也。

柴胡解少阳经气之结之药，性升而散，最伤肺气，脉象沉紧之肝胆病，如《伤寒论》厥阴下篇四逆散之证，乃可用之。因发热恶寒的病，不止伤寒病小柴胡汤一证也。

☯ 常用药中特别注意药

附子性热，乃补阳温水寒之药，非补肾之药；巴戟、苁蓉等，才是补肾之药。非将《伤寒》《金匮》有附子各方研究清楚，不可使用。如非阳气虚少水气又寒之病，而误用之，且有将中下阳气引出之患，与拨动木气扇动心气之患，其患大矣。大黄性寒，乃攻下肠胃燥热结聚实证之品，须有舌胎干黄，腹痛拒按之证，乃可用之。若仅舌胎干黄，肠胃并无燥热结实腹痛拒按证，只可少用两三分以清燥热，否则肠胃无有燥热结聚实在之物当之，必将人泻死。芒硝性热，用萝卜制名玄明粉，泻性速过大黄。世乃认为性寒，名实不符，《本草备要》谓芒硝能化七十二种石为水，又曰玄明粉实热忌用，因其热也。有用玄明粉代西药泻盐用，泻后常有伤阴出汗，须用凉药清热，汗乃能止者，可见也。枳实性寒，下气猛烈，虚家忌用。厚朴性热，最能下气，最伤阴液，最伤元气，慎用。《伤寒》大承气汤为攻下肠胃燥热结实主方，大黄、枳实之寒，配以芒硝、厚朴之热，寒热并用，做圆的运动而下，是定法也。

生石膏乃清散金气燥结之药。寒中败阳，误用杀人。必须将《伤寒论》白虎汤与本书时病篇痧胀证研究清楚，乃可用之。初学如有用之必要时，可用麦冬代之。麦冬亦清散金气燥结妙品。

桃仁性温，最攻瘀血，较红花平和，初学莫用红花与三棱、莪术。益母草散血力大，脉虚慎用。乳香、没药，通滞攻瘀，可少用。芫花、大戟、葶苈、甘遂、巴豆攻水力猛，初学莫用。木香、香附皆温调木气之品，木香最助疏泄，伤阴液，只宜轻用，莫过一钱。使君子杀虫伤肝，钩藤寒中，蝉蜕破肺，小儿忌用。世人惯用以害小儿，可恨。五灵脂善化瘀血，产后腹痛按之更痛者，吞服五分至一钱立效。龙骨、牡蛎，收敛浮阳，降胆经，去滞塞，性平，忽然脉象浮大异常者，速速用之。

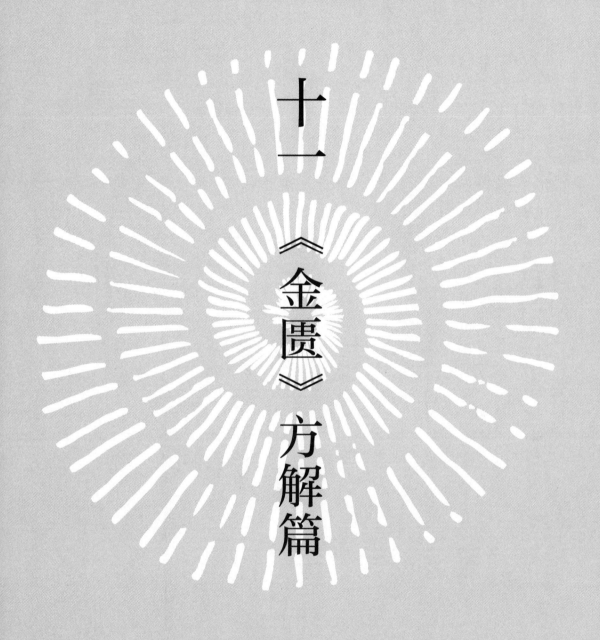

十一 《金匮》方解篇

☯ 导　言

仲景先师著《伤寒杂病论》，为中医方药祖本。《金匮要略》，即杂病也。

《伤寒论》一百一十三方，为一整个病。因伤寒病的表里，是一整个的。荣卫为脏腑之表，脏腑为荣卫之里。里气调和，表即不病。表气一病，里即失和。学《伤寒论》须表里作一整个学。而后得知一百一十三方之所以然。

《金匮》各方，是一个病一个方。学明《伤寒论》一百一十三方之后，再学《金匮》方，轻而易举。学完之后，再看王潜斋医书五种之王氏医案，学其养阴活络之妙，以运用仲圣之法，便能避免偏热之弊。未读《伤寒论》，必须先读本书原理上篇、古方上篇，乃可读此篇。

著者识

原方分量，载在世行本《金匮要略》。汉时一两，合今三钱四分，亦嫌太重。原方一两，用今之一钱可也。原方大枣十二枚；用小枣十枚，或八枚可也。河南、山西、陕西大枣，一枚有小枣四枚之多。最好是用枣肉称分量，古方大枣十二枚，用红枣肉三钱为安。

☯ 内伤呕吐哕下利

大半夏汤

半夏六钱　白蜜五钱　人参三钱

分量系普通常用分量。治胃反呕吐者。

饮食入胃，原样吐出，名曰胃反。此病肛门干燥，屎若羊矢，中气虚津液少，大便不下，升降停顿，是以胃反。半夏降胃，人参补中生津，白蜜润肠。大便润下，中气旋转，胃反乃愈也。此病属胃，吐多呕少。

呕有声无物，吐有物无声。吐乃胃经之逆，呕乃胆经之逆也。此病以吐为主。

茯苓泽泻汤

茯苓四钱　泽泻二钱　白术三钱　桂枝二钱　生姜四钱　炙甘草二钱

治胃反，吐而渴，能饮水者。

此吐乃水湿阻格，胃气不降之故。苓、泽、白术以泄水湿，生姜、炙草降胃止呕，桂枝达木气以行小便也。水湿阻格反渴能饮，相火不降，伤灼肺津之故。然既有停水，所饮之水，仍然吐出也。

四逆汤

炙草二钱　干姜一钱半　附片三钱

治呕而脉弱，小便复利，身有微热，手足厥者。

呕而脉弱，阳尽于上。小便过多，阴尽于下。阳虚身热，阳越于外。四肢秉气于脾胃，身热肢厥，阳将亡矣。干姜、炙草补中土之阳，附子补肾家之阳也。

小半夏汤

生姜四钱　半夏四钱

治诸呕吐，谷不得下者。

半夏、生姜，降胃止吐也。

小柴胡汤

柴胡四钱　黄芩三钱　半夏三钱　人参三钱　炙甘草三钱　生姜三钱　大枣四钱

治呕而发热者。

呕为胆经之逆，小柴胡汤和少阳升降之气，以降胆经也。胆逆者，胃气必逆，胆胃逆者，中气必虚。胆经逆，相火不降而中虚，故发热。

半夏泻心汤

半夏六钱　黄芩三钱　黄连一钱　干姜三钱　人参三钱　炙草三钱　大枣六钱

治呕而肠鸣，心下痞者。

胆经相火，生热上逆则呕。火逆于上，中气虚寒则痞。火逆中寒，升降停滞，水走肠间则肠鸣。干姜、炙草、人参、大枣温中寒补中虚，连芩降相火，半夏降逆气也。

吴茱萸汤

吴茱萸二钱　人参三钱　生姜六钱　大枣六钱

治呕而胸满者。

呕而胸满，中虚胃寒而胆逆也。人参、大枣补中，生姜、吴茱萸温寒而降胆胃也。吴茱萸温胃，最益肝胆，最润木气，与干姜专温燥中土有别。

如非胆胃寒证，误用萸杀人。又治干呕、吐涎沫、头痛者。此头痛，乃头顶痛，乃胆经上逆之故。中气虚寒，胆胃寒逆，故此汤主之。吐涎沫，胃寒也。

半夏干姜散

半夏、干姜各等分，每服各一钱。

治干呕吐涎沫者。

此胃气湿寒，干姜、半夏温寒除湿，温中降胃也。

黄芩加半夏生姜汤

黄芩三钱　芍药一钱　大枣六钱　炙草三钱　半夏六钱　生姜三钱

治干呕而利者。此利乃木热疏泄之利。

芩、芍清木热，草、枣补中，姜、夏降胃止呕也。胆木逆于上，肝木陷于下，中气大伤，草枣补中，为此方要药。

生姜半夏汤

即小半夏汤分量不同：半夏四钱，生姜八钱取汁。

治病人胸中似喘非喘，似呕非呕，似哕非哕，心中愦愦然无可奈何者。

胃气上逆，浊瘀填塞，故现诸证。姜、夏温中降胃也。

橘皮汤

橘皮四钱　生姜八钱

治干呕哕，手足逆冷者。

肺气阻滞，故手足逆冷。胃寒上逆，故干呕而哕。橘皮降肺气，生姜温降胃寒也。哕者，似呕非呕，俗所谓恶心是也。

橘皮竹茹汤

橘皮六钱　竹茹六钱　生姜八钱　人参三钱　甘草五钱　大枣八钱

治哕逆者。

哕逆之病，乃肺气与胃气不降。橘皮、竹茹专降肺逆，生姜治胃逆，参、枣、甘草补中气以降肺胃也。吐属于胃，呕属于胆，哕属于肺，皆由中虚。中气乃诸经升降之轴心也。病久之人，胃气将绝，亦有哕者。

通脉四逆汤

炙草一钱半　干姜三钱　附子三钱　即四逆汤加干姜

治下利清谷，里寒外热，汗出而厥者。

汗出而肢冷，此里阳将亡。下利见之，宜速用四逆汤加重干姜以温补中气以回阳也。中气为诸脉之根本，故加温补中气之药。下利有寒热之别：用姜附乃寒利，用连芩乃热利。

诃藜勒散

诃藜勒十枚　煨为散和粥食

治气利者。

木气为湿所滞，故下利而放屁。诃藜勒行滞达木也。

紫参汤

紫参八钱　炙草三钱

治下利肺痛者。

大肠金气陷于下则利，肺金之气逆于上则痛。下陷上逆，中气之虚，甘草补中，紫参理金气之滞，以复升降也。

栀子香豉汤

栀子　香豉各四钱

治下利后心烦，按之心下濡者。

下利不应上烦。今利止而烦，乃利止阳复。阳复生热，热生而心下按之濡，乃虚烦也。当用栀子以清虚热，豆豉宣滞和中以去濡也。

小承气汤

大黄四钱　枳实三钱　厚朴二钱

治下利谵语者。

下利谵语是胃中有燥屎。小承气汤下其燥屎，肠胃气和则利止也。

大承气汤

大黄四钱　枳实四钱　厚朴八钱　芒硝二钱

治下利心坚者。

胃土燥实，则心下自坚。大承气汤下燥实也。燥热结实于中，则稀水旁流故下利也。

又治下利脉迟滑实者。

迟乃不数之意。气虚则脉数，气实则脉不数。滑实者，如鼎水沸腾，重按有力。下利见此，乃肠胃燥实。大承气下其燥实也。

又治下利脉反滑，当有所去者。

宿食结在肠胃，则下利而脉滑。大承气下去宿食，则利止也。

又治下利已瘥，至其年月日时发者。

人身一小宇宙。至其年月日时，病仍复发，是有老积。大承气下其老积也。

白头翁汤

白头翁三钱　黄柏三钱　黄连三钱　秦皮三钱

治热利下重者。

下利而渴，湿热之利。湿热伤肝木之阴，木气升不上来，故下重也。黄连、黄柏、秦皮、白头翁，清肝木之湿热也。

桃花汤

干姜二钱　粳米三钱　赤石脂一两六钱

治下利便脓血者。

中寒下利，肠中脂膏下脱，则便脓血。干姜温中寒，赤石脂固滑脱。粳米补脂膏也。此与白头翁汤证，为对待之法。干姜证则不渴也。脓血系红色。

☯ 内伤腹满寒疝宿食

附子粳米汤

附子三钱　粳米六钱　炙甘草二钱　大枣六钱　半夏六钱

治腹中寒气，雷鸣切痛，胸胁逆满，呕吐者。

内寒阻碍木气，木气冲击，则雷鸣切痛，胸胁逆满，而兼呕吐。附子温寒，粳米、草、枣补中气，半夏降逆气也。

大建中汤

干姜四钱　蜀椒二钱　人参三钱

治胸中大寒痛，呕不能食，腹皮起有头足上下，痛不可触近者。

寒极而木气郁冲，则胸中大痛，腹皮痛不可触，而有头足上下。姜、椒温寒，人参补中气补津液也。姜、椒并用，燥热伤津，人参补气生津，是为大法。痛有头足上下，木气寒极郁动之象。

赤丸

乌头二钱　茯苓四钱　半夏四钱　细辛一钱　朱砂不拘多少为衣

治寒气厥逆，手足逆冷者。

阳败内寒，故四肢逆冷。乌头、细辛回阳温寒，茯苓、半夏除湿气，朱砂护心火也。

大黄附子汤

大黄三钱　附子三钱　细辛二钱

治胁下偏痛发热，脉弦紧者。

弦紧为寒，偏痛者，寒积也。紧乃聚结之象。发热者，内寒而阳气外越也，大黄、附子、细辛，温下寒积也。寒积故用温下之法。此胁下偏痛，多系右胁。

厚朴七物汤

厚朴八钱　枳实二钱　大黄二钱　桂枝二钱　甘草二钱　大枣五钱　生姜五钱

治腹满痛，发热脉浮数，饮食如故者。

腹满痛为内实里证，发热脉浮为外感表证。表里并见，当先解表，然后攻里。此伤寒之定法。然伤寒表病，饮食不如故。且必身痛项强。

今饮食如故，身不痛项不强，虽脉浮发热而腹满痛，自应以里证为主。故宜厚朴枳黄以攻里实，桂草姜枣以和表气也。

厚朴三物汤

厚朴八钱　枳实二钱　大黄四钱

治腹痛而闭者。腹痛而大便不通，内热必实。

宜厚朴、枳实、大黄以下实，不宜温下之法也。

大承气汤（方见前）

治腹满不减者。

内寒则腹满时减时满。今腹满虽少减，而不足言减。此非内寒，而系内实。当用大承气下其实也。大承气汤下内实，必有腹满痛拒按之证。

大柴胡汤

柴胡五钱　黄芩三钱　芍药三钱　半夏八钱　生姜五钱　大枣六钱　枳实二钱
大黄二钱

治按之心下满痛者。

按之心下满痛，此为少阳胆经郁阻阳明胃腑，经腑相逼之实证。然实在胃腑，不在胆经。故用枳实、大黄，以下胃腑，而以柴、芩、芍、半、姜、枣和少阳之经也。少阳胆经无实证。

大乌头煎

大乌头八钱

治寒疝绕脐痛，手足厥冷，发则白津出，脉沉紧者。

肝肾寒极，则痛绕脐，手足厥冷，而脉沉紧。白津出者，肾气无阳而精自下也。

沉紧乃寒极不运之象，乌头温补肾阳以生肝木也。

乌头桂枝汤

乌头八钱　桂枝三钱　芍药三钱　炙草三钱　生姜三钱　大枣六钱

治寒疝腹痛，手足不仁，身体疼痛逆冷者。

肝肾皆寒，荣卫阳气运达不到，故病如此。桂枝汤以和荣卫，乌头补肝肾之阳，以达全身也。

当归生姜羊肉汤

当归三钱　生姜三钱　羊肉四两

治寒疝腹痛胁痛里急者。

肝经血寒，肝阳下陷，升不上来，故现以上诸病。当归、羊肉、生姜温肝血补肝阳也。

大承气汤（方见前）

治有宿食，脉浮而大，按之反涩，尺中亦微而涩者。

食宿阻塞，中气不运，故脉涩。故当下之。浮、大二字是陪辞。注意反字。然必腹痛无有轻时，按之更痛，然后可下。如脉数而滑，为有宿食，下利不欲食，亦有宿食，皆宜下之。滑有沉实之意。

瓜蒂散

瓜蒂一分　赤小豆三分

此赤小豆乃半黑半红者，红如朱，黑如漆。治宿食在上脘者。

宿食在上脘，当用吐法。瓜蒂与赤小豆均味苦有毒，服下之后，胃不能留，故吐出，宿食亦即随之吐出也。非此二物能将宿食吐出也。宿食在上脘，若误下之，中气受伤，食仍在胸，则下利而死。

☯ 内伤胸痹心痛短气

瓜蒌薤白白酒汤

瓜蒌四钱　薤白八钱　白酒半斤

治胸痹、喘息、咳唾、胸背痛、短气者。

胸痹，喘息咳唾胸背痛，短气，皆气不降之病，气不下降，浊气填胸。瓜蒌、薤白降浊，白酒性温力大，助其下降也。瓜蒌性凉，薤白性温，合而用之为降浊之妙品。

瓜蒌薤白白酒加半夏汤

即前方加半夏

治胸痹不得卧，心痛彻背者。

此浊气不降之甚者，加半夏以降浊也。

枳实薤白桂枝汤

枳实二钱　薤白八钱　厚朴四钱　瓜蒌四钱　桂枝一钱

治胸痞胁下气逆抢心者。

胆胃之气上逆，浊气不降，风木上冲。枳实、厚朴降胆胃，瓜蒌、薤白降浊逆，桂枝达肝阳以平风冲。胁下为肝胆经气升降之路，故于升浊之中，加调和木气之法。肝阳下陷，则风气上冲。肝阳上达，风气自平。此桂枝平风冲之义。

人参汤　即理中汤

人参三钱　白术三钱　炙甘草二钱　干姜三钱

治枳实薤白桂枝汤证者，理中气之旋转以升降四维也。

此方全是温补中气之药，其脉必虚而不实，枳实薤白桂枝汤证，其脉必实而不虚也。是此证有脉实者有脉虚者。

茯苓杏仁甘草汤

茯苓三钱　杏仁五钱　甘草二钱

治胸中痹塞短气者。

湿凝于肺，气不下行，故痹塞短气。茯苓泄湿，杏仁润肺降气，甘草补中。治湿气用润品，此法不可忽。

桔枳生姜汤

桔梗四钱　枳实四钱　生姜四钱

治茯苓杏仁甘草汤证者。

此方治脉气较实之胸痹短气。桔梗、枳实降浊下气，生姜温降肺胃也。脉如不实，枳实忌用。

薏苡附子散

薏苡一两　附子三钱

治胸痹缓急者。

病有时缓有时急，是为虚证。阳虚土湿，故胸痹有缓急。附子温阳，薏仁补土祛湿也。

<h2 style="text-align:center">桂枝生姜枳实汤</h2>

桂枝三钱　生姜三钱　枳实五钱

治诸痞逆，心悬痛者。

肝阳不能上达，则心中悬痛。肺胃浊气不降，则胸中痞逆。桂枝达肝木之阳，姜、枳降肺胃之浊也。如薏苡附子散证，误服枳实即死。其脉必有虚实之别也。

<h2 style="text-align:center">乌头赤石脂丸</h2>

乌头二钱　附子　干姜　蜀椒　赤石脂各一钱

治心痛彻背、背痛彻心者。

寒凌火位，故痛如此。乌、附、椒、姜温寒，赤石脂护心也。凡用温药之痞痛，必有缓急，时痛时减。

☯ 内伤痰饮咳嗽

<h2 style="text-align:center">苓桂术甘汤</h2>

茯苓　桂枝　白术各三钱　炙甘草二钱

治胸中有痰饮，胸胁支满目眩者。

湿聚而成痰饮，停于胃间，则胸胁支满。甲木之气不能下降，乙木之气不能上升，则目眩。苓、术补土泄湿以通木气升降之路，甘草补中，桂枝疏泄小便以除痰饮之根也。凡病痰饮当以温药和之。唯阴虚之痰，不宜温药。短气有微饮，此饮当从小便去之。此方主之，肾气丸亦主之。肾气丸培木气以行小便也。肾气丸详下文。此方阴虚忌用。

<h2 style="text-align:center">甘遂半夏汤</h2>

甘遂三钱　半夏四钱　芍药三钱　炙草二钱　白蜜二两

治痰饮，脉伏，心坚满者。

饮停心下，故脉伏坚满。甘遂、半夏逐水降痰，芍药、甘草培土疏木，蜂蜜滑润以行水也。世以甘遂、甘草相反，不然也。

<h2 style="text-align:center">己椒苈黄丸</h2>

防己一钱　椒目一钱　葶苈一钱　大黄一钱

治肠间有水饮，腹满口舌干燥者。

肠间有水饮，中气不运，升降不通，故腹满于下，口舌干燥于上。椒目、防己泄湿，大黄、葶苈排水也。

十枣汤

芫花、大戟各等分研末，大枣一两煎汤吞送一钱。

治饮悬在胁，咳嗽内痛，脉沉而弦者。

芫花、大戟攻下水饮，红枣保中气保津液也。木气被水饮阻格不能疏泄，则郁而现弦象。此可下之证，脉必沉伏。不伏不沉，不可言下，此大法也。

大青龙汤

麻黄三钱　桂枝二钱　炙甘草三钱　杏仁三钱　石膏一两　生姜三钱　大枣六钱

小青龙汤

麻黄三钱　桂枝三钱　炙甘草二钱　芍药三钱　半夏四钱　细辛三钱　干姜三钱
五味四钱

治溢饮者。水饮归于四肢，则为溢饮。当发汗而去水，其阳盛而内热者，宜大青龙汤；阴盛而内寒者，宜小青龙汤。阳盛脉必有力而燥，阴盛脉必虚小而寒也。

木防己汤

防己三钱　生石膏一两　桂枝三钱　人参四钱

治饮停胸膈，喘满心下痞坚，面色黧黑，其脉沉紧者。

饮停胸膈，阳气不能上达，而内结化燥，故面色黧黑，饮停而肺气不降，故喘满。其脉沉紧，燥热内结之象。木防己泄水饮，石膏清燥开结，桂枝达阳气，人参补中气、保津液也。

木防己去石膏加芒硝茯苓汤

即前方去石膏加茯苓、芒硝。

治木防己汤证不愈者。

石膏清燥开结，其治在上。如其不愈，宜从下治，则去石膏，加茯苓、芒硝以下水，得微利则愈。

五苓散

茯苓二钱　猪苓二钱　泽泻二钱　白术二钱　桂枝二钱

治瘦人有水饮，脐下悸动，吐涎沫而癫眩者。

水饮木郁，则脐下跳动，水饮而肺胃之气不降，则吐涎沫，水饮阻格，胆经不降，则癫眩。五苓散泄水湿，达木气也。

半夏加茯苓汤

半夏四钱　生姜三钱　茯苓三钱

治卒然呕吐，心下痞，眩悸者。

水在膈间，胆胃之气不降，故心痞、眩、悸而呕吐，半夏、生姜、茯苓降泄水饮也。

泽泻汤

白术二钱　泽泻五钱

治冒眩者。

心下有水，阳气不降，浮于上部，故苦冒眩。白术、泽泻泄水也。

小半夏汤（方见前）

治呕而不渴者。

呕伤津液，故呕后作渴，今呕而不渴，此心下有水饮，半夏、生姜降水也。若先渴后呕，停水较深，宜小半夏加茯苓以厚药力也。

厚朴大黄汤

厚朴八钱　枳实二钱　大黄四钱

治膈间有水饮胸满者。

此由胃土壅实，阻塞水之降路，故使胸满。脉必沉实。厚朴、枳实、大黄下胃气之壅实也。胸满忌下。脉不沉实，下伤中气，易于致死。膈间有水必有水声。

葶苈大枣泻肺汤

葶苈三钱（熬黄色捣丸）　大枣一两

治支饮不得息者。

饮阻肺气，呼吸困难，葶苈泻水饮而降肺气，大枣补中气保津液也。

人忽瘦，水走肠间，沥沥有声，为痰饮。饮后水流胁下，咳唾引痛为悬饮。饮水流行，归于四肢，为溢饮。气短不得卧，其形如肿，为支饮。痰饮之象，饮食精华，变而成痰，故人忽瘦也。

小青龙汤（方见前）

治咳逆倚息，不得卧者。

支饮在胸，气不下降，故咳嗽气逆，倚物作息。水格阳逆，故睡卧不下。小青龙，麻、桂、芍药发汗泄水，五味、姜、辛温降水气，干草补中，半夏降逆。

茯苓桂枝五味甘草汤

茯苓四钱　桂枝四钱　五味子八分　炙甘草三钱

治水饮，服小青龙汤汗出后，多唾，口燥，寸脉沉，尺脉微，面如醉状，气从少腹上冲胸咽，小便难，热流阴股，时眩冒者。

汗后阳亡，木气失根，风气上冲，故口燥气冲咽喉。肾阳虚故唾多，手足厥逆。风木上冲，热浮于上，故面如醉状。肝风冲于上，肝阳陷于下，故热流阴股。风冲于上故冒。木气下陷不能疏泄，故小便难。风伤肺气，肺气伤故寸脉沉。风由少腹冲上，肾气拔根，故尺脉微。五味子补肾阳以安肝木之根而敛风。桂枝、茯苓达肝阳而平冲，肝阳即是肝风，阳达则风平也。炙甘草补中气也。

茯苓甘草五味姜辛汤

茯苓四钱　炙甘草三钱　五味子八钱　干姜三钱　细辛三钱

治服桂枝五味甘草汤冲气既低，反更咳嗽胸满者。

服桂枝风冲既平，反更咳嗽，此咳嗽乃寒水上凌火位，仍用桂枝茯苓五味甘草汤，去桂枝加干姜温中寒，加细辛降寒水。寒水下降，咳嗽自止。中气温运，胸自不满。风冲能耗散水气，故风冲既平，水气又作，而咳加胸满。自来皆谓五味敛肺止咳，误人多矣。肺病总忌五味，因其性大敛大热之故。只因《伤寒论》小青龙汤治咳有五味，世人读书，不按事实，遂以五味为治咳之药。小青龙之咳乃肾寒的水上冲之咳，五味温肾寒也。

茯苓甘草五味姜辛半夏汤

茯苓四钱　甘草二钱　五味子八钱　干姜二钱　细辛二钱　半夏八钱

治支饮冒而呕不渴者。

冒眩呕水不渴，寒水上凌。五味、干姜、细辛、半夏、茯苓，温降寒水，甘草养中气也。

苓甘五味姜辛半夏杏仁汤

茯苓四钱　炙甘草三钱　五味四钱　干姜三钱　细辛三钱　杏仁四钱　半夏四钱

治水气呕止，其人形肿者。

服苓甘五味姜辛半夏汤后，其人形肿。此卫气不舒，不能收敛。虽水去呕止，以肿之故，水未全去。宜仍用茯苓、甘草、五味、姜、辛、半夏以去水，加杏仁以舒卫气也。不用麻黄而用杏仁，麻黄泄卫力大，甚败阳也。

苓甘五味姜辛半杏大黄汤

于前方加大黄三钱

治服苓甘五味姜辛半夏杏仁汤后，面热如醉者。

此寒水上冲，又有胃热，故加大黄以清面热如醉之胃热也。

☯ 内伤肺痈肺痿上气

干姜甘草汤

炙草四钱　干姜三钱

治肺痿吐涎沫，而不咳不渴，遗尿小便数者。

此肺中寒冷，上中虚不能摄下。干姜、炙草温补上中之气也。

桔梗汤

桔梗二钱　炙甘草二钱

治肺痈咳而胸满，振寒脉数，咽干不渴，时时浊唾腥臭，吐脓如米粥者。

中虚不运，肺家湿热不能下行，久而成脓，故现上列诸证。桔梗排脓，甘草补中，脓去中复，肺气得降，故愈也。桔梗是降肺排脓药，自来认为载药上行，肺家药皆下降也。

葶苈大枣泻肺汤（方见前）

治肺痈喘不得卧者。

湿热熏蒸，肺液成脓。肺气不降，故喘而睡卧不下。葶苈排脓，大枣补中气，补津液也。

越婢加半夏汤

麻黄六钱　生石膏八钱　炙甘草二钱　生姜三钱　大枣六钱　半夏四钱

治肺胀，咳而上气，其人喘，目如脱，脉浮大者。

肺气胀满不能下行，故喘而目如脱状。脉浮大是肺气燥实。麻黄泄肺实，石膏清肺燥，生姜、大枣、甘草、半夏补中降逆也。上气者，气不下降也。脉浮大，此大字乃有力之大，非虚大也。肺痈脉虚，肺胀脉实。脉实故用麻黄、石膏。

小青龙加石膏汤

小青龙方中加石膏

治肺胀，咳而上气，烦躁而喘，脉浮心下有水者。

肺胀而烦躁，此肺气实燥。咳喘而脉浮，则心下有水矣。此中上实燥，中下虚寒，故用麻黄泄实，石膏清燥以治中上，姜、辛、五味温寒水以治中下，桂枝、芍药升降木气，甘草补中气也。脉浮有表邪，故用调和荣卫之法，心下有水者，心下必有水声。用姜、辛、五味之咳，喉中必作痒，痰必清而夹水。

泽泻汤

人参三钱　甘草三钱　生姜五钱　半夏四钱　紫参五钱　白前五钱　桂枝三钱

黄芩三钱　泽泻三钱

治咳而脉沉者。

中虚胃逆，热闭于肺，故咳而脉沉。参、草补中，姜、夏降胃，紫参、白前、黄芩舒肺清热，泽泻泄水，桂枝达木气助疏泄以利尿也。此方治水，但凭脉实。沉脉之中，必有热闭在肺之象。

厚朴麻黄汤

厚朴五钱　杏仁四钱　石膏一两　麻黄四钱　干姜二钱　细辛二钱　五味四钱半夏四钱　小麦八钱

治咳而脉浮者。

水饮阻格，故咳而脉浮。此病上实下虚，上燥下寒，其脉之浮必有力，其咳必多清水，咽喉必痒，喉中必作水鸡声。麻黄、石膏、厚朴、杏仁、小麦、半夏以治实燥，干姜、五味以治虚寒，细辛逐水于下，麻黄泄水于外也。

此方治水，但凭脉浮，浮脉之中，必有上实下虚、上燥下寒之象。

射干麻黄汤

射干三钱　紫菀三钱　款冬三钱　半夏四钱　麻黄四钱　五味四钱　干姜四钱细辛三钱　大枣六钱

治咳而上气，喉中水鸡声者。

寒水上逆，喉中作痒，呼吸如水鸡之声。麻黄、射干、紫菀、款冬、半夏降肺泄水，姜、辛、五味温降寒水之冲，大枣补中气，补津液。因诸药皆伤津液，故以大枣补之。

麦门冬汤

麦门冬六钱　人参三钱　半夏六钱　炙草三钱　粳米四钱　大枣六钱

治火逆上气，咽喉不利者。

中气不足，相火与金气不能顺降。相火刑金，肺液受伤，降气更衰，故气上而不下，咽喉不利而作干咳。参草米枣补中气，麦冬润肺降气，半夏降胃以降肺也。此与麻黄姜辛之治法，是相对的。

皂荚丸

皂荚八钱，蜜为丸梧子大，以大枣、炙甘草汤送，日三丸。

治咳逆上气，时时唾浊，但能坐不能眠者。

此肺家浊气壅闭之病，皂荚利气破壅也。力量太大，慎用。

☯ 内伤血痹虚劳

黄芪五物汤

黄芪二钱　桂枝三钱　白芍三钱　生姜三钱　红枣六钱

治血痹身体不仁者。

此荣卫双败，气血运行不能流通之病。黄芪大补卫气，桂芍姜枣大补荣气。荣卫俱足，运动迅速，自然流通，血自不痹，而无不仁也。

桂枝龙骨牡蛎汤

桂枝三钱　白芍三钱　炙甘草二钱　牡蛎三钱　生姜三钱　红枣三钱　龙骨三钱

治虚劳，遗精，少腹急，阴头寒者。

胆经相火不降，则肝阳不能上升，肝阳不升，则少腹急。相火不降，则阴头寒。木气滞而升降不交，则子半阳生，木气疏泄而遗精。白芍降胆经降相火，桂枝升肝经，甘草姜枣调补中气，以助升降之能。龙牡通滞气，并固精气也。此方通滞调木补中三法并重，尤重降胆经也。妇人梦交，亦用此方，病原同也。

小建中汤

白芍六钱　桂枝三钱　炙草三钱　红枣六钱　生姜三钱　饴糖二两

治虚劳，里急，悸，衄，腹中痛，梦中失精，四肢酸痛，手足烦热，咽干口燥者。

此方全在降胆经相火，下交于肾水之中。水火俱足，则生元气。元气上奉，则生中气。建中之义，即是降胆经相火，下交肾水而已。虚劳之病，土木枯燥，荣卫腠理多滞涩不通，芍药善通滞涩，滞涩通后，阴阳气血乃易调和，诚为此方要药。饴糖所以润土木二气之枯燥，而和芍药之苦味也。阴虚不受甘药之虚劳家，用白术、党参、白芍各等分，每日服之，亦能得小建中汤之效，土木兼医。小建中亦土木兼医也。

黄芪建中汤

即小建中加黄芪

治虚劳里急诸证不足者。

于小建中加黄芪以补卫阳。白芍调荣阴，黄芪补卫阳，使荣卫运行速度增加，然后病愈。人身中气如轴，四维如轮，轴运轮行，轮运轴灵。荣卫乃脏腑整个之外维，外维运动，脏腑乃和，脉虚者宜此方，此方所以补小建中之义也。

肾气丸

山药四钱　熟地黄六钱　丹皮三钱　山茱萸三钱　茯苓二钱　泽泻一钱　附子一钱

桂枝一钱

治虚劳腰痛，小便不利者。

肾家水火均亏，故腰痛。木气失根不得疏泄，故小便不利，少腹拘急。肾气丸，补水火二气，木气得根，故愈。

薯蓣丸

薯蓣八钱　麦冬四钱　桔梗二钱　杏仁二钱　阿胶四钱　地黄四钱　红枣四钱　人参四钱　甘草四钱　白术四钱　茯苓四钱　神曲二钱　干姜二钱　柴胡二钱　白蔹二钱　桂枝二钱　白芍二钱　防风二钱　川芎二钱　黄豆卷二钱　当归二钱

治虚劳诸不足风气百疾者。

肺金不降，收敛气衰。于是疏泄气旺，风木肆动，津液被劫，腠理枯滞，而成虚劳。此方以薯蓣补金气之收敛，而平木气疏泄为主，为虚劳病整个治法。

酸枣仁汤

酸枣仁六钱　知母四钱　川芎四钱　炙甘草四钱　茯苓四钱

治虚烦不得眠者。

胆经相火，充足下降，交于肾水，则善眠睡。川芎温肝木以培胆经相火，枣仁补胆经相火，知母降相火以除烦，茯苓、甘草补中也。

大黄䗪虫丸

大黄　黄芩　白芍　地黄　杏仁　桃仁　干漆　水蛭　虻虫　蛴螬　䗪虫各二钱　炙甘草三钱

治虚劳羸瘦，腹满不能饮食，肌肤甲错，两目黯黑，内有干血者。

此方乃磨化干血之法，不可急治。

☯ 内伤惊悸吐衄下血瘀血

桂枝去芍药加蜀漆龙骨牡蛎汤

桂枝三钱　炙草三钱　生姜三钱　红枣六钱　蜀漆二钱　龙骨三钱　牡蛎三钱

治伤寒误用火逼，惊狂起卧不安者。

火逼之苦，能将人身阳气引而外出。阳气失根，故惊狂而起卧不安。龙骨、牡蛎收摄阳气，桂枝、炙草、生姜、红枣解伤寒之表邪。蜀漆荡胸中之浊逆也。芍药性寒，极败阳气，故去之。

半夏麻黄丸

半夏四钱　麻黄二钱

治心下悸者。

此土湿胃逆，痰阻上焦，心包相火不能下降之病。心包厥阴之气不降，则跳动作悸。半夏、麻黄，泄降湿逆。心包之气得降，则病愈也。其脉必重按不虚，如重按脉虚，有须兼用参草以补中气也。

大黄黄连泻心汤

大黄一钱　黄连一钱　黄芩一钱

治心气不足，吐血衄血者。

心属火，主下降。心气不足，降气不足也。三黄泻火故愈。其脉必重按不虚也。

柏叶汤

柏叶三钱　艾叶一钱　干姜一钱　马尿一杯

治吐血不止者。

此中气虚寒，肺金失敛之病。柏叶敛肺金，干姜温中寒，艾叶温降肺胃，马尿助金气之降敛也。此病之脉必重按虚微也。大黄黄连黄芩泻心汤，治吐血热证。柏叶汤，治吐血寒证。热性向上，故上热则血不下降而吐出。寒性向下，不应吐血。寒则中土气虚，旋转无力，四维不能升降。上不降则吐血，故用干姜以温中寒。中气旋转，降气复原，则血下行也。凡上逆之病，服热药而愈者，皆中寒不运之故。且有下陷热证，亦因中寒者。所以经方有干姜、炙草、黄连、黄芩并用之法。

赤小豆当归散

赤小豆三钱　当归二钱　赤小豆即红饭豆

治先血后便者。

木气虚则疏泄盛，故未便而血先下。湿阻木气之病也。当归大补木气，赤小豆泄湿调木也。

黄土汤

灶心土八钱　炙甘草二钱　白术三钱　阿胶四钱　地黄三钱　黄芩三钱　附子三钱

治先便后血者。

此土湿木燥水寒之病也。灶中黄土、白术补土除湿，阿胶、地黄、黄芩清润木燥以止疏泄，附子温水寒以培木气上升之根，故病愈也。凡木气疏泄之病，多兼土湿水寒而本气燥热。因湿郁则木气被遏而风动，风动伤津，故生燥热。水寒之脉，必重按虚微也。

☯ 内伤奔豚

奔豚汤

炙甘草三钱　半夏三钱　生姜三钱　芍药三钱　当归一钱　川芎一钱　黄芩二钱
葛根二钱　李根白皮八钱

治气上冲胸，寒热往来，腹痛作奔豚者。

木气下郁，郁极而发，升而不降，则气上冲胸。肝木上冲，胆木不降，则发寒热。肝木上冲，其力极猛，势如奔豚。肝木郁故腹痛。归、芎温补肝木，芍药、黄芩清降胆木，葛根、生姜、半夏、甘草养中降胃以调其升降之机，李根白皮大补木气，而达木郁也。葛根是阳明大肠经之药，手阳明升则足阳明降也。

桂枝加桂汤

即桂枝汤加重桂枝

治外感发汗后，复用烧针。针处被寒，核起面赤，欲发奔豚，气从少腹上冲心者。

烧针能拔肾阳外出。肾阳外出，木气失根，则化风上冲。针处赤核，即外出之阳也。桂枝汤调木气。加重桂枝者，桂枝善降木气之冲。木气之风上冲，因木之阳下陷。木阳上达，则木风不冲。桂枝降木气之冲者，乃达木气之阳之故。若非肾阳虚败，而系肝热上冲之病，则忌桂枝。

苓桂甘枣汤

茯苓四钱　桂枝三钱　炙草三钱　大枣六钱

治发汗后心下悸，欲作奔豚者。

发汗亡阳，肝木下陷，风冲于胸，则心下悸动。茯苓、草、枣扶土补中，桂枝升达肝阳以降冲气。凡风木上冲之病，中气必虚。故须土木兼治，此大法也。奔豚汤证，乃风木正当上冲，中土补药，壅满不受。故舒木之药多，补中之药少。此欲发奔豚，木邪未盛，故补土之药，较奔豚汤多。木邪克土，于木邪未盛之前，补足土气，土气不受木克，木邪亦起不大也。

☯ 内伤消渴小便不利淋

白虎加人参汤

生石膏八钱　粳米四钱　知母四钱　炙甘草三钱　人参四钱

治消渴能饮水，口干舌燥者。

消渴之病，风燥伤津。所饮之水，被风消去。津伤则燥。故虽饮而口仍干、舌仍燥。石膏、知母、粳米、甘草清燥以保津，人参补气以生津也。凡用石膏之病，脉必实而不虚也。

五苓散（方见前）

治消渴饮水，水入即吐者。

饮水仍吐，是水逆于上，不能下行。茯苓、猪苓、泽泻、白术以去水，桂枝达木气以行小便也。又治伤寒，脉浮，微热，消渴，未发汗，小便不利者。伤寒未得汗解，水湿阻格荣卫，故消渴，脉浮发热，小便不利。五苓散泄去水湿，荣卫得通，故汗出而愈。

文蛤散

文蛤

治消渴饮水不止者。

饮水而吐出为水逆，饮水不止为内湿。文蛤性涩，除湿润肺也。

内湿而饮水，湿阻相火下降之路，相火灼金也。

猪苓汤

猪苓　茯苓　滑石各三钱　泽泻钱半　阿胶三钱

治消渴，脉浮，发热，小便不利者。

湿盛风生，则脉浮发热。二苓滑泄以祛湿，阿胶以清风也。五苓散性刚，猪苓汤性柔，猪苓汤证，脉有刚象。

肾气丸（方见前）

治消渴小便多者。

木气失根，疏泄妄行，故小便多。肾气丸补水与补水中之阳，木气得根故愈。

瓜蒌瞿麦丸

茯苓　薯蓣　瓜蒌各四钱　附子二钱　瞿麦一钱

治小便不利而渴者。

上有燥热则渴，下有湿寒则小便不利。瞿麦、瓜蒌清上，附子温下，茯苓、薯蓣除湿也。此脉必寸涩而尺微，右尺必较左尺更微也。

蒲黄散

蒲灰五钱　滑石五钱

茯苓戎盐汤

茯苓三钱　戎盐三钱　白术三钱　戎盐即青盐

滑石白鱼散

滑石五钱　白鱼一两　乱发灰一钱

治小便不利者。

均除湿之法。蒲灰、滑石湿热之法，戎盐湿寒之法，白鱼、乱发灰开窍利水之法。

☯ 内伤水气黄疸

麻黄甘草汤

麻黄四钱　炙甘草二钱

统治水病。

麻黄通腠理以散水，甘草保中气也。

越婢汤

麻黄六钱　生石膏八钱　炙甘草二钱　生姜三钱　大枣六钱

治风水。恶风身肿，脉浮不渴，自汗，身无大热者。

汗出当风，闭其汗孔，水停皮肤，则成风水。病因于风，故恶风，内热故汗出。热盛于内，故外无大热。水在皮肤之表，故脉浮。热在水中，故身肿不渴。石膏清内热，麻黄、炙草、生姜、大枣发汗，乃内热蒸出之汗。此方之用麻黄，乃用以发散水气，用石膏乃清内热以止汗也。

防己黄芪汤

防己三钱　黄芪三钱　白术三钱　炙草二钱

治风水，脉浮、身重、汗出、恶风者。

汗出当风，汗孔复闭，湿不得出，骨节疼痛，身重恶风，是为风水。防己散湿泄水，黄芪补卫气，以开汗孔，以助防己之功，术草补中除湿也。防己散水，力量特大，与黄芪同用，水去而人不伤。白术除湿生津，为治水湿要药。津液与水湿原是一物，故治水湿以顾津液为要。

防己茯苓汤

防己三钱　茯苓六钱　炙甘草二钱　黄芪三钱　桂枝三钱

治皮水。四肢肿，轰轰动者。

水在皮肤，肢肿而动。防己、黄芪发汗去水。动乃风木之郁，桂枝达木气。茯苓、甘草扶土养中气也。

越婢加术汤

即越婢加白术

治水病，一身面目黄肿，脉沉，小便自利而渴者。

水病小便当不利。尿利伤津，内热作渴。越婢汤散水清热，加白术以止小便也。小便自利，乃小便太多，非小便不短也。前证脉浮，此证脉沉。浮沉皆兼实意，故皆用麻黄、石膏。津液伤故脉沉，水阻腠理故脉浮。麻黄石膏皆能伤中，故皆用甘草姜枣以补中气。

蒲灰散（方见前）

治皮水而厥者。

内热故外厥，滑石清内热，蒲灰利小便也。

麻黄附子汤

麻黄三钱　附子六钱　炙甘草二钱

治水病脉沉者。此脉沉，乃沉而无力。

沉而无力，肾阳不足。附子温肾阳，麻黄散水，甘草保中也。

杏子汤

杏仁三钱　麻黄三钱　生石膏六钱　炙甘草三钱

治水病脉浮者。

此脉浮必浮而有力，肺热充实。石膏清肺热，杏仁降肺气，麻黄、甘草泄水保中也。

桂甘姜枣麻附细辛汤

桂枝三钱　生姜三钱　大枣六钱　炙草二钱　麻黄二钱　附子六钱　细辛二钱

治水病，心下坚大如盘，边如旋杯者。下焦阴寒之气，逆塞上焦阳位，凝聚不动，则成此证。附子、细辛降阴寒，桂枝、麻黄发散荣卫，甘草、姜、枣调补中气也。

枳术汤

枳实三钱　白术二钱

治水病，心下坚大如盘，边如旋杯者。

此证与桂甘姜枣麻附细辛汤证有别。前证用附子、细辛，脉当沉微，现寒之象。此证脉当濡实，现湿痞之象。白术除湿，枳实消痞也。

黄芪芍药桂酒汤

黄芪五钱　芍药三钱　桂枝三钱　苦酒六钱　苦酒即醋

治黄汗。身重，发热汗出而渴，汗沾衣色黄如药汁者。

瘀热在里，水与热合，则出黄汗。此水病，名黄汗。黄芪、桂枝发散荣卫以去水，芍药、苦酒泄瘀热也。

桂枝加黄芪汤

即桂枝汤加黄芪

治黄汗，腰以上汗出，腰以下无汗，腰髋痛，如有物在皮肤中，身体疼痛烦躁者。

热郁于水，荣卫阻滞，则腰上汗出，腰下无汗，而腰痛身重烦躁。桂枝加黄芪以通调荣卫也。此方服后，如不得微汗，再服必得微汗，荣卫乃通，黄汗乃愈。凡病腰以上有汗，腰以下无汗，皆有胆热。此方之芍药，为清热要药。

茵陈蒿汤

茵陈蒿六钱　栀子四钱　大黄二钱

治谷疸，寒热不食，食则头眩，心胸不安发黄者。

湿热郁于脾胃，故食则头眩，而心胸不安。荣卫根于脾胃，脾胃热郁，升降不和，则荣卫郁阻而发寒热。食则热增故头眩。茵陈、栀子除湿清热，大黄下瘀。虽发寒热，不治荣卫也。

栀子大黄汤

栀子四钱　香豉八钱　枳实二钱　大黄二钱

治酒疸。心中懊侬，或热痛者。

饮酒发生湿热，则懊侬热痛。栀子、香豉，荡涤懊侬，枳实、大黄，攻下热痛也。

硝矾散

硝石熬黄　矾石煅等分

治黄汗之得于女劳者。

女劳伤损肝肾，不能化水，则成黄汗。其证足下热，额上黑，腹满，日晡发热而反恶寒。木气下陷，则足下热而腹满，阳气不能上达，则额上黑，日晡阳气入于土下，增其瘀热，则发热。病属肾虚，肾阳不达于外则恶寒。虽属肾虚，此时却不能治肾，唯当治其瘀热。硝石、矾石去其瘀热也。瘀热去后，乃可治肾。

茵陈五苓散

五苓散加茵陈

统治黄汗病者。

茵陈最能去黄，故于五苓祛湿之中，加之以统治黄病也。

猪膏发煎

猪膏（即猪油）八钱　乱发如鸡子大三枚（烧灰）

治诸黄病者。

湿热瘀阻，尿道不通，猪油、发灰利尿道以祛湿热也。

桂枝加黄芪汤

即桂枝汤加黄芪

治黄病脉浮者。

治黄病，当利小便以祛湿热。脉浮则当汗解，桂枝汤加黄芪以发汗也。

大黄硝石汤

大黄四钱　硝石四钱　栀子四钱　黄柏四钱

治黄疸，腹满，小便短赤，自汗出者。

自汗出为里气热，腹满尿赤为里气实。大黄、硝石、栀子、黄柏，下里实之湿热也。

小半夏汤（方见前）

治黄疸误服下药而哕者。

黄疸之病，若小便色不变赤，腹满而喘，欲自下利者，乃脾肾寒湿，不可用大黄、栀子寒下之药以除热。若热除去，则阳败作哕。哕者，用半夏、生姜以温降胃阳也。

小柴胡汤（方见前）

治黄疸腹满而呕者。

呕为少阳胆经不和之病，黄为胆经上逆之色。胆经不和，是以腹满。小柴胡和胆经也。

小建中汤（方见前）

治诸黄疸，小便自利者。

小便利则无湿，既无湿而病黄，此胆经上逆之病，与湿热无关，宜小建中汤降胆经也。黄疸之病，亦有属于湿寒者。《伤寒论》曰，当于湿寒中求之是也。干姜最要，干姜、白术与茵陈并用为宜。

☯ 内伤跌蹶手指臂肿转筋狐疝蛔虫

刺腨方

腨，足肚也。刺入一寸。古时一寸合今五分，只刺五分可也。

治跌蹶病，但能前不能却者。

但能前走，不能后移。太阳膀胱经，伤于寒湿之故。膀胱经自头走足，行身之后，刺腨以泄膀胱经之寒湿也。

藜芦甘草汤

藜芦三钱　炙甘草三钱

治手指臂肿，其人身体瞤者。

痰阻经络，故手指臂肿。风木之气不能流通，故动而瞤。藜芦吐痰，甘草保中也。

鸡矢白散

鸡屎白

治转筋为病。臂肿脚硬直，脉上下行，微弦者。

此病肝经风盛，木气结聚之病。鸡属木气，屎能通结。木气之结病，用木气之通药以通之也。鸡属木气，白属金色，金能制木故效，亦通。

蜘蛛散

蜘蛛十四枚（熬）　桂枝二钱

治阴狐疝气，偏有大小，时时上下者。

疝结阴囊，上下不定，有如狐妖。此肝木结陷，阳气不能上达之病。蜘蛛散木气之结，桂枝达木气之阳而升木气之陷也。

甘草粉蜜汤

炙甘草二钱　白粉一钱　蜂蜜四钱　白粉即是铅粉

治蛔虫为病，吐涎心痛，发作有时者。

蛔乃木气所生，蛔动而上行，故心痛而吐涎沫。蛔动不定，故发作有时。白粉杀虫，甘草、蜂蜜保中气也。

乌梅丸

乌梅三十个　细辛六钱　桂枝六钱　川椒六钱　当归六钱　干姜一两　附子六钱黄连一两六钱　黄柏六钱　党参六钱

治吐蛔心烦者。

吐蛔心烦，此虫病之虚证，故用乌梅丸。心病吐涎，不烦，不吐蛔，此虫病之实证，故用甘草粉蜜汤。虚证而用杀虫之法，非将人杀死不可。乌梅丸寒热并用，乃调木气之法，亦即治虫之法。治虫者，治木气也。离开木气而曰治虫，所以只知杀虫了。

☯ 外科疮痈肠痈淫疮

大黄牡丹汤

大黄四钱　芒硝三钱　瓜子　桃仁各三钱　牡丹皮一钱

治肠痈。其脉迟紧，脓未成，可下者。

薏苡附子败酱散

薏苡五钱　附子三钱　败酱一两　败酱即苦菜，即做冬菜之青菜。

治肠痈，其脉数，脓已成不可下者。

大黄牡丹汤证之脉迟，言不数也。不数而紧为实，数为虚。脓未成而脉紧，热聚脉紧，故下之。脓已成故脉虚，故薏苡、附子以补之。败酱能涤脓也。

排脓汤

炙甘草二钱　桔梗三钱　生姜一钱　大枣五钱

治疮痈脓已成者。

此方姜、枣补中气，甘草、桔梗排脓。

排脓散

枳实、芍药、桔梗为散，鸡子黄一枚调服。药与黄相等。

治疮痈脓已成者。

此方枳芍桔梗，皆无补性，故以鸡子黄以补之。

王不留行散

王不留行十分　炙甘草十八分　厚朴二分　黄芩二分　芍药二分　桑白皮十分
干姜二分　川椒三分

小疮则粉之，大疮但服之。

治金疮者。

金疮失血，内寒木燥，脉络滞涩，椒姜温寒，芍芩润燥，桑白皮、厚朴、王不留行活脉络，甘草扶中气也。

黄连粉

黄连一味作粉

治浸淫疮者。

湿热之气，淫于四肢为浸淫疮。黄连收湿清热也。

☯ 外感历节中风

桂枝芍药知母汤

桂枝四钱　白芍三钱　麻黄二钱　防风四钱　生姜五钱　炙甘草二钱　白术四钱
知母四钱　附子二钱

治诸肢节疼痛，身体尪羸，脚痛如脱，头眩短气，温温欲吐者。

荣卫闭涩，则肢痛身羸。下焦阳少，则脚痛如脱。肺胃热逆，则头痛短气，温温欲吐。桂枝、白芍、麻黄、防风、生姜、甘草以调理荣卫，知母清降上逆之热，附子以补下焦之阳，白术补中土以资旋转而培荣卫升降之力也。

乌头汤

乌头一两　炙草三钱　白芍三钱　麻黄三钱　黄芪三钱　白蜜一两

治历节疼痛，不可屈伸者。

湿寒伤筋着骨，荣卫不通则疼痛不可屈伸。乌头温寒逐湿，白芍、麻黄调理荣卫，黄芪大补卫阳以利关节，白蜜润养津液，炙草补中以资荣卫之运行也。历节之证，肢节肿大，体肉瘦削。

☯ 外感痉湿暍疟

瓜蒌桂枝汤

瓜蒌根四钱　桂枝　白芍　炙草　生姜各三钱　大枣六钱

治荣卫外感，身体强，几几然汗出恶风，脉反沉迟，病柔痉者。

（卫外感，发热恶寒，身强而背几几反折，一一删去）恶风汗出，此中风之桂枝汤证，而背却几几欲向后折，此津液亏伤，是为痉病。恶风汗出，痉病之柔者。脉反沉迟，津亏之象。桂枝调和荣卫，瓜蒌清热生津降足阳明也。

葛根汤

葛根四钱　麻黄　桂枝　白芍　生姜　炙甘草各三钱　红枣六钱

治荣卫痉病，状如瓜蒌桂枝汤证。不恶寒而恶风，不汗出，小便少，气上冲胸，口噤不得语，欲作刚痉者。

荣卫病而恶寒无汗，仍伤寒麻黄汤证。小便少，津液伤而膀胱气不降也。气上冲胸，口噤不得语，津液伤而胃经、胆经不降也。是欲作刚痉。此病卫气闭而不降，阳明胃经不降，少阳胆经不降。麻、桂、甘草、姜、枣以开卫气之闭，而降膀胱之经，芍药以降胆经，葛根以降胃经。葛根之降胃经，乃升大肠经之作用。手阳明经上升，足阳明经自然下降。几几反折，乃手阳明后陷之象。手阳明后陷，故足阳明前逆也。几几反折，津液亏伤之证，芍药、葛根最生津液。

大承气汤（方见前）

治痉病胸满，口噤，卧不着席，脚挛急，齘齿者。

痉病在荣卫，不速汗解，表郁里急，津液胃热，故现以上诸证。大承气下胃热也。此即刚痉。

麻黄加术汤

麻黄四钱　杏仁　桂枝　炙甘草各三钱　白术四钱

治湿家身烦痛者。

湿郁经络，则生烦痛。麻黄汤发汗以祛湿，加白术补土气以祛湿气也。

麻黄杏仁薏苡甘草汤

麻黄四钱　杏仁　薏苡　炙甘草各三钱

治湿家一身尽痛，发热，日晡所剧者。

此病由于汗出当风，闭其皮毛，荣卫阻滞，故身痛发热。日晡乃申酉之时，阳明金气当旺，将风湿收敛。荣卫难于流通，故日晡加剧。麻黄、杏仁发散金气之收敛，薏苡、甘草泄湿补土，则荣卫和而风湿去也。

防己黄芪汤

防己三钱　黄芪　白术各四钱　炙草三钱

治风湿，脉浮，身重，汗出恶风者。

卫气不足，不能收敛，故脉浮汗出，恶风。湿凝经络，故身重。黄芪大补卫气，收敛作用与疏泄作用调和，荣卫运行能圆，湿气乃能流通。此与麻黄散卫闭，为相对之治法。白术、防己补土除湿，炙草补中也。防己除湿有散性，故与黄芪之补卫气同用。

桂枝附子汤

桂枝　生姜各三钱　红枣六钱　炙草　附子各三钱

治风湿相搏，身体疼痛不能自转侧，不呕不渴，脉浮虚而涩者。

风湿相搏，荣卫不通，故身痛不能转侧。不呕不渴，言无热也。脉浮虚而涩，言无阳也。桂、草、姜、枣，补中气达肝阳，以调荣卫。附子补阳气也。若小便利，大便坚者，去桂枝加白术汤主之。因湿家木气不能疏泄，当小便不利，大便不坚。今尿利便坚，木气疏泄伤津，宜于附子桂枝汤内，加白术以补中土之津液，去桂枝之疏泄木气，以减少尿量，而润大便也。白术能祛土湿，又能生津，乃白术之特长。凡湿病，大便溏者湿易去，大便坚者湿难去，最宜注意。

甘草附子汤

炙草　白术　桂枝　附子各三钱

治风湿相搏，骨节疼痛而烦，近之则痛剧。汗出短气，小便不利，恶风不欲去衣，或身微肿者。

身微肿，汗出，短气，恶风，不欲去衣，肾阳虚也。小便不利，骨节烦痛，土湿也。白术除土湿，附子补肾阳，桂枝固表阳以止汗，并利小便以除湿，炙草补中气也。湿病术附为要药。骨内阳虚，故近之痛剧。汗出而又恶风之证，肾阳虚者居多，必不渴，其脉必重按虚微。

白虎加人参汤

生石膏八钱　知母四钱　炙甘草三钱　粳米四钱　人参五钱

治暍病。感冒风寒，身热而渴，汗出恶寒者。

暍病即暑病。内热蒸发则汗出。内燥热则外恶寒。暑伤肺气，津液枯燥，则身热而渴。白虎养中气清肺燥，加人参益气生津也。暑病之脉甚虚，身热又复恶寒，内气必有燥结。石膏善清暑热，最开燥结。凡用石膏之病，必有燥热在肺之证。恶寒而渴是也。暑脉虽虚，而用石膏之脉，必重按滑而有力。最宜细辨。

一物瓜蒂汤

瓜蒂

治暍病，身热重痛，而脉微弱者。

此夏月浴于冷水，水入汗孔，闭住内热。热伤肺气，故脉微弱，此微字，作虚字看。瓜蒂能泄皮中之水，使汗孔仍开，暑热仍散。病身重，即肺热之故。

白虎加桂枝汤

即白虎汤加桂枝。

治疟病，脉如平人，身无寒但热，骨节时痛，烦而呕者。

无寒但热而烦呕，乃肺胃肾皆热之象，石膏清热。疟病必结，石膏又能散结，故治之。骨节时痛，此必由于外感荣卫不调而来，故加桂枝以和荣卫也。谨按此方，经文谓治温疟。此温字作热字解，非温病之温字也。

蜀漆散

蜀漆（即常山根）　云母　龙骨各等分为散

治疟多寒者。

寒主收敛，收敛则结聚。蜀漆、云母、龙骨，扫除结聚，使阴阳之气易于通调也。

鳖甲煎丸

鳖甲十二分　桃仁二分　䗪虫五分　鼠妇三分　螳螂六分　蜂巢四分　葶苈一分

大黄五分　厚朴五分　石韦五分　赤硝十二分　乌扇三分（即射干）　紫葳五分（即凌霄）　半夏五分　柴胡六分　黄芩三分　桂枝五分　白芍五分　瞿麦二分　阿胶五分　人参三分　丹皮五分　干姜五分

治疟病，日久必发，名疟母者。

此疟邪内结，成为癥瘕，名为疟母。治以消结为治，而以温补中气为主。丹皮、桃仁、乌扇、紫葳、螳螂、鼠妇、蜂巢、䗪虫破瘀以消结，葶苈、石韦、瞿麦、赤硝利湿以消结，大黄、厚朴泄胃热滞气以消结，桂枝、白芍、阿胶、鳖甲调木气以消结，半夏、黄芩清相火调胆胃以消结，人参、干姜温补中气以运行结聚也。用人参不用炙草，炙草壅满助结之故。用丸缓缓治之，病去人不伤也。

☯ 外感百合狐惑阴阳毒

百合知母汤

百合一两　知母三钱

治百合病。欲食不能食，欲卧不能卧，欲行不能行，饮食有美时或不欲闻欲食臭时，常默默如寒无寒，如热无热，口舌小便赤，诸药不能治者。

肺朝百脉，肺热百脉皆热，故现诸证。百合、知母清除肺热，故诸病愈也。

滑石代赭汤

百合一两　赭石三钱　滑石三钱

治百合病。得之于下之后者。

下伤中气，湿动胃逆，热郁于肺，故成此病。代赭石降胃逆，滑石除湿气，百合清肺热，故愈。

百合鸡子黄汤

百合一两　鸡子黄一枚

治百合病。得之于吐之后者。

吐伤津液又伤阳气。鸡子黄补津液，补阳气，百合清肺热也。

百合地黄汤

百合一两　地黄汁三钱

治百合病。不经吐下发汗，病形如初者。

吐下发汗，可以解除内热。今不经吐下发汗，病形如初，内热瘀塞。地黄涤荡瘀热，百合清百脉之热也。

百合洗方

百合水浸一宿，取水洗身。洗毕，将百合煮研淡食。

治百合病，一月不解，变成疮者。

脉热溢于皮肤，溃变成疮。百合洗疮以去热也。煮研淡食，内外并清。盐性热，故忌之。

瓜蒌牡蛎散

瓜蒌五钱　牡蛎五钱

治百合病渴者。

相火刑金故渴。瓜蒌清肺金润燥，牡蛎敛肺止渴也。

百合滑石散

百合五钱　滑石五钱

治百合病变发热者。

湿热瘀住肺气，故病变热，滑石清利湿热，百合清肺也。

甘草泻心汤

炙草五钱　人参三钱　大枣六钱　干姜三钱　黄连二钱　黄芩二钱　半夏三钱

治狐惑，状如伤寒。默默欲眠，目不得开，起卧不安，不欲饮食，恶闻食臭，面目乍赤乍白乍黑，上部被蚀声哑者。

此病中气虚寒，土湿木郁，木郁生热，则虫生焉。湿热入肺，则有默默欲眠等症。虫时动时静，则面目乍赤乍白乍黑，起卧不安。虫蚀上部则声哑。炙草、人参、大枣补中气之虚，干姜温中气之寒，黄连、黄芩、半夏除湿热也。此病实际是虫，病状则如狐之惑人也。有谓惑字乃蜮字之误者。

苦参汤

苦参二两

治狐惑蚀于下部，咽干者。

肾脉上循喉咽。虫蚀前阴则咽干。苦参洗前阴以去虫。仍服甘草泻心汤，以治病本也。

雄黄散

雄黄二两

治狐惑蚀于肛门者。

雄黄烧熏肛门以去虫也，仍服甘草泻心汤。

赤小豆当归散（方见前）

治狐惑汗出目赤如鸠眼，四眦皆黑者。

狐惑汗出，木气疏泄。湿热蒸熏，故目赤眦黑。赤小豆除湿调木，当归养木气也。此赤小豆乃红饭豆。

升麻鳖甲汤

升麻二钱　鳖甲一片　甘草二钱　当归一钱　蜀椒一钱　雄黄四钱

治阳毒为病，面赤如锦纹，咽喉痛，唾脓血者。

此病胆经上逆，相火刑金，故面赤咽喉痛而吐脓血。升麻、甘草清利咽喉，鳖甲、当归排除脓腐，蜀椒降胆经相火，雄黄泄湿气也。此方升麻上升之性，对于咽痛吐脓，恐有疑义。吐脓咽痛，皆上逆之病。升麻升之，岂不更逆？后学慎用，毒之由来，不得其解。

升麻鳖甲去雄黄蜀椒汤

即前方去雄黄　蜀椒

治阴毒为病，面目青，咽喉痛，身痛如被杖者。

此病肝经下陷，肝阳不能上达，故面目皆青。肝经下陷，则胆经上逆，故咽喉痛。肝阳不能运于全身，故身痛有如被杖。升麻、当归升肝阳之下陷，甘草清利咽喉，鳖甲调木通滞也。谨按：咽痛用升麻，危险。曾见咽喉痛用升麻，半日即死者。

☯ 妇人妊娠产后病及杂病

桂枝茯苓丸

桂枝　茯苓　芍药各三钱　桃仁二钱　丹皮二钱

治妇人妊娠三月，血漏不止者。

妇人宿有癥瘕之病，胎气渐大，与癥瘕相碍，则血不止。桃仁、丹皮去癥瘕，桂、芍调木，茯苓培土。癥瘕去则血流通而不漏也。

附子汤

附子　白术　人参　茯苓各三钱

治怀胎六七月腹痛恶寒，腹胀如扇，脉弦发热者。

腹痛恶寒而加腹胀，脾肾阳虚之象。弦乃木寒之脉。内寒而热发于外，阳气外泄。附子温肾阳，神术、茯苓补脾土也。胎热误服附子，则阳动而胎堕。胎寒则宜用附子以温寒也。此汤即伤寒少阴附子汤去芍药。

胶艾汤

阿胶四钱　艾叶一钱　炙甘草二钱　当归一钱　川芎一钱　地黄一钱　芍药一钱

治妊娠下血，或妊娠腹中痛者。

血虚风动，则下血腹痛。归芎芎地以养血，阿胶以息风，艾叶温养木气，使经脉流通以复其常。温而不热，最和木气，甘草补中气也。

当归芍药散

当归　芍药　川芎各一钱　茯苓二钱　白术二钱　泽泻一钱

治怀孕腹中瘀痛者。

怀孕之病，多在肝脾。肝脾之气不足，则生瘀痛。归芍川芎以补肝经，苓术泽泻以补脾经。土木二气充足，则升降调而瘀痛止也。土木兼医，妇科要诀。

姜参半夏丸

干姜二钱　人参四钱　半夏二钱

治妊娠呕吐者。

妊娠而呕吐，乃胎气阻碍胃气之故。姜参温补胃气，半夏降逆也。谨按，妊娠呕吐，诸药不效时，用乌梅六枚，冰糖二两，频服即愈。因呕吐既久，胆经受伤，胆逆不降，木气根虚。乌梅大补木气，大降胆经，冰糖补胃气也。

当归贝母苦参丸

当归二钱　贝母二钱　苦参一钱

治怀孕小便难，饮食如故者。

肝气虚陷，肺气热逆，则小便难。当归补木气以升陷，贝母清肺热以降逆，金降则木升，木升则尿利也。苦参泄湿利水。饮食如故，中气不虚也。

葵子茯苓散

葵子五钱　茯苓五钱

治怀孕身重，小便不利，恶寒头眩者。

小便不利而身重，此有水气。头眩恶寒者，水阻经络，阳气不达，茯苓泄水，葵子滑窍以利小便也。

当归散

当归二钱　白术三钱　黄芩一钱　芍药一钱　川芎一钱

妊娠常服此散最宜。

胎药以土木为主，白术补土，当归、川芎补木，芍药、黄芩清热以养血固胎也。胎热则动而不固，故于当归、川芎温性之中，加芍芩以调之。

白术散

白术三钱　川芎二钱　蜀椒一钱　牡蛎二钱

养胎之方。

土湿水寒，木气郁结，则胎动失养。白术补土除湿，川芎温达木气，蜀椒温水寒，牡蛎散木结也。

小柴胡汤（方见前）

治产后大便坚，呕不能食者。

产后血去津亏，则大便艰难。胆火上逆，则呕不能食。黄芩清降胆经上逆之相火，火降则津液得下。参草姜枣补中生血，半夏降胃，柴胡升三焦相火之陷也。足少阳相火上逆，手少阳相火即陷。小柴胡汤之柴芩，所以能解少阳之结者，升降并用之法也。

大承气汤（方见前）

治产后便难，呕不能食，病已解，七八日更发热，胃实者。

胃中热实，故病解后又复发热。故宜大承气汤下胃实也。胃实者，有宿食也。产后三病，一曰病痉二曰郁冒三曰便难，皆血去津亏使然。血去津亏，木气疏泄，易于出汗伤风，则病痉。津亏不能养阳，阳气上浮，则郁而昏冒。津亏则大便艰难也。

当归生姜羊肉汤（方见前）

治产后腹中寒痛者。

产后肝阳不足，故易寒痛。当归、羊肉，温润滋补，以益肝阳，生姜散寒也。

枳实芍药散

枳实　芍药各二钱

治产后腹中热痛，烦满不得卧者。

胆胃热逆，气实不降，故腹痛烦满不得眠卧，芍枳清降胆胃之热也。

下瘀血汤

大黄二钱　桃仁三钱　䗪虫一钱

治产后瘀血腹痛者。

服枳实芍药散，腹痛不愈，此为瘀血着于脐下。大黄、桃仁、䗪虫下瘀血也。谨按此病，吞服五灵脂五分最效。

大承气汤（方见前）

治产后七八日少腹坠痛不大便，烦躁，发热，日晡为甚，食则谵语，夜半即愈，热结膀胱者。

热结在里，故食即谵语，夜半之后，阳气上升，热结得松，故愈。大承气下里热也。凡阴液不足，而病阳热之病，皆夜半前重，夜半后轻。夜半前阳气实，夜半后阳气升，升则虚矣。此亦冬至后下阳虚之理。

阳旦汤

即桂枝汤

治产后外感，续续数十日不解，微恶寒发热，头痛汗出，短气，干呕，心闷者。

外感而恶寒、发热、汗出、头痛，此为桂枝汤证，胆经上逆，故亦短气心闷干呕。桂枝汤补中气而解荣卫之郁，芍药降胆经也。

竹叶汤

竹叶三钱　葛根二钱　桔梗一钱　桂枝二钱　防风一钱　附子三钱　人参三钱
炙甘草二钱　生姜三钱　大枣六钱

治产后外感，发热面正赤，喘而头痛者。

面赤乃阳戴于上之证。阳戴于上，则虚于下，附子补下虚之阳。喘而发热头痛，肺胃不降，竹叶、桔梗、葛根以降肺胃。桂枝防风以解荣卫，人参、甘草、姜、枣以补中气也。

竹皮大丸

生竹茹三钱　生石膏三钱　桂枝二钱　白薇一钱　炙甘草二钱

治妇人乳中，虚，烦乱，呕逆者。

乳子之中，而病呕烦，此中虚而肺胃之热上逆。甘草安中，竹茹、石膏、白薇清降肺胃，桂枝达肝阳以降逆冲也。

白头翁加阿胶甘草汤

即白头翁汤加阿胶、炙甘草。方见前。

治产后下利虚极者。

产后血去木热，疏泄下利，中气与津液极虚。黄连、黄柏、秦皮、白头翁清木热，阿胶补津液以止疏泄，甘草补中气也。

小柴胡汤（方见前）

治妇人外感，续来寒热，发作有时，经水适断者。

此为热入血室。小柴胡升降少阳之气，以解血室之热也。

又治妇人外感，经水适来，昼日明了，夜则谵语，如见鬼状者。此亦热入血室，故小柴胡汤治之。经水适来适断，三焦相火发动之时，故外感即热入血室。戌亥时，三焦相火主事，故夜则谵语。此病之脉，右尺必特别紧动也。

旋覆花汤

旋覆花三钱　新绛三钱　葱白三个

治妇人半产漏下者。

此病瘀血使然。旋覆花、新绛善行瘀血，葱白疏达血中阳气，使经脉调和，仍复升降运动之常，则半产漏下均愈也。

胶姜汤

阿胶三钱　干姜一钱

治妇人经陷，漏下色黑者。

此中寒不运，木气下陷，木郁生风之病。干姜温运中气以升木气，阿胶平疏泄以止漏也。木气通达，中气运化，清阳四布，血色不黑。色黑为阴寒，故用干姜。用干姜之脉，必有寒象，因色黑亦有热者。

抵当汤

水蛭二钱　䗪虫　桃仁各三钱　大黄二钱

治妇人经水不利者。

经水不利，有气血虚者，有瘀血壅阻者，抵当汤下瘀血也。虚实之分，以脉为主。

温经汤

当归二钱　川芎一钱　桂枝　芍药　阿胶　半夏　麦冬各二钱　人参　炙甘草各三钱　丹皮二钱　生姜　吴茱萸各一钱

治妇人经水诸病。

归芎桂芍，以调木气，阿胶冬夏，以降金气，参草生姜，以调中气，丹皮吴萸，以调血分之滞气。整个得运动圆，然后经调也。麦冬能开腹中一切结气。

土瓜根散

土瓜根一两　䗪虫　桂枝　白芍各二钱

治妇人经水不利少腹满痛，经一月再见者。

血瘀于下，则少腹痛满。经脉热滞，则一月再见。䗪虫祛瘀血，桂枝、芍药调肝胆以和木气。木气调和，血行无阻，则经来照常也。土瓜根，性凉，善清血热。

矾石丸

矾石一钱　杏仁三钱

治妇人经水下利，下白物者。

湿凝气滞则下白物。矾石除湿，杏仁理滞气也。

小青龙汤（方见前）

治妇人吐涎沫者。

中下寒，则寒水上逆而吐涎沫。小青龙汤，泄寒水也。

半夏泻心汤

半夏四钱　干姜　炙甘草　人参各三钱　大枣六钱　黄连　黄芩各二钱

治妇人吐涎沫。误下伤中，心下即痞者。

误下伤中，中寒上热，心下即痞。干姜、甘草、人参温补中气以助旋转，连芩降热，半夏降逆也。吐涎沫而不痞者，宜小青龙汤轻剂，发汗逐水以除涎沫之来源也。

甘麦大枣汤

炙草三钱　小麦四钱　大枣六钱

治妇人悲伤欲哭，喜欠伸者。

中虚肺热，则成此病。草枣补中，小麦清肺热也。

半夏厚朴汤

半夏四钱　厚朴　生姜　茯苓　苏叶各二钱

治妇人咽中如有炙脔者。

湿凝胃逆，则咽中有物不下，有如脔肉。朴、夏、姜、苏皆降胃逆，茯苓除湿气也。

当归芍药散

当归一钱　芍药二钱　川芎一钱　茯苓二钱　泽泻一钱　白术三钱

治妇人腹中痛诸疾痛者。

妇人之病，多在土木二气。归、芍、川芎以治木气，苓、术、泽泻以治土气也。脾胃肝胆，升降调和，则诸病不生。

小建中汤（方见前）

治妇人腹中痛者。

胆经下降，肝经上升，中气不虚，则痛自止。

红蓝花酒

红花一钱

治妇人腹中气血刺痛者。

血瘀则气滞，红花去瘀活血，则气行无阻也。

大黄甘遂汤

大黄二钱　阿胶四钱　甘遂一钱

治妇人产后，少腹满如敦状，小便微难而不渴者。

此治水与血俱结，热在血室。大黄、甘遂逐水开结，阿胶养血也。

肾气丸（方见前）

治妇人烦躁不得卧，倚物作息，不得小便，饮食如故，名曰转胞者。

肝阳下陷，故小便不得。肝阳下陷，则胆阳上逆，故烦躁不得卧。胆木不降，阻碍肺气下行之路，故倚物始能呼吸。此名转胞，乃肝肾阳陷，尿胞不举之病。肾气丸，补肝肾之阳也。

膏发煎（方见前）

治妇人阴吹者。

此病前窍喧鸣，后窍不通。此缘大肠干涩，胃家浊气不得后泄，肝木之气因而阻滞，故迫而向前窍疏泄，则作喧鸣。猪膏滑大肠而通后窍，发灰泄木气之阻滞也。

蛇床子散

蛇床子

治妇人阴寒者。

蛇床子温暖肾肝，纳入阴中，其寒自去也。

狼牙汤

狼牙四钱

治妇人阴中生疮，痒烂者。

此病少阴尺脉，滑而兼数，乃木气陷于肾水之中，郁生下热之病。狼牙汤洗之，以去热达木也。

谨按《金匮》原文肺中风、肺中寒、肝中风、肝中寒、心中风、心中寒，云云。下列病证，所谓中风中寒，实是病热病寒。大气之中有两种对待作用，寒热是也。热则疏泄，寒则收敛。风亦疏泄，故热性与风性相通。独病热不可称为中风，否则无法用药。原文以病热的事实，冠以中风之名。中风者，乃中外来之风。五脏中外来之风，岂有不经过全身整个荣卫，而直入五脏之理。又岂有脏中风，腑不中风之理。此原文之疑点也。读肺中风肺中寒，应认为肺病热肺病寒。五脏风寒积聚，应认为五脏寒热积聚。《金匮》原文，要略所载。夫人禀五常，因风气而生长云云一条，与上条唯治肝也以下各句，笔法俚俗不类西汉文字。又其议论浅陋，恐系王叔和所加。读者注意。其文曰：甘入脾，脾能伤肾，肾气微弱则水不行，水不行则心火气盛，则伤肺。肺被伤则金气不行，则肝气盛，则肝自愈。岂有金不生水水不生木，病能自愈者。后之人不闻有以正之，且认为仲圣之法，怪哉。王叔和于《伤寒论》篇首妄加序列，将寒字捣个大乱，使后人治温病、治麻疹认错原理。又欲于《金匮》篇首捣风字的乱，遗祸后世，不可不辨。王叔和收集仲圣伤寒杂病全文，其功大矣。愚妄多事，以误后人，其罪亦不小。

《金匮》方解篇终。

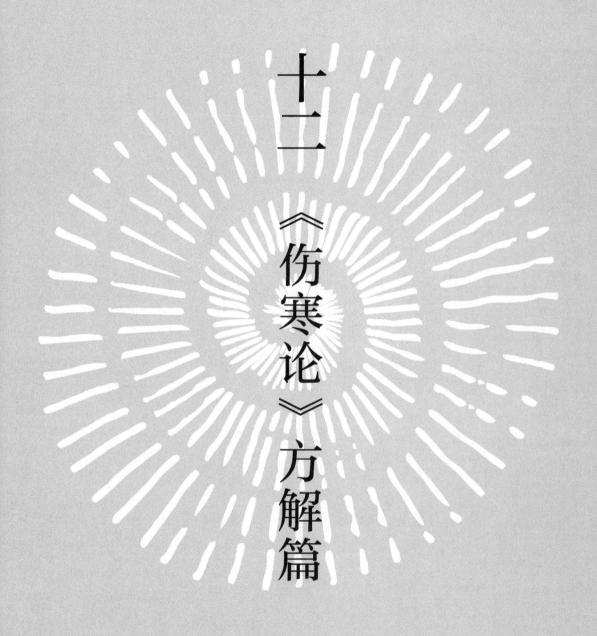

十二 《伤寒论》方解篇

☯ 导　　言

读《伤寒论》者，只喜读方，最怕读文。文无理路可寻，方有病证可按也。虽有病证可按，仍无理路可寻。前代儒医徐灵胎谓《伤寒论》只可一章一章读，不能整个读。夫所谓论者，乃整个论，非一章一章论，如按章去读，不读整个，何论之有？徐氏尚不能寻出文的理路，其他更不必道矣。本书《伤寒》读法，已将整个理路寻出，读者称便。兹于方中寻出整个理路，读者由方以求文，其兴趣必有更多于先读读法者。如此则中医人人皆能读《伤寒论》，然后中医学可告成立。

著者识

☯ 上　　篇

荣气本病方

桂枝汤

芍药　桂枝　炙草　生姜　大枣

荣气疏泄则汗出，胆经不降，相火上逆则发热，鼻鸣干呕，荣卫分离则头痛项强。发热汗出，津液必伤，表阳必虚。荣卫分离，中气必虚。芍药降胆经、降相火、敛荣气之疏泄，炙草补中，姜、枣补中生津，桂枝调荣卫、实表阳也。风伤卫气，卫气减少，荣气加多，故荣气与卫气分离而荣现疏泄之病。缓脉乃疏泄向外之象。

原方分量载在世行本《伤寒论》。原方一两，可同今之一钱。枣有大小不同，原方十二枚，可用今之六钱。

卫气本病方

麻黄汤

麻黄　杏仁　桂枝　炙草

卫气收敛，则无汗恶汗，体痛，腰痛，骨节疼痛。肺气不降，则呕逆而喘。荣卫分离，中气必虚，卫气不开，表阳必虚。麻黄泻卫气之收敛，杏仁降肺气之逆，炙草补中气，桂枝调荣卫、达表阳也。收敛之病，气机滞塞，故不用枣，既不用枣，亦不用姜矣。寒伤荣气，荣气减少，卫气加多，故卫气与荣气分离而卫现收敛之病，紧脉乃收敛向内之象。

荣卫双病方

桂枝麻黄各半汤

芍药　桂枝　炙草　生姜　大枣　麻黄　杏仁

脉虚，不缓不紧，却微恶寒微发热而身痒。身痒为荣卫俱虚，欲自解而未能。麻黄汤与桂枝汤减轻分两，双解荣卫也。

荣卫双病气虚方

桂枝二麻黄一汤

桂枝　芍药　炙草　生姜　大枣　麻黄　杏仁

寒热如疟，日仅再发。此卫气之虚。双解荣卫，减轻麻黄，轻泄卫闭也。

荣卫双病津虚方

桂枝二越婢一汤

桂枝　芍药　炙草　大枣　生姜　麻黄　石膏

形作伤寒，作渴，而寸脉弱，此津液虚而生燥也。双解荣卫，减轻泄卫之麻黄，加石膏以清燥也。麻黄、石膏能发越痹着。"越婢"二字，想系"越痹"二字之误。

荣卫双病兼里气湿寒方

小青龙汤

麻黄　桂枝　芍药　炙草　半夏　五味子　细辛　干姜

荣卫不解而心下有水气，以致胆经不降而干呕发热，相火不降而作渴欲饮水，水入仍吐，胃气不降而作噎，水入肠胃而作利，小便不利少腹满，肺气不降而作喘，水气上冲而作咳。皆平日中下阳虚，寒水上凌阳位之病。此寒水乃中下皆寒而来之水，麻桂双解荣卫之郁，炙草补中气，细辛、干姜、五味、半夏温降寒湿水气。干姜温脾阳，以杜其入脏。小青龙之咳，喉间作痒，清水中加稀痰。小青龙汤加减法，详世行本《伤寒论》。

荣卫双病兼里气燥热方

大青龙汤

麻黄　桂枝　炙草　生姜　大枣　杏仁　石膏

如非中风而是脉紧恶寒无汗之伤寒，平日胃气燥热之人，卫气闭于外，烦躁生于内，甚至燥极伤津，身重乍有轻时。麻黄、杏仁以泄卫，桂枝以和荣，石膏以清燥，炙草姜枣以补中。因脉紧故不用芍药之敛也。石膏清胃燥以杜其入腑。杜其入腑云者，杜其腑热之成也。误服石膏亡阳，须以真武汤救之。

荣卫病罢里湿方

五苓散

茯苓　猪苓　泽泻　白术　桂枝

无恶寒、发热、项强之荣卫证，而发热心烦，渴欲饮水，水入仍吐与心悸，皆水湿隔阻，相火不降之故。术、苓、泽泻、猪苓以泄水湿，桂枝助肝经之疏泄以行水。湿去火降，故吐止热止悸止也。

荣卫病罢里湿表虚方

茯苓甘草汤

茯苓　炙草　桂枝　生姜

汗出不渴，表阳虚也。汗出而渴，表虚兼里湿盛也。汗出不渴，虽属表虚，亦有里湿，茯苓泄湿，生姜、炙草温中，桂枝实表以止汗出也。燥渴为阳实，湿渴为阳虚，湿阻相火不能下降，相火灼金，故渴。

荣卫病罢里燥方

白虎汤

石膏　知母　炙草　粳米

伤寒而外有大热，相火外出，里气必寒。里热实则热聚于内，不浮于外，故外无大热。肢厥有阳证、阴证之分：阴证里阳虚，阳虚于内，不能达外，故肢厥，其厥有如冰冷；阳证里阳实，阳聚于内，不能达外，故肢厥，其厥不如冰冷，不温而已。阴证脉微细而沉，阳证脉滑而实，或沉而实。阳明燥热，故滑而实也。石膏、知母清阳明经之燥，粳米、炙草生津液而补中气也。

白虎加人参汤

白虎汤内加人参

白虎证，渴能饮水，虽能饮水而口仍燥。此燥热伤津之所致。非补气不能生津，于白虎汤内，加参以补气，由气生津也。荣卫表病未曾出汗而成五苓白虎证者，服五苓白虎，必汗出而解。里气和则表气和也。湿渴饮水仍吐出，燥渴饮水不吐出。

太阴脾脏本病方

四逆汤

炙草　干姜　附子

此太阴脾脏之本气病也。太阴脾脏土气湿寒之人，表气的荣卫分离，里气的脾脏即郁而现本气之病。干姜、炙草温补中气、温寒除湿以复土气之升降，附子温水回阳，以培土气之根。凡用四逆汤皆阴寒阳亡之病也。

少阴肾脏本病方

附子汤

附子　白术　茯苓　人参　芍药

此少阴肾脏之本气病也。少阴肾脏病则水寒灭火，火灭土败，阳气微少。尺脉微细，但欲寐而不能寐，背微恶寒，骨痛脉沉，皆阳气微少，阴寒之象。水寒土败，则木枯克土。平日肾脏虚寒，阳气不足之人，表气的荣卫分离，里气的肾脏即郁，而现本气之病。附子回阳补火，白术、茯苓补土，人参补中气，芍药安风木、解骨痛。附子最动木气。

厥阴肝脏本病方

乌梅丸

乌梅　干姜　附子　人参　细辛　蜀椒　黄连　黄柏　当归　桂枝

此厥阴肝脏之本气病也。肝脏病则下寒上热，中虚风动。上热者，因下寒木失温养，化风上冲，风冲化热，热伤津液，故消渴心中热痛而饥。下寒蛔不能居，寻胃间热处而上，故病吐蛔。蛔动即是阳动，故烦。人身火在水下，上清下温则治，火出水外，上热下寒则病。上热下寒，中土必败。木气化风，木气必伤。乌梅补木气，生津液，敛风气，附子、蜀椒温下寒，黄连、黄柏清上热，干姜、人参温补中气，桂枝、当归温养木气而达肝阳，细辛温降冲气也。

通脉四逆汤

于四逆汤内加重干姜

下利汗出，四肢厥冷，阳将亡也。其脉必微而欲绝，中寒之至。用四逆汤以回阳，重加干姜大温中气。此方名通脉者，脉生于中气也。曰外热者，汗出而阳亡于外也。此方即四逆汤加重干姜分两。凡阴寒脉微欲绝，皆宜用之。

阳明胃腑本病方

调胃承气汤

大黄　炙草　芒硝

恶寒发热之荣卫表病，已经三日，已经发汗，却汗发不透澈，而发热更加，蒸蒸然手足出汗，脉现实大之象。此平日胃热阳实之人。荣卫的表病不解，脏腑的里气偏郁，腑热自现本气之病。若由蒸蒸发热，肠胃津液灼干，肠胃有了燥屎，便成潮热谵语、腹满痛拒按之大承气汤下证。如成下证则病重矣。必须于胃热未曾全实，但蒸蒸汗出发热之时，用调胃承气汤，大黄、芒硝平胃热，炙草养中气也。曰调胃者，调和胃气，不取攻下，使热退不成下证也。

大承气汤

大黄　厚朴　枳实　芒硝

如当调胃承气汤证时，不予调胃清热，则胃热愈实，便成燥屎、腹痛拒按、潮热、谵语等等之大承气汤证。当用大承气汤之攻下燥屎法，大黄、芒硝攻下热实，枳实、厚朴开通滞气也。大黄性寒，芒硝性热，枳实性寒，厚朴性热，寒热混合，则成圆的运动。以圆运动的原则为下法，此大承气汤之微旨。

小承气汤

大黄　枳实　厚朴

如应用大承气汤攻燥屎，但不知屎已燥否，可用小承气汤试探。已有燥屎，服汤后必放屁，如不放屁，是无燥屎，无有可攻之物，则不可用大承气汤。小承气汤即大承气汤去芒硝之滑泻，减轻厚朴之辛通也。

太阳膀胱腑本病方

桃核承气汤

桃仁　桂枝　炙草　大黄　芒硝

十二脏腑之经，公共组织行于躯体，称曰荣卫。荣卫脏腑，虽有表里之分，仍一整个。荣卫为脏腑之表，脏腑为荣卫之里也。故荣卫之气不和，脏腑之气即郁，三阴脏病之干姜附子证，与阳明腑病之大黄枳实证，皆表气不和，里气偏郁之病。膀胱腑病亦然。表病不解，膀胱阳腑气郁而病热，其人如狂。如自己下血，热随血去，病即自愈。如不下血，少腹有血，急结作痛，当用大黄、芒硝攻其热，桃仁攻其血，桂枝以和表，炙草以补中气。先解表乃可用此方。

抵当汤

大黄　水蛭　虻虫　桃仁

如荣卫病而身黄，脉沉，少腹硬，小便利，人如狂，亦膀胱腑热。亦当用抵当汤，大黄攻其热，水蛭、虻虫、桃仁攻其血也。

抵当丸

以抵当汤为丸

少腹满而尿利，为有瘀血，宜丸药缓下。

少阳胆经本病方

小柴胡汤

柴胡　黄芩　半夏　生姜　大枣　人参　炙草

如荣卫表病不得汗解，脏腑里气又不偏郁，则少阳胆经被迫于表里之间，而成少阳经病。少阳经病，三焦经下陷，胆经上逆而现口苦、耳聋诸证。用柴胡升三焦经以解少阳结气，黄芩降胆经以清相火逆气，半夏、生姜降胃逆，大枣补中气，人参、炙草补土气而扶阴脏之阳也。小柴胡汤加减法，详世行本《伤寒论》。

大柴胡汤

柴胡　黄芩　半夏　生姜　大枣　芍药　枳实　大黄

于小柴胡汤去人参、炙草之补阳补土，加芍药以降胆经之逆，枳实、大黄以下胃腑之热，仍用柴胡、黄芩、半夏、生姜、大枣以解少阳之经也。少阳经病，亦少阳经本气病。小柴胡汤为和解少阳之经，预防阴脏阳退之法。大柴胡汤为和解少阳之经，预防阳腑热进之法。口苦心下痞硬，少阳胆经之结也。呕吐酸臭而下热利，阳明胃腑之热也。

☯ 中　　篇

荣卫本病方

桂枝汤（方见前）

卫气不共荣气和谐，只有疏泄而无收敛，故自汗。荣气和者，荣气自和，不与卫气和也。

发热汗出，为荣弱卫强。荣气疏泄，自伤本气，故曰弱也。卫气不与荣气交和，故曰强也。邪风即荣气偏于疏泄之气，非外来之风。故以芍药敛荣气之疏泄以息邪风，桂枝实表阳，炙草、姜、枣补中气也。

发汗一字，误却后人不少。收敛之性如何能发？发汗宜作调汗读，荣卫调和则汗出也。

烦为阳气胜，先刺风府以泄阳，俾桂枝汤奏全功也。

麻黄汤（方见前）

卫气闭束，则肺金不降而病衄。麻黄汤发汗以泄卫闭，则肺金降，不病衄。紧者，卫闭之象也。

既是伤寒，卫闭恶寒，用麻黄汤发汗宜解。半日许复烦，脉浮而数，应再用桂枝汤降胆经以去烦而和荣卫，不可再用麻黄也。

荣卫兼阳明胃腑之经气病方

桂枝加葛根汤

桂枝　芍药　甘草　生姜　大枣　葛根

荣卫表气与阳明胃腑之经气同病。发热、恶寒、头痛、项强、汗出、恶风，荣卫病也。项背几硬直，向后反折，阳明经气病也。桂枝汤解荣卫，葛根解阳明经气也。葛根清凉升散，专升手阳明经，手阳明升，足阳明自降。故葛根为阳明经病主药。

葛根汤

葛根　麻黄　桂枝　芍药　炙草　生姜　大枣

若荣卫病恶寒无汗，又见阳明经病之几几，桂枝汤加葛根以升散阳明经气，加麻黄以解卫气之恶寒无汗也。若此证又见下利，此亦阳明经气下陷之热利，仍用此方以升散阳明下陷之经气，而调荣卫之气。表病兼下利，非里病，乃经病，乃表病也。

葛根加半夏汤

于葛根汤内加半夏

若葛根汤证不下利而呕，此手阳明经气下陷于后，因而足阳明经气上逆于前。故用葛根以解荣卫表气与阳明经气，加半夏降足阳明经以止呕也。

麻黄汤（方见前）

荣卫与阳明胃腑之经气合病，喘而胸满，宜麻黄汤泻卫气之喘满，不可下也。单是阳明经气病，脉浮无汗而喘，亦宜麻黄汤发汗。卫气乃肺金所司，喘者，肺气因卫气之闭束而上逆，故宜麻黄也。

桂枝汤（方见前）

阳明病脉迟。迟者缓实之象，既缓实似近于可下之证，然汗出多又微恶寒，是有表证，宜桂枝汤发汗以解表也。总而言之，表证未解，总宜解表，解表用桂枝汤也。若误下之，此为大逆。如便硬而脉浮大，亦不得因便硬而言下。浮为表证，亦宜桂枝汤发汗解表。至于伤寒六七日，不大便而头痛有热。此胃热实象，宜调胃承气汤以和胃。若小便清而不赤，仍是表病，并非里病，仍用桂枝汤以解表。若头痛无热，则胆经上逆，必衄，亦宜桂枝汤以降胆经也。

大承气汤（方见前）

烦热，汗出则解，又如疟状，日晡发热。日晡发热，乃阳明之燥，其脉当实。宜以大承气汤下之。如不实，仍是荣卫表病，仍宜桂枝汤。

调胃承气汤（方见前）

表气郁极，则战而后汗解。将战之先，其脉阴阳俱停。如不战汗，但寸脉微者，先出汗而病解。但尺脉微者，热伤津液，必用调胃承气汤以和胃热，使阴阳和平，其病乃解。阳脉微，胃腑之热不实也。

太阴脾脏本病方

四逆汤（方见前）

太阴脾脏与荣卫同时为病，当先用四逆汤以温脾脏，俟脾脏之下利腹胀愈后，乃用桂枝汤以解荣卫之表，此大法也。其实四逆汤服后，脾脏之病愈，荣卫之病亦随之而愈。因里气为表气之本，里气之阴阳和，表气的阴阳亦随之和矣。脾脏与荣卫同时为病，先温里后解表，与胃腑与荣卫同时为病，先解表后攻里，是对待理法。脾脏病阴寒，脾脏之阳未复而先发汗，里阳愈虚，荣卫内陷，则成坏病。此法关系极大。胃腑与荣卫同时为病，详下文。

桂枝汤（方见前）

太阴病脉浮者可发汗，此处之桂枝汤是陪辞。太阴脏病忌发汗，脏病脉浮，更忌发汗。

少阴肾脏本病方

桃花汤

干姜　赤石脂　粳米

少阴病下利，便脓血，腹痛，小便不利，此因火败而病湿寒。干姜温寒祛湿，赤石脂以固脱陷，粳米以补津液也。

真武汤

茯苓　白术　附子　生姜　芍药

少阴病，腹痛、下利、尿短、四肢沉重疼痛，此为内有水气。水气由水寒土湿木郁而生。附子补火回阳以温水寒，术苓泄水补土，芍药调木，生姜温中。附子汤有人参，此方无人参，参能生津助水也。

白通汤

葱白　干姜　附子

少阴下利，水土寒而阳气不升也。干姜、附子以温水土，葱白以升达阳气而止利也。

白通加猪胆汁汤

于白通汤内加猪胆汁、人尿。

少阴下利，脉微，与白通汤。若利不止，厥逆无脉，而又干呕烦躁，是下寒上热，阴不藏阳，阳气上越。葱白、附子、干姜以温回阳气，加猪胆汁、人尿凉降之物，引姜附之热性与上越之阳气下行，且益阴以藏阳也。

通脉四逆汤（方见前）

下利清谷，肢厥脉微，不恶寒，面色赤，腹痛干呕咽痛，利止脉不出，皆中气虚寒之至。宜于四逆汤重加干姜以温补中气，中气复则脉出也。不恶寒，阳越于外，外不恶寒也。

少阴肾脏与荣卫同病方

麻黄附子细辛汤

麻黄　附子　细辛

荣卫表病初得，少阴肾脏里病即动。表证则发热，里证则脉沉。曰少阴病者，必有但欲寐、背恶寒等少阴证在也。麻黄以解表，附子以温里，肾脏病则寒水灭火，细辛以温降肾家上凌之寒水也。细辛是降药，非散药。此病不可发汗，麻黄和卫而已。

麻黄附子炙草汤

麻黄　附子　炙草

荣卫表病、少阴里病同时施治，须用炙草以补中气也。少阴病不可强发汗，发汗，口鼻眼目出血，为难治矣。

四逆汤（方见前）

少阴病脉沉者，急以四逆汤温之。曰急者，言不可发汗也。

厥阴肝脏本病方

当归四逆汤

当归　桂枝　芍药　细辛　通草　炙草　大枣

不下利，不汗出，仅四肢厥冷脉细，无内寒阳亡的关系，只是血脉不充，木气不润，中虚而经气不达耳。当归、桂枝、芍药温血调木，炙草、大枣补中，细辛、通草通经也。

当归四逆加吴茱萸生姜汤

若手足厥冷，脉细欲绝，而平日旧有久寒者，于当归四逆汤，加吴茱萸、生姜以温内寒也。

吴茱萸汤

吴茱萸　人参　生姜　大枣

厥阴肝木寒极无阳，以致胆胃皆寒，故干呕、吐涎沫、头痛、吐利、肢厥、烦躁欲死。胆肝皆寒，木气拔根，中气大虚，故烦躁欲死。吴茱萸温降木气，生姜降胃，参枣补中。

茯苓炙草汤（方见前）

厥而心悸，悸乃心下有水，宜先用茯苓、炙草以去水，然后可用温药以治厥。不先治水而用温药以治厥，温药将水蒸入胃中，必作利也。

四逆汤（方见前）

呕而脉弱，小便复利。复利者，言尿多也。脉弱而呕，阳亡于上；尿多，阳亡于下；身微热，阳亡于外。若加肢厥，是阳亡不复，是为难治。宜四逆汤以回阳也。

阳明胃腑本病方

调胃承气汤（方见前）

发汗后恶寒，为肾阳虚，不恶寒而恶热，为胃阳实，宜调胃承气汤以和胃也。

阳明腑病，未曾吐下伤津而心烦，是胃有热。宜调胃承气汤，大黄、芒硝轻泄胃热。胃热未实，炙草补中气也。

小承气汤（方见前）

太阳病时，吐下发汗，伤其胃中津液，津伤生烦，又加尿多，津液更伤，以致大便成硬。心烦而大便硬，是已成阳明胃热之证，宜小承气汤轻下胃热也。

阳明病脉迟而实，汗出不恶寒，身重短气，腹满而喘，潮热。此表证已解，里热已实，可以攻里。再看其手足濈然汗出，手足秉气于中土，中土热实，则手足汗出，是大便已硬，可用大承气汤以攻里。若汗多发热而仍恶寒，是表证仍在，其热不潮，不可用大承气汤。但虽不可用大承气而腹大满不通，是胃热已实，可与小承气汤微和胃气。

阳明胃腑津虚方

蜜煎导方

蜜炼成挺纳入肛门，为蜜煎导法。

阳明腑病，大便燥结，胃中并无实证，此乃发汗伤津，尿多伤津，津液内竭，不可攻下大便。应用蜜煎导法，蜜入肛门，直肠吸收蜜之润气，自然大便得下。

猪胆土瓜根汁方

大猪胆汁，或土瓜根汁。

此方较蜜煎导方寒，津液内竭，脉较有力者，适用之。否则灌入肛门之后，直肠吸收而上，亦能寒胃也。

麻仁丸

麻仁　杏仁　芍药　大黄　厚朴　枳实

蜜煎导猪胆汁土瓜根汁，此燥在肛门之方。若肛门与肠中皆燥，而又无燥之实证者，须麻仁丸。麻仁、杏仁以温润之，芍药以寒润之，又兼小承气汤以轻荡之。每服只梧子大之十小丸，轻缓极矣。

小承气汤（方见前）

阳明病，谵语发潮热，是胃热实也。脉滑亦实。可与小承气汤下其胃热。但脉虽滑而急数，急数之脉，属于里虚，不可用小承气汤下胃热。如其以小承气汤为主，若里不虚，服后必放屁。若不放屁，是里虚也，不可服也。所以明日不大便，脉由急数而转涩，虚涩为阳气虚，故难治也。

大承气汤（方见前）

腹满痛，阳明燥土伤太阴之阴。发热而汗特别之多，阳明燥土伤少阴之阴。目中不了了，睛不和，阳明燥土伤厥阴之阴。故皆宜急用大承气汤，下燥土之腑阳，以救三之脏阴也。

阳明胃腑病有瘀血方

抵当汤（方见前）

阳明病而善忘，此因有久瘀之血，停于下部，阻碍肾气之故。肾主藏智，肾气不能升达，故善忘。何以知其有瘀血？大便黑硬，便时反易也。下有瘀血，肾气抑郁，故现黑色。故以抵当下其瘀血也。

少阳胆经本病方

小柴胡汤（方见前）

呕而发热，少阳胆经上逆也。欲足少阳下降，必须手少阳上升，故小柴胡主之。

小建中汤

桂枝　芍药　炙草　生姜　大枣　饴糖

阳脉涩，上焦津液不下也。阴脉弦，下焦木气不升也。上焦津液不下，胆经上逆，相火烧灼也。胆经上逆，肝经下陷，则木郁而腹痛也。芍药重降胆经相火，桂枝升肝经木气，炙草姜枣温补中气，饴糖补土气、润津液，木气和则腹痛止也。如不差，是腹痛，非肝木不升，乃三焦经不升，仍宜小柴胡汤以升三焦之经。

荣卫病过十日，脉浮嗜卧。脉细属少阳经病，胸满腹痛亦少阳经病，故主小柴胡汤。嗜卧者，少阳相火升降紊乱也。荣卫病过十日，荣卫病罢。

少阳胆经与荣卫同病方

柴胡桂枝汤

柴胡　黄芩　半夏　人参　生姜　大枣　桂枝　芍药　炙草

既有发热、恶寒、肢节烦痛之荣卫表证，又有微呕、心下支结之少阳经证，桂枝汤、小柴胡汤合并双解也。

黄芩汤

黄芩　芍药　炙草　大枣

少阳经气与荣卫表气同时为病，少阳相火热盛于经，则经热与荣热混合而病热利。黄芩清少阳相火，芍药解荣热，草、枣补中气也。

<h2 style="text-align:center">黄芩加半夏生姜汤</h2>

于黄芩汤内加半夏、生姜

黄芩汤证而加呕，于黄芩汤加半夏、生姜以止呕也。

<h2 style="text-align:center">小柴胡汤（方见前）</h2>

血结则阴阳之气运行阻滞，故病发如疟。中风经水适来，荣分之热，即乘经水适来血室空虚而入血室。血室为少阳相火所主，故以小柴胡汤调少阳也。伤寒经水适来暮即谵语，如见鬼状，亦为热入血室，故以小柴胡汤调少阳也。

☯ 下　　篇

荣卫坏入太阴脾脏方

<h3 style="text-align:center">四逆汤　桂枝汤（方见前）</h3>

荣卫表病只宜解汗，若不汗解，而误下之，下伤太阴脾脏，而泻利不止，却又有荣卫之身体疼痛表证。虽有表证，不可治表，当急救里，宜四逆汤以温太阴，然后用桂枝汤以解表也。

<h3 style="text-align:center">新加汤</h3>

桂枝　芍药　炙草　生姜　大枣　人参

发汗之后，身痛而脉沉迟。发汗伤损中气，故脉沉迟。发汗伤津，津亏不能养木，木枯风动，故身痛。桂枝、白芍养木息风，草、枣补中，加芍药润木枯，加生姜行经脉，加人参补中气而生津液。

<h3 style="text-align:center">五苓散（方见前）</h3>

发汗之后，脉数烦渴。发汗伤及太阴，太阴湿起，阻格相火不能下降，故烦而渴。脉数者，虚也。故以五苓泄太阴之湿也。

若发汗后脉浮，小便不利而微热消渴，此渴亦太阴之湿也。微热脉浮，亦湿格相火也。故以五苓泄太阴之湿也。

若病在表，不发汗而以冷水噀之灌之，肉上粟起，欲饮而反不渴。亦太阴湿溢于皮肤，亦宜五苓泄太阴之湿也。

<h3 style="text-align:center">文蛤散</h3>

文蛤

文蛤善入太阴而去皮毛之水湿也。

白散

桔梗　贝母　巴豆

痰实结在胸间，巴豆、桔梗、贝母破痰实也。此方乃结胸之方，应移在下文结胸条后，此处系荣卫坏入太阴之经病也。

三物小陷胸汤

黄连　半夏　瓜蒌实

痰实有寒热之分。白散所治为寒痰。此方所治为热痰。黄连、半夏、瓜蒌清扫热痰也。此方应移下文痞证后。

桂枝去桂加白术茯苓汤

芍药　炙草　生姜　大枣　茯苓　白术

头项强痛，有因荣卫不和者，有因湿气郁阻者。小便不利，湿也。湿阻胆经下降之路，故心下满痛，而发微热。宜桂枝汤去桂枝之调荣卫，加白术、茯苓以祛湿，仍用芍药降胆经，炙草、姜、枣补中气也。

厚朴姜夏参甘汤

厚朴　生姜　半夏　炙草　人参

发汗伤中，脾家阴湿已起，故腹胀满。参、草补中，厚朴、生姜、半夏温散阴湿也。

桂枝加厚朴杏子汤

桂枝汤内加厚朴、杏仁

表病攻里，故表病不解而加喘满。桂枝汤解表，加杏仁、厚朴温降肺胃以消太阴之喘满也。

荣卫坏伤中气方与中复木燥方

干姜炙草汤

干姜　炙草

自汗尿多心烦，津液已伤。反用桂枝汤加附子增桂枝以发汗，津液更伤。无津液则阳无所归而中阳亡，遂肢厥咽干吐逆躁烦。干姜、炙草温补中阳，中阳回复，厥躁等证乃止。

芍药炙草汤

芍药　炙草

中回之后，津液未复，木气枯燥故脚不伸。芍药、炙草以润木液，其脚乃伸。用承气汤使大便微溏，阳明结消，谵语乃止。若重发汗复加烧针，因而阳亡谵语者，宜四逆汤以回阳也。

荣卫坏入少阴肾脏方

桂枝加附子汤

于桂枝汤内加附子

发汗后汗漏不止。阳亡风动，故恶风、尿难、肢急。附子回肾阳，桂枝实表阳，芍药息风敛阳，炙草、姜、枣补中气也。

芍药甘草附子汤

芍药　炙草　附子

发汗而表病不解，反恶寒，此恶寒乃肾阳虚也。附子以补肾阳，芍药、甘草以解表也。

桂枝去芍药汤　桂枝去芍药加附子汤

桂枝汤内去芍药

荣卫表病，误下之后，脉促胸满。脉促为表未解，胸满为胆经寒。桂草姜枣以解表，去芍药之寒胆经也。

若脉促胸满而又微恶寒者，此恶寒乃肾阳虚，去芍药并加附子以补肾阳也。

真武汤（方见前）

荣卫表病，发汗，汗出不解，仍发热心悸者，肾阳伤，水湿起也。水寒则木气拔根而克土，故头眩身瞤动也。身瞤动者风木动也。土败肾寒，中气失根，故振振欲擗地而居也。苓、术补土气，附子温水寒，芍药息风木，生姜温中降逆以止眩也。芍药、生姜并用，可去芍药寒中之弊。水寒土不败，风木不至动到如此地步，故息风须兼扶土，此为大法。

茯苓四逆汤

茯苓　人参　炙草　干姜　附子

发汗之后，若又下之，表病不解，又加烦躁，阳亡而土湿也。四逆汤加人参以回阳，加茯苓以去土湿也。虽有表病，却不治表，以烦躁乃阳亡之事，故以回阳为主。

干姜附子汤

干姜　附子

汗下亡阳，阳虚则昼日烦躁，夜乃安静。大气之中，昼则阳出，夜则阳入，昼阳气少，夜阳气多。人身亦然，故昼烦躁，而夜安。干姜、附子以补阳也。

禹余粮丸

原方阙载

重发汗以亡肾阳，肾阳不能交心，则恍惚心乱。阳陷不升，则小便后阴痛。当是温肾补中之法，禹余粮收摄阳气也。

桂枝甘草汤

桂枝　炙草

发汗过多，心悸欲得按。汗泄肾阳，木气拔根，风动而冲于上也。风木之气即肝木之阳，肝阳下陷，则肝风上冲，肝阳上升，则肝风自平。桂枝升肝阳，炙草补中气，肝风冲到上部，中虚极矣。心悸得按，奔豚之渐也。

茯苓桂枝甘草大枣汤

茯苓　桂枝　炙草　大枣

汗伤肾阳，肾阳乃木气之根，肾阳伤，木气失根，则肝阳下陷而肝风上冲。其人脐下悸动，乃肝风上冲欲作奔豚之兆。桂枝升肝阳，以止悸降冲，茯苓、炙草、大枣补土气以御风木，大枣富有津液，最润木气而平风也。

桂枝加桂汤

于桂枝汤再加桂二两

烧针令出汗，针处起赤核。烧针之热，将肾阳引出，故针处起赤核。此肾阳大虚之征，木气必由少腹冲心而成奔豚之状。桂枝汤加桂以大升肝阳，肝阳升，冲气乃平。若不上冲，不可与桂枝加桂。灸其核上各一壮者，灸以温回浮出之肾阳也。不上冲者，肝阳未陷，故不可加桂以升肝阳。

苓桂术甘汤

茯苓　白术　桂枝　炙草

吐下伤损肾阳，则风木上冲，心悸头眩。若因其脉沉紧而又汗之，风木更冲，木冲克土，振振身摇。桂枝以达木气之阳，阳达则风冲平息而病愈，茯苓、草、枣所以补中土，和升降以御风木也。凡木病，中土必虚，故治风木之冲，以达木兼补土为要。

桂枝去芍药加蜀漆龙骨牡蛎救逆汤

于桂枝汤内去芍药加蜀漆、龙骨、牡蛎

烧针之火，能引阳外出，阳亡惊狂，起卧不安。于桂枝汤去芍药之寒，加蜀漆以去浊痰，加龙骨、牡蛎以镇摄阳气，因脉浮故用桂枝、姜、枣、草以解表。惊狂起卧不安，必有浊痰阻塞心窍也。

桂枝甘草龙骨牡蛎汤

桂枝　炙草　龙骨　牡蛎

烧针亡阳而生烦躁，此烦躁较惊狂之阳亡病虚，故不用蜀漆之去痰，而用桂枝和表，炙草补中，龙牡镇阳也。

荣卫坏入厥阴肝脏方

当归四逆汤（方见前）

下利而脉浮革，肠鸣。浮革为木气虚寒，肠鸣，肝胆寒热不和，肠间停有水气。当归、桂枝温木气之寒，桂枝、白芍调肝胆之寒热，通草通调肝经而平胆热，细辛补益木气，而理肠间之水，草、枣补中也。

干姜黄连黄芩人参汤

干姜　黄连　黄芩　人参

吐为中寒，入口即吐为上热。干姜温中寒，连、芩清上热，人参补中气。厥阴之气，下寒上热，故其病如此。

桂枝汤（方见前）

荣卫病时，发汗又下，而脉仍浮。荣卫病仍在，仍在用桂枝汤以和荣卫也。

荣卫坏入阳明胃腑方

葛根黄连黄芩甘草汤

葛根　黄连　黄芩　炙草

利不止而脉促喘汗。脉促为表未解，喘而汗出为阳明经气之热。脉促喘汗之利，此阳明经之热利也。葛根升散手阳明经气以解表，连芩清热止利，炙草补中也。

麻杏甘石汤

麻黄　杏仁　炙草　石膏

发汗下后，汗出而喘。汗乃胃热，喘乃肺实。石膏清胃热，麻黄、杏仁泻肺实，炙草补中气也。若身外有大热，其内必寒，不可用石膏。

白虎加人参汤（方见前）

服桂枝汤而大汗出，烦渴不解，脉洪而大，此本有阳明胃热，服桂枝、生姜增了胃热，胃热蒸发，故大汗出、大烦渴。脉洪而大，虚也。故用白虎以清胃热，加人参生津液以补虚也。若吐下后，七八日，热结在里，表里俱热，渴而舌上干燥而烦，能饮水数升，亦津伤燥起，亦宜白虎清燥，加人参以生津液也。

栀子厚朴汤

栀子　厚朴　枳实

下后胃中气滞，胃热上逆，故心烦腹痛，卧起不安。栀子清涤胃逆之热，厚朴、枳实舒降胃气之滞也。

栀子干姜汤

栀子　干姜

大下伤中，中寒则相火不降而身热不去，胃热上逆而心微烦。干姜温中以降相火而退身热，栀子清胃热而止微烦也。

栀子香豉汤

栀子　香豉

胃热上逆，又加津凝气滞，则心烦而胸中窒塞。栀子清胃热以除烦，淡豆豉以和中宣滞，以去胸窒也。

栀子甘草豉汤

于栀子豉汤内加炙草

栀子豉汤证而烦，不得眠，心中懊恼，与栀子豉汤。若少气者，是中气不足，加炙草以补中气也。

栀子生姜豉汤

于栀子豉汤内加生姜

若栀子豉汤证加呕者，加生姜以降胃止呕也。

荣卫坏病中寒肺燥肝热方

麻黄升麻汤

麻黄　升麻　当归　芍药　黄芩　知母　葳蕤　天冬　石膏　炙草　干姜　白术　茯苓　桂枝

大下之后，泄利不止，咽喉不利而吐脓血，手足厥逆，下部脉不至，脉沉而迟。咽喉不利，吐脓血，金气上逆生燥也。泄利不止，中气虚寒，木气下陷生热也。手足厥逆，下部脉不至，津液伤也。脉沉而迟，卫气闭束也。升麻升陷，当归、芍药、黄芩养木清热，知母、石膏、天冬、葳蕤清金润燥，姜、草、苓、术温补中气，麻黄、桂枝调荣卫也。脓血泄利，皆伤津液。津伤则厥，木热金燥，亦能发厥。上逆下陷，中气虚寒也。此病之泄利不止，乃热利，与太阴下利清谷不止之寒利不同。此热利乃中气虚寒，木气下陷生热也。肺逆生燥，木陷生热，中气虚寒，卫气闭束之病也。

荣卫坏病结胸方

大陷胸汤

大黄　芒硝　甘遂

表未解而误下，荣卫经气下陷不升，则成协热下利。陷而复升，将水与热结于胸间，心下硬痛，脉沉热实，短气烦躁，心中懊恼，则成结胸。硝黄攻结热，甘遂攻结水也。

大陷胸丸

大黄　芒硝　葶苈　杏仁

如大陷胸证而兼项强，病连荣卫，不可急攻，宜用丸药缓攻。硝黄清结热，杏仁降滞气，葶苈去结水也。

小陷胸汤（即前之三物小陷胸汤）

黄连　瓜蒌　半夏

结胸脉不沉而浮滑，心下不按不痛，按之则痛。此热痰结在心下，宜黄连、瓜蒌、半夏清降热痰，不可攻也。

荣卫坏病痞证方

桂枝人参汤

桂枝　干姜　人参　白术　炙草

表未解而数次下之，当经气下陷，而病协热下利。今不病热利，而病下利不止之寒利，以至心下痞硬，宜人参汤以温寒止利。桂枝以解表，人参汤即理中汤。

大黄黄连泻心汤

大黄　黄连

下后又发汗，中气大伤，湿热上逆而成胸痞。泻心汤大黄、黄连泻心下湿热而消痞。若痞而仍恶寒者，是病证尚在，当先用桂枝汤以解表，然后用大黄黄连以泻心。渍而不煎，又只渍少顷，轻之至也。若不用轻剂，泻着胃中，则大坏也。

附子泻心汤

附子　大黄　黄连　黄芩

心下痞，关上脉浮，此为上热。大黄、黄连泻热消痞。若心下痞而复恶寒出汗者，汗出为上热，恶寒为下寒。附子温下寒，三黄清上热也。用附子故加黄芩，附子动木热，黄芩清木热。

十枣汤

大枣　芫花　甘遂　大戟

若头痛，心下痞而硬痛，引胁下痛，干呕短气，汗出不恶寒。不恶寒表已解也。此有水气聚在胸胁，并无肾寒，宜芫花、甘遂、大戟攻水，大枣保中气顾津液也。表解乃可攻水。

生姜泻心汤

生姜　半夏　黄连　黄芩　炙草　人参　干姜　大枣

心下痞硬，干噫食臭，腹中雷鸣下利。胁下有水，故腹中雷鸣。中气虚寒，上热不降，故干噫食臭而心痞。中气虚寒，寒热混合，故下利。宜炙草、人参补中虚，连、芩清上热，干姜温中寒，半夏、生姜降逆利水也。

甘草泻心汤

炙草　大枣　黄连　黄芩　半夏　干姜

心下痞硬而满，干呕心烦，日利数十行，又遭攻下，痞硬更甚。此中气下伤，宜炙甘草、大枣以补中，干姜以温中，连、芩清热，半夏降逆也。

赤石脂禹余粮汤

赤石脂　禹余粮

若痞而下利不止，服理中其利益甚者，病在下焦，不能收涩，不可温补中气。宜用赤石脂、禹余粮以收涩下焦也。

五苓散（方见前）

若服泻心汤，痞不解反渴而口燥生烦，小便不利。此下伤中气，水湿不行，阻格上焦相火所致，宜五苓以泻水湿也。复利不止者，当用五苓散利小便也。

旋覆花代赭石汤

旋覆花　生姜　半夏　代赭石　炙草　人参　大枣

若下利等病已愈，只是心下痞硬，噫气不除，此仅中虚胃逆。参、枣、炙草补中虚，旋覆花、半夏、赭石、生姜降胃逆也。

瓜蒂散

瓜蒂　赤小豆

若病如荣卫之恶寒发热，但不头痛项强，而胸痞气冲，不得呼吸，此为胸中有痰。当用瓜蒂、赤小豆涌吐胸中之痰也。此赤小豆乃半红半黑者，红如朱，黑如漆，有毒，非《金匮》赤小豆当归散之赤小豆。赤小豆当归散之赤小豆，乃食品之红饭豆。

太阴脾脏热证方

黄连汤

黄连　干姜　人参　炙草　大枣　半夏　桂枝

腹中痛，欲呕吐。欲呕吐为胸中有热，腹中痛为胃中有寒。上热中寒，中气之虚。黄连清热，干姜温寒，参、枣、炙草补中气，半夏降胃阴以收热，桂枝达肝阳以散寒，寒热不调，故名邪气。

栀子柏皮汤

栀子　炙草　柏皮

脾湿夹热则发黄。栀子、柏皮清热以行湿，炙草补中以培土也。

麻黄连翘赤小豆汤

麻黄　连翘　杏仁　炙草　生姜　大枣　赤小豆　生梓白皮

黄病乃郁热在里。热郁之由，由于汗孔不开，尿道不利，中气不足。麻黄、杏仁开汗孔，连翘、赤小豆利尿道，炙草、姜、枣补中气，生梓白皮清郁热也。此赤小豆是红饭豆，乃食品，无毒，不是半红半黑之赤小豆。

茵陈蒿汤

茵陈蒿　栀子　大黄

黄病而至腹满，小便不利，乃湿热结聚之实证。大黄下结聚，栀子、茵陈清湿热也。大阴阴湿，小便不利，不可下之。唯湿热结聚之小便不利，非不祛湿热之结聚，小便不能利也。

桂枝加芍药汤

于桂枝汤加芍药

太阴脏病，无满痛者。其满而痛，乃湿热阻遏木气，木气结聚之故。于桂枝汤加重芍药，以泻木气之结聚也。

桂枝加大黄汤

于桂枝加芍药汤内加大黄

如腹满而痛至于大痛实痛，此木邪结聚已深，须于桂枝加芍药汤中加大黄以重泻木气。太阴土气病则阴寒，大黄泻木气之结，非泻太阴也。桂枝汤乃调和木气之第一方，其中炙草、姜、枣调中气生津液，尤为调和木气要药，故攻泻木气，宜用此汤加芍药、大黄。

少阴肾脏热证方

甘草汤

甘草

少阴之气，水火同宫，病则寒水克火。故伤寒少阴病，属于肾脏阴盛，故以附子温肾阳为主。少阴阳亡病寒，少阴阳复则又病热。因中气已伤，升降之力弱少，故阳复之后，阳升不降，于是病热，咽痛即阳复生热不能下降之病。甘草补中降热也。

桔梗汤

桔梗　炙草

服甘草汤，病不瘥，此必热气伤肺，咽中已现白点。白点者，肺家津液被热灼伤而成脓也。炙草补中降热，桔梗降肺排脓。有脓之处，热结难散，必须排脓，热乃能散。桔梗降肺排脓，是其特长。

半夏散

半夏　桂枝　炙草

少阴咽痛，有木气化风上冲者。木气化风，肝阳下陷也。桂枝升肝阳以息风，半夏降逆，炙草补中。凡下陷上逆，中气必虚。

苦酒汤

半夏　鸡子白　苦酒

少阴咽痛，声音难出，其痛如锁。此湿伤肺家，肺气结聚。鸡子白润肺经，半夏破结降逆，苦酒散结聚生津液，收敛火气下降也。苦酒即酒醋。二味用鸡蛋壳装，搅匀，柴火于壳下煮三沸。

猪肤汤

猪肤　白蜜　白粉

咽痛而下利，胸满心烦。此津液大伤，猪肤、白蜜温和润泽，极滋津液，白粉收涩止利也。白粉即铅粉。

猪苓汤

猪苓　茯苓　泽泻　滑石　阿胶

少阴下利，咳而呕，渴，心烦不得眠。下利为湿为风，烦渴、咳呕、失眠为燥。猪苓、茯苓、泽泻以祛湿，滑石、阿胶以润燥息风，而安眠也。

黄连阿胶汤

黄连　黄芩　芍药　阿胶　鸡子黄

少阴阳复，心烦不得卧。此阳复生热，灼伤心液。连、芩、芍药清热，阿胶养心液，鸡子黄温肾补液，以上交于心也。鸡子黄性大热，此方与黄连、黄芩并用，使心肾相交，故烦止得眠。其义深矣。

桃花汤（方见前）

少阴病，阳复生热，而便脓血，可刺以泄热。若下利便脓血，此为寒证，仍宜桃花汤以温寒也。

少阴阳复吐证方

四逆汤（方见前）

胸中有实痰阻格，则心中温温欲吐，复不能吐。阳气不通，则手足寒而脉弦迟。弦者聚也，迟者痰也。当用吐法吐去其痰。若膈上有寒饮干呕，急用四逆汤以温之，不可吐也。

少阴阳复土胜水负方

大承气汤（方见前）

少阴水负，跌阳土胜为顺。但土气太过，伤及肾阴而口燥咽干，伤及肝阴而利清水、心下痛、口干燥，伤及脾阴而腹胀不大便，皆宜大承气汤下燥土以救脏阴。然乃燥土之事，非少阴阳复之事耳。

厥阴肝脏热证方

白头翁汤

白头翁　黄连　黄柏　秦皮

厥阴阳复，木气生热，木郁于下则下利，热伤津液则口渴，木陷不胜则下重。白头翁、黄连、黄柏、秦皮，清木气之热，热清则木气上升也。

小承气汤（方见前）

下利谵语，此为厥阴阳复生热，灼伤胃中津液而成燥屎之故。宜小承气汤下燥屎以复津液也。

瓜蒂散（方见前）

痰实结在胸中，阳气不达，故肢冷脉乍紧。胸中窒塞，故烦而不能食，宜瓜蒂散以吐痰也。

四逆散

柴胡　芍药　枳实　炙草

阳复生热，热伤木液，木气滞塞，升降不和，则病咳悸，小便不利，腹痛，泄利下重。柴胡、芍药升降木气，枳实调滞气，炙草养中也。此证脉必沉滞。

阳明胃腑寒证方

四逆汤（方见前）

脉迟为寒，脉浮为虚，外热内寒，故下利清谷。宜四逆汤以补虚温寒也。

吴茱萸汤（方见前）

食谷欲呕，属于阳明胃寒，吴茱萸汤以温胃寒。得吴茱萸汤，呕反增剧，此属于上焦有热，不止胃寒而已也。

茵陈蒿汤（方见前）

但头汗而身无汗，此热也。小便不利，渴而能饮，此湿也。湿热凝沍，瘀热在里，身必发黄，故宜茵陈蒿汤，以清下瘀热也。阳明阳旺，则病燥而小便多；阳明阳虚，则病湿而小便不利。湿者，太阴之气也。

栀子豉汤（方见前）

心中懊恢，饥不欲食，瘀热在胸也。头有汗，他处无汗，热越于上，宜栀子清热，香豉去瘀。此病见于阳明病下之后，可见阳明之阳虚。阳虚湿起，阳又化热也。

小柴胡汤（方见前）

胸胁满，少阳经不舒也。宜小柴胡汤以解少阳经。胁下硬满，不大便而呕，舌上白胎。津液不下，故不大便，少阳经郁，故胁满而呕。舌上白胎，胆胃俱逆。故均宜小柴胡以解少阳之经也。上焦得通，津液得下，胃气因和，小柴胡之妙也。

少阳胆经坏病方

柴胡桂枝干姜汤

柴胡　黄芩　炙草　桂枝　牡蛎　瓜蒌根　干姜

少阳经病，汗下并施。胆经伤则寒热往来，胸胁满结；脾土伤，则湿生尿短；中气伤则相火不降，烦渴头汗。柴、芩解少阳，除寒热，舒胸胁，牡蛎消满结，瓜蒌合黄芩以降相火。四维皆病，中气虚寒，干姜、炙草以温补中气，桂枝泄小便以去土湿也。

柴胡加龙骨牡蛎汤

柴胡　半夏　人参　大枣　桂枝　茯苓　铅丹　龙骨　大黄　牡蛎　生姜

少阳被下，胆经逆则胸满烦惊谵语，脾土伤则湿生尿短，身尽重。柴胡、半夏、人参、姜、枣疏降胆经，茯苓、桂枝疏利土湿，铅丹、龙牡镇敛胆经，大黄泄胸下停积之相火化生之热，与土气中瘀住之热也。

小柴胡汤（方见前）

胁下硬满，为少阳经气不降，身黄项强尿短，为太阴土气湿寒。黄芩寒中，故服小柴胡则下重。渴为相火逆，饮水而呕为中气寒，故均不可用黄芩。若用之，中气更寒，食谷即哕而欲吐也。

小建中汤（方见前）

伤寒二三日，为少阳经病之期，心悸而烦，乃胆经不降而中气虚。宜小建中汤补中气降胆经也。

炙甘草汤

炙草　人参　大枣　生地　麦冬　阿胶　麻仁　桂枝　生姜

少阳经病，误汗伤其津液，脉行阻滞，继续不匀而现结代，心动作悸，结代动悸，津液既伤，中气尤虚。草、枣、人参大补中气，地、胶、麦、麻润肺养肝以滋津液，桂枝、生姜助肝肺之阳，以行地胶等润药之力也。

大柴胡汤（方见前）

柴胡证仍在，服小柴胡汤后，呕不止，心下急，郁郁微烦。呕不止而心下急且微烦，此胃间有当下之热，宜大柴胡汤，解少阳之经，兼下胃热也。

柴胡加芒硝汤

于小柴胡汤内加芒硝

少阳经病多日，胸胁满而呕，潮热微利。潮热为胃家实热，当先用小柴胡以解少阳经病，复以柴胡汤加芒硝，以滑泻胃家实热也。

少阳胆经坏病结胸痞证方

大陷胸汤（方见前）

伤寒十余日之久，复往来寒热。此少阳经病，热结在胃。宜大柴胡汤解少阳之经，兼下胃热。若外无大热，但结胸者，此乃水结在胸，头上微汗出，即水气上蒸之故。宜大陷胸汤下水也。

半夏泻心汤

半夏　人参　炙草　大枣　干姜　黄连　黄芩

少阳病中，如胸满而痛，此为大陷胸汤之结胸证。若胸满而不痛，此为痞证。不可用小柴胡汤，宜用半夏泻心汤以治痞。痞者中气虚寒，热逆不降。干姜、炙草、人参温补中气之虚寒，连、芩清热，半夏降逆。中气旋转，逆热下降，则痞消也。

☯ 疑　难　篇

三阳合病方

调胃承气汤（方见前）

胸痛满烦，此有胃热。胃热则自吐自下，用调胃承气汤以和胃热。若非自吐下，则胃热不甚，便不可用调胃承气。呕与吐下皆胃热，见其呕便知其自吐自下也。若但呕，而不自吐自下，胸痛微溏，此亦大阴寒证，而不能用大柴胡汤也。

大柴胡汤（方见前）

头汗，恶寒，手足冷，心烦，不欲食，大便硬，脉细，此少阳经气微结，可与小柴胡汤以解少阳。若仍不了了，可用大柴胡汤，一面解少阳，一面下胃热也。

栀子豉汤　白虎加人参汤　猪苓汤　白虎汤（方见前）

心中懊恼，舌有腻胎，此胃有热滞，宜栀子豉汤清胃热消胃滞。若渴能饮水，既饮水又口中干燥，此胃燥伤津，至于极点，宜白虎加人参汤以生津清燥。若脉浮发热，渴能饮而尿又不利，是肺金燥而脾土湿，宜猪苓汤润金燥而泄土湿。如汗多而渴，是胃燥之甚，不可用猪苓汤，复利其小便以增胃燥。若三阳合病，腹痛，身重，口不仁而面垢，谵语，遗尿，是阳明燥证，再加自汗，燥极伤津，宜白虎汤清燥保津也。

☯ 类 伤 寒 篇

痉病方、湿病方详《金匮》方解篇，温病无方。

湿病方

桂枝附子汤

桂枝　炙草　生姜　大枣　附子

风湿相搏，身体烦痛，不能自转侧，脉浮虚而涩。此风湿亦本身之风湿也。风湿入于荣卫，故身痛而脉浮虚，宜用桂枝汤去芍药之收敛以和荣卫。脉涩为无阳，宜用附子补阳以散风湿。不呕为无胆胃之热逆，不渴为内寒之证据。故主此汤。

桂枝附子去桂加白术汤

炙草　生姜　大枣　附子　白术

桂枝附子汤证，而小便利大便硬。此津液大伤，湿气不去，宜于桂枝附子汤去桂枝之疏泄小便，加白术以培土气之津液。因津液即是湿气，湿气即是津液，祛湿必须养阴，而后湿去。湿气之去，全要气行，津伤则气不行，湿气故不能去也。

甘草附子汤

炙草　附子　白术　桂枝

风湿相搏，骨节烦痛，汗出短气，小便不利，恶风不欲去衣。恶风汗出，表阳虚也。短气，中气虚也。小便不利，木气虚也。骨节痛，身微肿，湿也。附子、白术补阳除湿，桂枝固表疏木，炙草补中气也。以上三方，乃治湿病之大法也。

霍乱方

理中丸　五苓散（方见前）

人参　炙草　干姜　白术

寒霍乱乃湿寒阻滞，升降停顿之病，能饮水而仍吐者，五苓散以祛湿补中。不饮水者，是中虚且寒，宜干姜、炙草、白术、人参，温补之药以理中气，而复升降也。

四逆汤（方见前）

寒霍乱至于吐利汗出，四肢拘急厥冷。此阳亡之证，宜四逆汤以回阳也。若吐利而小便多，大汗出，内寒外热，脉微欲绝，亦阳亡之证，亦宜四逆汤回阳也。

通脉四逆加猪胆汁汤

炙草　干姜　附子　猪胆汁

霍乱吐利已止，汗出肢厥，脉微欲绝。汗出肢厥而脉微，此阳气将亡于汗也。通脉四逆，重用干姜温中回阳以复脉，加猪胆汁凉降于上，复阴止汗以潜藏已复之阳也。胆汁寒润，调剂姜附之燥热，妙用大矣。既加干姜，若无胆汁，阳回不能下降，必飞越以去也。

四逆加人参汤

炙草　干姜　人参　附子

利止恶寒脉微。虽微无有病象，此为下利伤血。四逆汤以治恶寒，加人参补气生血，以治脉微也。

桂枝汤（方见前）

吐利已止，别无他病，而身痛不休。此荣卫不和，宜桂枝汤和荣卫也。

大病瘥后喜唾方

理中丸（方见前）

大病瘥后喜唾，久不了了者，此属胃寒。宜理中丸以温胃寒也。

伤寒愈后气逆方

竹叶石膏汤

人参　粳米　炙草　石膏　麦冬　半夏　竹叶

伤寒愈后，虚羸少气，气逆欲吐，此伤寒阳明病后津伤燥起。参、草、粳米补气生津，石膏、麦冬清燥，竹叶、半夏降逆也。

大病愈后肺热积水方

牡蛎泽泻散

牡蛎　泽泻　葶苈　商陆　海藻　蜀漆　瓜蒌根

大病已愈之后，从腰以下有水气者，此肺热不能收水。泽泻、葶苈、商陆、海藻、蜀漆以逐水，牡蛎、瓜蒌以清肺热也。

大病愈后气热方

枳实栀子豉汤

枳实　栀子　香豉

大病愈后因劳病复，此中气热滞。栀子清热，枳实、香豉理滞也。有宿食加大黄。

阴阳易方

烧裈散

裈裆即裤裆

阴阳易之为病，忽然体重，少腹痛，少气，热上冲胸，头重不欲举，眼中生花，膝胫拘急，阴中筋挛。烧裈散已通阴阳之气也。男病用女裈裆，女病用男裈裆。男女伤寒交合之传染病，肝肾虚而又热之病也。

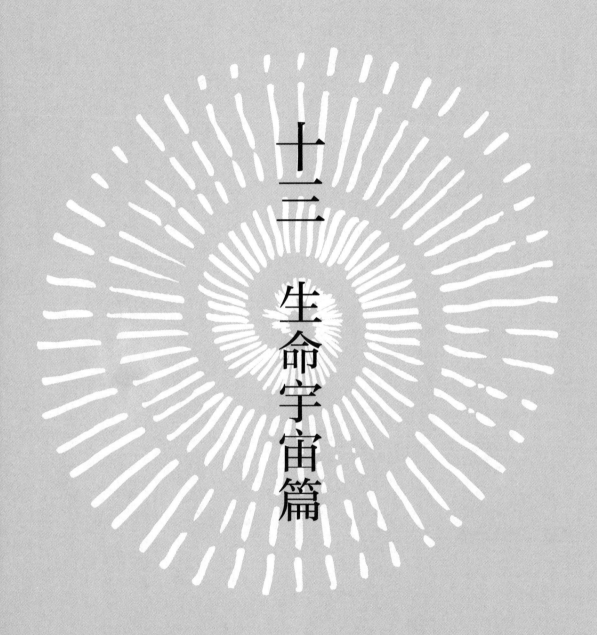

十三　生命宇宙篇

☯ 导　言

欲用科学方法来整理中医，须由中医方法去选择科学，欲由中医方法去选择科学，须先认识古中医学的本身真相。

如不认识古中医学本身真相，而盲目地去用科学方法来整理中医，得了科学的虚名，失了中医的实效，可惜殊甚。

世界的人，皆谓中医的阴阳五行为古董，此不认识阴阳五行之人之言也。今欲与人谈中医的阴阳五行，必先使人认识阴阳五行。本篇将中医的阴阳五行，于实在的事实上，显明指出，证以现代十二种科学。科学青年读之，无不得到理得心安之乐。

万物皆是关于生物生命的宇宙圆运动的大气生的。中国文化的起源，即起源于宇宙大气的圆运动，医学乃其一端耳。

著者识

❷ 古中医学入门的领导

关于生物生命的宇宙间大气的圆运动

宇宙间的大气中，有氧、氢、氮、碳四种元素。大气中的元素甚多，除占最多数的此四种外，并不发生人身生命整个的关系。氧气是往上升的，氢气是往上浮的，氮气是往下降的，碳气是往下沉的，氧、氢、氮、碳混合起来，是升浮降沉分析不开，成为圆运动而中和的。升之最速为浮，降之最速为沉。

大气圆运动图

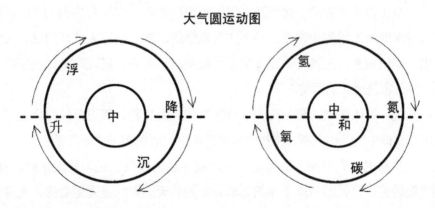

注：虚线为地面之际。线上为地面之上。线下为地面之下。

西医用氧、氢、氮、碳治人身的病，因人身中的氧、氢、氮、碳，发生或多或少的关系也。人身为何而有氧、氢、氮、碳。因氧、氢、氮、碳是宇宙间大气中的物质，宇宙间的生物个体，都是大气生的。人是生物之一，大气中有氧、氢、氮、碳，故生物个体有氧、氢、氮、碳，人的个体有氧、氢、氮、碳。能明乎此，便已入古中医学之门。古中医学，乃人身个体与关于生物生命的宇宙个体，整个大气圆运动之学。大气内有物质，物质发生能力，能力发生运动。运动圆为生理，运动不圆为病理，运动不圆用药以回复其圆为医理。圆运动者，各种物质能力运动混合平均也。病者，一部分或数部分的物质能力运动不平均也。

关于生物生命的宇宙范围与中心

宇，空间也；宙，时间也。关于生物生命的宇宙，名曰造化。造化云者，一个生物所在地之宇宙间的大气，圆运动时生育生物之称。天晓时太阳的曙光射到此生物个体所在地最远的东方地面，天暮时太阳的曙光射到此生物个体所在地最远的西方地面之间，便是一个造化个体平面的范围。立体的范围，详气象学的证明。造化个体的中心，在地面上下之际。此圆运动宇宙造化的进行，并非向前的，乃是向中的。并非日新的，乃是照常的。一个生物所在的环境的圆运动，即是一个生物的宇宙。参看下文易经图，注意地面下的一半。

造化宇宙的构成

关于生物生命的宇宙，简言之即是有造化的宇宙。此造化宇宙的构成，就是太阳射到地面的热，与地面相合起来成的。吾人设想其未合之前，地面上无有大气的热，地面上是冷静闭压、黑暗的、纯阴的。太阳的热射到地面之后，地面上原有的阴冷，遂将太阳的热压入地面下去。热是向上的不能向下的，热的向下，除地面的阴有吸收作用外，全是压力压下去的。此热乃太阳射到地面的热，与地心热力无关。其降下的程度，只与地面有不远的距离也。详下文气象学的证明。此压入地面的热，又复澎出地面上来。澎压交互，阳热与阴冷发生爱力而圆运动起来，遂成有造化的宇宙。宇是造化的个体，宙是造化的运动。

纯阳无气，纯阴无气，阴阳交合，乃能成气。大气者，阴阳已经交合之气。阴阳交合之中点称曰中气。中气者，生物生命之所从出，而密布于地面之际的也。

造化之生物也，先有阴阳的运动，而后成生物的中气，是为先天。物之有生也，先秉造化旋转的中气，而后成个体的运动，是为后天。大气是圆运动的，人身是大气生的，为宇宙的遗传体，人身亦是圆运动的。人身个体，中气如轴，四维之气如轮。

长养生物生命的常规

长养生物生命的常规，即造化大气的圆运动。圆运动者，大气的升浮降沉也。

吾人向阳而立，左东右西，上南下北。大气的圆运动，东升南浮，西降北沉。春升夏浮，秋降冬沉。卯升午浮，酉降子沉。气温则升，气热则浮，气凉则降，气寒则沉。造化生物生命的宇宙，是上南下北，大气上浮之方为南，大气下沉之方为北。

夏至以后，太阳南行，直射成为斜射，地面上的阳热渐减。地面被直射阳热散开的阴压之气，又复渐渐地压下来，地面上压力渐增。此渐增的压力，将地面上的阳热压入地面，愈压愈深，故地面之上，秋凉冬寒。冬至以后，太阳北行，地面上阳热渐增。此渐增的阳热，有两种力量。一则将阴压之气仍又散开，一则将压入地面的阳热引申出来。阳热之性，本来升浮，阴气压之故降沉入地。及至地面又射到阳热为之相引，阴压之力既已散开，故一引即仍升出。愈引愈出，故地面之上，春温夏热。因秋凉冬寒春温夏热的力量，遂起了秋收冬藏春生夏长的作用。秋收者，夏时地面之上所受太阳直射到极大的热，经秋气之凉降，而收入于地面之下也。冬藏者，秋时所收太阳的热，经冬气之寒沉，而藏于地下之水中也。春生者，冬时藏于地下水中的热，经春气之温升，而生发于地面之上也。夏长者，春时生发于地面之热，经夏气之热浮，而盛长于地面之上，同时地面之上，又盛满太阳直射到极大的热也。

太阳地球公转自转之间，附着地面极小的一段的大气圆运动，为一个生物所在地的造化宇宙。此地所见太阳，冬至是由南而北，夏至由北而南的，卯时是东升的，酉时是西降的。故曰南行北行，东升西降。研究有造化的宇宙，从太阳的热，射到地面后起。此宇宙乃北温带的造化宇宙。夏长的长读"涨"。

违反常规的影响

人身乃造化的大气所生，人身也是一小造化。身之左部应东方，属春气；身之胸部应南方，属夏气；身之右部应西方，属秋气；身之脐部应北方，属冬气；胸脐之间应中央，属中气。中气旋转于中央，四气升降于四维。造化之气，运动常圆，人身即得健康。运动不圆而反常，人身即多疾病。大气运动失圆而反常，大气之病也。大气病，人气亦病也。

类如冬令以寒藏为常。倘或冬令之后，气候忽暖，水中阳热，当藏不藏。水中阳热，在造化为中气之根，在人身为生命之本。今当藏不藏，泄出地面，外则化为邪热，内则根本空虚。人与造化同气，于是冬温等病发生，人多死亡也。鼠疫即冬温之最重者。

春令以温生为常，倘或初春之时，气候过温，水中应当上升的阳热升得太过，则阳根拔泄。人与造化同气，于是春温等病发生，人多死亡也。腥红热，即春温之最虚者。

夏令以热长为常。此时太阳盛满地面的热，以下降土中为贵。夏日雨多，则阳热下降。酷热无雨，则阳热不降。人与造化同气，如阳热不降，于是霍乱等病发生，人多死亡也。

秋令以凉收为常。倘或深秋之时，大气燥结不降，热气散而不收。人与造化同气，于是发生时行感冒，热伤风也。大气有病之时，唯中气健旺之人，自己本身运动能圆，然后不随大气之不圆以俱病也。

又如人身下部之气损伤，交春必病极虚弱的温病。左部之气损伤，交夏必病胸中干塞的病。右部之气损伤，交冬必病干嗽的病。本身之气损伤，不能随大气的运动以俱圆，故病。

人身一小造化的证据，病重之时，方能显现得出。因无病之时，是整个圆运动。病重之时，整个运动分开，然后显出证据。整个圆运动者，气也。人身之气，即宇宙之大气。

人身生命死亡的因果

人身个体的生命，乃秉受造化阴阳二气和平升降所成圆运动的中气而来。是人身之有生命，因人身有造化的中气也。中气之亡，约分数项：一由天年已尽，中气终了而中气亡；一由疾病将人身的圆运动消灭而中气亡，或由疾病经医治误，将人身的圆运动损坏而中气亡；一由造化之大气先病，使人身的圆运动失圆而中气亡；一由不善摄身，由渐而甚，将本身的圆运动损坏而中气亡。人有生命，因人身有造化的中气。中气既亡，所以死也。吾人身体轻健，眠食甘美，精神活泼，便是中气充足之象征。病人将死之前，必欲大便与恶心欲吐，便是上下脱离，中气将亡之象征。无病之人，精神短少，眠食不甘，便是气不足之象征。

☯ 孔子的学说

周　易

《易经》系辞下传曰：天地之大德曰生。又曰：天地氤氲，万物化醇。男女构精，万物化生。三人行则损一人，一人行则得其友，言致一也。

天地以生育万物为德。因天地间无处无圆运动的大气的中气，即无处无有生物。氤氲者，大气中的阴阳交互，圆运动极密之意。男女构精，亦犹是也。但阴阳运动，不可偏多，偏多则不能圆。不能一致，故不能圆。三人损一，一人得友，言阴阳偏多则不圆也。

系辞上传又曰：易有太极，是生两仪，两仪生四象。

易乃阴阳交易。太极者，阴阳交易，相抱而成之一点，中气是也。由阴阳交易而成生物的中气，是为先天。既有中气即成生物，是为后天。上传所言，即是天地生物，经过阴阳交合成了中气之后，便成生物个体。太极是由阴阳交合圆运动而成个体的一个起点。一点之中，原已含有阴阳圆运动的整个。由一个太极的旋转运动起，一个分为两个，两个分为四个，以至分为无数个而成一生物整个个体。此太极的意义也。群细胞学的证明。

系辞下传又曰：天地设位，而易行乎其中矣。

地面之际之上为天，地面之际之下为地，地面之际为中。太极的形状，乃阴阳交易于地面之际，相抱如环的一点圆运动。行者，运动也。《易经》卦象，天卦在上、地卦在下，名曰否卦。地卦在上、天卦在下，名曰泰卦。天本在上，而气下交于地，地本在下，而气上交于天，上下相交，遂成产生太极的圆运动。泰者，通泰，运行通泰也。若天气在上，上者竟上而不下交。地气在下，下者竟下而不上交。成了真的不运动，无有中气，无有太极，痞塞不通，万物不生，造化息矣。

《易经》说卦传曰：帝出乎震，齐乎巽，相见乎离，致役乎坤，悦言乎兑，战乎乾，劳乎坎，成言乎艮。劳读"闹"。

圆之虚线，地面之际。图的小圈，即一个生物所在地。大圈，即是所在地的环境。

震巽者，东方之称，春气之位。离者，南方之称，夏气之位。兑乾者，西方之称，秋气之位。坎者，北方之称，冬气之位。坤者，南西两方之间之称，中气之位。艮者，北东两方之间之称，中气之位。震巽离坤兑乾坎艮，乃《易经》八卦名辞。卦者，大气圆运动的现象之称。此图为八卦图。此东南西北，即一个生物所在地的东南西北。八卦图即宇宙图。图的

关于生物生命宇宙造化图

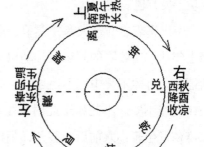

注：左上右下，升浮降沉，东南西北，春夏秋冬。卯午酉子，温热凉寒，生长收藏，河图同此。

虚线，在造化为地面之际，在人身为脐上胸下之间。

帝出乎震者，言上年夏时太阳射到地面的阳热，经秋气之降，收于地面之下，经冬气之沉，藏于地下之水中。到了今年春初之时，此阳热由水中上升，出于东方也。阳热为造成生物生命元素之原始，故称曰帝。

齐乎巽者，震居东方地面之下，巽居东方地面之上。震为春初，巽为春末。春末之时，地下水中所藏的阳热，齐升于地面，地面上的生物生发都齐也。

相见乎离者，离居南方正夏之时，此时地面下所藏旧年的阳热，升浮地面上来，与今年直射地面尚未降入地面以下的阳热，相会见也。

致役乎坤者，役者，事也，圆运动之事也。言今年升浮的旧年收藏于地下之热，与今年直射地面之热，不可浮而不降。坤为圆运动升极而降之方。离位正浮的阳热，到夏秋之间的坤方而初降也。

悦言乎兑者，阳热升而不降，则亢而悔。升而能降，则和而悦。此时地面的阳热，得地面上天空金气之收，而降入地下，以为来春万物生发之本。阳热秋降，万物得根而皆悦也。金气详下文气象学证明。

战乎乾者，兑居西方地面之上，乾居西方地面之下。地面之下，乃为阴位。秋冬之交，阳热降入阴中，非常充足，阴阳乍合，必战动而后自然也。

劳乎坎者，阳热由地面之上降入地面下之水中，宜封藏不可外泄，当慰劳之，使安静不可泄动也。

成言乎艮者，坤为升极宜降之位，阳热至坤如不能降，不能行圆运动之事而直上矣。阳热至艮如不能升，不能成圆运动之功而直下矣。艮坤为升降之枢机，乃圆运动之中气。如无中气，直下不升，直上不降，造化息矣。成言乎艮，言一年的圆运动，成功于艮方也。

帝出乎震之时，大寒立春节前后也。此时大气降极而升，由静而动，地下水中所藏上年秋季所收降的阳热，升动出土。造化个体，根气摇泄，人身下部的阳热，亦升动摇泄。身体不强中气不足之人，尤其是年老之人，与常病之人，此时必感觉精神不振，食减不安。小儿如于此时发生麻疹，必多呕吐凶证。下部阳泄，中气失根故也。如麻疹发生于小寒前后，多死，阳根拔散故也。冬至后有小虫飞动，或起热风，或闻雷声，即是阳根拔散之事实也。

齐乎巽之时，谷雨立夏节前后也。此时地面下所藏的阳热，升出地面者多，人身下部的阳热，亦升出中气以上者多也。

相见乎离之时，夏至节前后也。此时造化个体的阳热，盛于地面之上，虚于地面之下。人身个体的阳热，亦盛于中气之上，而虚于中气之下也。夏至前后，所以下寒之病特多也。

致役乎坤之时，夏秋之间之时也。此时造化由升而浮的阳热，又须由浮而降。由浮而降，中气之能。人身如中气不足，上部阳热降不下去，便成病也。

悦言乎兑之时，立秋处暑节前后也。此时造化个体，由地下水中升浮于地面之上的阳热，与今年夏季直射地面的阳热，都向地面下降。造化圆运动的个体，中下如植物个体的根本，中上如植物个体的花叶。在个体之上的阳气下降，乃生根本。在个体之下的阳气上升，乃生花叶。在上的阳气，即是在下的阳气，在下的阳气，即是在上的阳气。今秋悦言乎兑的阳，即是来春帝出乎震的帝。此时地面之上，阳热已多，不能下降以交阴，则澎渤而作吼，能下降以交阴，则收敛而生悦。人身此时阳气下降，精神强足，迥异寻常，而死人最多的时令病，处暑后即消灭也。处者，归也，入也。言地面上的暑热，归入于地面之下也。所以人身立秋之后，内必生热。如此时阳热不足，下降不多，冬至之时水中阳少，便成大病。

战乎乾之时，寒露霜降节前后也。阳气出外则下虚，阳气入内则下实。兑居地面之上，上即外也。乾居地面之下，下即内也。此时阳气入内者多，造化个体，中下阳实，人身个体亦中下阳实。造化个体与人身个体，中下为本，故人当秋冬之交，则特别壮健也。兑乾之时，宇宙与人身中气之上的阳气，收降于中气之下。中下的阳气既实，秋气又收敛之。收降不遂，则燥结于中土之际。于是江南的黑热病、西南的疟疾即盛行也。

劳乎坎之时，冬至节之时也。此时阳气入地，封藏不泄，为来年岁气圆运动之本。唯水有封藏之能。故阳气入地，必须入于地下的水中，然后能封藏不泄。人身此时如纵欲泻阳，来年交春，阳热出震，必根气虚乏。倘感时疾，必易致死。小儿冬春之交，发热出疹，服升散药、寒凉药、破气药必死，即是阳根不藏又遭药力升散之故。此时如特别寒冷，阳气封藏，人身必健美也。

成言乎艮之时，冬春之间之时也。离居南方升极之位，坎居北方降极之位。圆运动个体，升极必降，故阳降于坤位，降极必升，故阳升于艮方。艮坤为升降的中气。人身此时中气不足，阳气升不上来，必成危险大病也。

以上节气，须将八卦图的上下左右，按着自己的身体揣想，方有着落。

吾人欲求明了生物生命的宇宙造化，可将图的中心小圈作为我的个体所在地。由我的个体所在地的地面，仰观俯察此地的环境。设想此地未曾有太阳的热射到地面以前，是怎样的，是阴冷的。再设想太阳的热射到地面以后，由兑而乾而坎、艮、震、巽、离、坤而兑，用下文植物学来实地证明，便能将这生物生命的宇宙造化整个的所以然明了。俯察者，俯察地面之下也。近世科学家，研究关于生命的宇宙，乃向太阳系的行星上，多少万里、多少万年去找寻。结果是徒劳无获。

既将图之中心作为我的个体所在地，再由我的个体所在地的环境，仰观俯察以求明了大气的升浮降沉，又须在我们的个体内，寻找大气升浮降沉的关系。如此则我身个体的圆运动，与造化个体的圆运动，是二而实一的研究，便能感觉有实在的事实发现矣。地面之下，最要紧。

《易经》系辞下传又曰：仰则观象于天，俯则观法于地。近取诸身，远取诸物。

造化宇宙之构成，全是太阳射到地面的阳热，压入地面之下的水中，再由水中澎出地面，又由地面压入水中，循环不已成立的。而将阳热压入地下，乃金气之力。将压下的阳热封藏不泄，乃水气之力。观象于天，注意天空的金气也。观法于地，注意地下的水气也。俯仰之间，有升降交会的中气也。近取诸身，吾身一小宇宙也。远取诸物，物身亦一小宇宙也。

《易经》系辞上传又曰：天垂象见吉凶，圣人效之。河出图，洛出书，圣人则之。

河图，伏羲时代，黄河中所发现之图。则者，取为法则也。今在山西荣河县境。

点的白色，是代表大气的阳性。点的黑色，是代表大气的阴性。下方一点，代表大气之下沉。上方两点，代表大气之上浮。左方三点，代表大气之上升。右方四点，代表大气之下降。中央五点，代表沉浮升降的中气。

中央五点，加五点为十点，代表中气为阴阳化合的圆运动个体的枢轴。下方一点加五点为六点，代表沉气之中有中气。沉气之中有中气，则下沉仍然上浮，以成其为圆运动。上方二点加五点为七点，代表浮气之中有中气。浮气之中有中气，则上浮仍然下沉，以成其为圆运动。左方三点加五点为八点，代表升气之中有中气。升气之中有中气，则左升仍然右降，以成其为圆运动。右方四点加五点为九点，代表降气之中有中气。降气之中有中气，则右降仍然左升，以成其为圆运动。

白点加入黑点代表阳中有阴，黑点加入白点代表阴中有阳。言阳性为直上之性，阴性为直下之性，直上直下不能成圆运动，必阴阳化合，然后不直上不直下而成圆运动。然必上下左右皆含有中气，然后能成整个圆运动也。

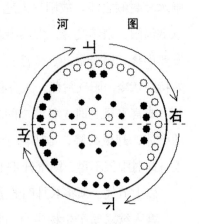

此亦关于生物生命之宇宙图。

即是一个生物个体图。

即是一个细胞图。

造化圆运动个体之构成，先有沉，后有浮。沉贵能升，浮贵能降。沉浮有先后之分，升降无先后之别。

八卦图表示造化之成，只是太阳的热，经秋降入地面之下的水中，又经春由水中升出地面上来，又经秋由地面降入水中，升极而降，降极而升，升降不已，所以成为圆运动。

河图表示宇宙造化，中气居沉浮升降之中。中气之成，在沉浮升降之后。而中气之用，又皆寓于沉浮升降之间。升者，所以使沉的不可再沉。降者，所以使浮的不可再浮。中气者，升降之枢轴也。

浮沉为阴阳之本体，升降为造化之妙用。沉者再沉则直下，浮者再浮则直上，直上直下，则阴阳之本体发现，圆运动消灭而造化息矣。造化息，中气亡也。

一二三四五，代表大气内所有五种物质，组织圆运动个体之次序。六七八九十，代表大气内五种物质能力，整个圆运动之成功也。

太阳射到地面的热，经秋降入地下，经冬藏于地下之水中，与水化合之后，经春再由水中升出地面。升出地面，草木发生，故春气属木。将阳热降入地下的降力，是地面上天空的金气。金气自秋始显，故秋气属金。冬气下沉，最沉者水。阳热归水，故冬气属水。太阳射地的热，夏时为多，故夏气属火。土壤在地面之际，居升浮降沉之中，故中气属土。故称大气内的金水木火土五种物质为五行。

五行者，一个圆运动中五种物质的气，发生五部分能力之运行也。河图个体，下一代水数，上二代火数，左三代木数，右四代金数，中五代土数。分言之则曰五行，合言之则曰一个大气的圆运动而已。八卦图的五行，坎水、离火、震巽木、兑乾金、坤艮土也。

五行物质，各有能力。火气有宣通能力，夏月造化，热涨奋兴。夏月入身，汗出色华。水气有封藏能力，冬月造化，水冰地结。冬月入身，气固骨坚。木气有疏泄能力，春月造化冻解草生。春月入身，筋脉舒达。金气有收敛能力，秋月造化，天凉热降。秋月入身，毛孔闭合。人与造化同一气也。大气的五行运动不圆，则时令传染病发生。人身的五行运动不圆，则个体之病发生。如疏泄作用大过，则发热汗出，收敛作用太过，则恶寒无汗之类是也。人身疾病，无不由大气的物质能力所发生。中医的学理，无不有大自然的科学的原则。唯自来医家，不能尽人皆知，偶有知者，亦无彻底的办法耳。能力亦称作用。

河图与八卦图，代表造化个体物质能力的圆运动，亦即代表人身个体物质能力的圆运动，亦即代表一个细胞小体物质能力的圆运动。圆的虚线，在造化为地面之际，在人身为胸下脐上之间。

生物个体，最初的一个细胞，无不具有河图圆运动的大气的物质能力。又经大气圆运动的积累而后成其个体。故生物全体细胞，仍是最初的一个细胞。一个宇宙个体，一个人的个体，皆可作一个细胞观，皆可作一个河图观。

能力物质，分不开的。人的喜怒悲恐，思想行为，早已具备于最初的一个细胞之中，而来自造化宇宙圆运动的大气也。详原理下篇。

八卦图的圆运动，一年一整个，一日一整个。河图的圆运动，一年一整个，一日一整个，一时一刻一分一秒以至无可分析，无不是一整个。吾人的个体，则具有八卦图与河图的圆运动，而成为本身个体的圆运动。八卦图的宇宙，河图宇宙的先天也。

八卦图为阳运阴中，阴包阳外的圆运动。河图为阴阳平均的圆运动，然河图白点的阳数二十五，黑点的阴数三十。是河图仍阴多于阳。故人身的阳气，为圆运动之始。人身的阴气，又为包藏阳气使阳气运动能圆之资也。如人身阳气损伤，则阴寒凝冱，不能运动而人死。人身阴气损伤，则阳气无所包藏，阳热飞越，运动解体而人死。

研究八卦图的宇宙，由兑金起。兑金于空间为西方，于时间属立秋处暑节。此时秋金收敛，将地面所有太阳射到的暑热降入地面之下而成阳盛之乾卦。此阳入于冬至坎水之中，经过小寒由艮卦上升，交春而成震巽之木，再升而成夏至离卦之火。此火经坤土之降，又同本年太阳射地的暑热，由兑而收入于地下。是为一年。秋降为春升之本，人身阳气的运行亦复如是。所以人身右部不降之病，较左部不升之病多。而左部不升之病，由于右部不降者亦不少也。

研究河图的宇宙，由中气起。中气左旋则木火左升，中气右转则金水右降。转者由上而下，旋者由下而上。中气如轴，四维如轮。木火左升，必右降以交金水，金水右降，必左升以交木火，以成其圆运动。圆运动者，整个不能分拆，以成其为整个中气运动是也。

《易经》系辞下传又曰：易简而天下之理得矣，天下之理得，而成位乎其中矣。

易简，圆运动极容易极简便也。理，即是圆运动之理。言不仅生物个体生成于圆运动之中，凡天下一切人事，只要合于大气的圆运动，合于天地生物的中气，无不得到成功之位的。极好的政治、极好的家庭、极好的社会，皆有极简易的圆运动之理。政府一举一动，无不得自人民，人民一事一物，无不信任政府。父慈其子，子孝其父。夫妇相和，朋友相信。人人都在圆运动之中，中气弥漫，而与天地合德，斯成盛隆之世。反之，则政府欺压人民，人民疑罹政府。父不慈其子，子不孝其父。夫妇相背，朋友相伪。遂成了无中气的直不运动。痞塞不通，世道坏矣。天下之理，相对的两个，成为圆的一个则治；圆的一个，成为绝对的两个则乱。河图的五行，火气宣通于上，水气封藏于下，木气疏泄于左，金气收敛于右，各走极端，成了直不运动，造化遂息。而有中央的中气，运化于中，中气如轴，四维如轮，轴运轮行，轮运轴灵，使四方各走极端的相反作用，成为一个共同相成的作用。河图的表示，中央与四维共同维系一整个圆运动的表示也。河图中央五数之中，皆有四维的一二三四。四维一二三四之中，皆有中央的五数。此中国文化，所以起源于关于生物生命之宇宙的大气圆运动，而以河图为则，医学尤其切要者。人的个体，是圆运动的大气生的故也。

佛家谓人生个体是地水火风合成的，此乃言其大概。医学原则，乃是河图。因宇宙大气，一年的运动，金气的关系太大，无金气之收敛降压，阳热不能降于水中。不唯木气无从产出，一年的温热凉寒的圆运动，亦不可能成功。唯一二三四五的三字，尚有疑义。三字代单数的阳性则可，因先有金气，然后能产生木气也。详原理上篇里六气中。

河图为宇宙造化个体的代表，乃周易之起源。河图之数，五十居中，以运四维。孔子晚年学易，尝曰：假我数年，五十以学易，可以无大过矣。言守中以学易，可以无太偏之过也。盖河图四维的一二三四，合而成中宫之五。而中宫五数之中，即是四维之一二三四，故守中以运四维，不致偏于一方而成太过也。

☯ 周秦诸子的学说

庄子 抱朴子 刘子 老子 荀子

庄子曰：人之生，气之聚也。聚则为生，散则为死。抱朴子曰：人在气中，气在人中。刘子曰：人受天地之中以生。老子曰：天地之间，其犹橐籥乎。又曰：道生一，一生二，二生三，三生万物。荀子曰：六淫之气，皆出于地，与天无关。又曰：霜降娶女，冰泮节房云云。

气之聚，大气聚在人身也。气在人中，大气在人身之中。人在气中，人在六气之中有也。人受天地之中，受天地之中气也。橐籥，风箱也。风箱之用，大气出入不已。天地之间，春夏则阳气出于地上，秋冬则阳气入于地下。入而复出，出而复入，出入不已，因成造化也。老子之道，周流不息，无始无终，一个圆圈。一个圆圈升降起来，则生中气。一指圆圈言，二指升降言，三指中气言。天空一无所有，太阳的热，射到地面，乃生中气也。霜降宇宙阳气入内，人身下部气实，故可交合。冰泮宇宙阳气出外，人身下部气虚，故节少交合。所以孔子有云：未知生焉知死。又云：致中合，万物育焉。无非本大气之大自然。故曰人身一小宇宙也。

☯《内经》的学说

四气调神论

所以中医《内经》有曰：春三月此为发陈，逆之则奉长着少，夏为寒变。夏三月此为蕃秀，逆之则奉收者少。秋三月则为容平，逆之则奉藏着少，冬至病重。冬三月此为闭藏，逆之则奉生者少。又曰：天气清净光明者也，藏德不上，故不下也。云雾不精，故上应白露不下。交通不表，万物命故不施。不施则名木多死云云。

发陈者，去年秋收冬藏陈旧的阳气，今年春时由地下的水中而发生于地面，万物发生也。逆了春气，便少了夏气之根，故夏病寒也。蕃秀者，发生于地面的阳热，夏时盛长于地面之上，万物蕃盛而秀实也。逆了夏气，便少了秋气之根也。容平者，夏时地面上阳热多，地面下阳热少。秋时大气，压力增加，将地面上极多的阳热，收容于地面之下，地面上下阳热平匀均也。逆了秋气，则冬气无根，冬气阳少，故病重也。闭藏者，此收容于地下之阳热，愈收愈深。入冬以后，此阳热即藏于地下之水中，闭固不泄，以为来年春夏生长之根也。逆了冬气，则春气无根也。但是水之能藏阳热，全赖冬令寒冷。若冬时不寒，封藏无力，水中所藏的阳热，散漫消亡。则地面之下，无藏德上升于天。天空之间，即无雨露下降于地。天气本来清净光明，无雨露无云雾。雨露云雾皆地下水中所藏的阳热上升成的。上升下降的交通停息，成了无中气的表现。中气乃万物的生命，今造化无中气以施于万物，极有名之大木，必多枯死，而况人乎。读《内经》需择其事实上有理由者读之，"四气调神论"之类是也。《内经》非一人手笔，所以有合理处，有不合理处。

《内经》又曰：夫虚者气出也，夫实者气入也。圣人春夏养阳，秋冬养阴。

春夏之时，地下水中所藏的阳气，升出地面之上，地面之下阳气减少。造化个体与人身个体皆以中下为本。今中下阳气外出，故曰虚也。秋冬之时，地面之上所盛满的阳热，降入于地面之下的水中。阳气入于水中，中下阳足，故曰实也。圣人知春夏阳虚于下，故一切起居饮食，皆注意保养中下的阳气。此时不知保养中下阳气，必不免外热内寒，上热下寒诸危险病也。圣人知秋冬阳实于下，阳气是往上浮的，虽实于下，仍易浮动上来。必须阴气充足，方能将阳降而藏于水气之中。故一切起居饮食，皆注意保养中上的阴气。此时不注意保养中上的阴气，阴气不足，封藏不住在下的阳气，来年春夏，根本亏伤，必病极危险的温病也。故春夏以寒药治病，伤损下部的阳气，秋冬以热药治病，扰动下部的阳气，多坏。

宇宙大气圆运动的造化个体的力量，地面上得一半，地面下得一半。而根本则在地面下之一半。人之雪兆丰年。不知冬令雪大，次年丰收，乃因雪能封藏地面下的阳气。冬令雪大，地下阳足，岂止次年禾稼结实特多，人身亦加康健也。人知冬令鸣雷，次年不利。不知冬令鸣雷，乃地下封藏的阳气，往外消失。次年由地下生出地上的大气，成了无根的病气。岂知五谷缺收，民病犹不易治。因去年是今年的先天，今年是明年的先天也。

南方的井水，冬至后一日，比冬至前一日，温度减少。冬至阳生，阳生则升，故井水冬至后一日温度，较冬至前一日减少。北方的井水，冬至前一日比较冬至后一日，以致大寒之前，温度并无差别。雪大冰厚，地下水中，封藏气足，阳热不外泄也。所以人在北方居住，则身体健康。移住南方，则觉疲乏。大气中的阳，足与不足之分也。前人谓五月间井内须防有毒，五月不可淘井。因五月间，地面下阳气少，井内阴盛之故。

交秋之后，居住北方，住到春季，始往南方。一到南方，便觉呼吸清快，身体舒适。交秋之后，居住南方，住到春季，始往北方。一到北方，便觉身体疲乏，精神摇动。南方大气秋冬收藏之力量小，北方大气秋冬收藏之力量大。收藏大疏泄亦大，收藏小疏泄亦小。收藏者，入也，疏泄者，出也。入多出少故健美，入少出多故疲乏也。唯中气充足，身强年壮之人，本身的圆运动健全，不随大气以俱偏者，乃无如是之感觉。若中气不足，与年老之人，无不有如此感觉者。大气有南北之差，所以医药有南北之别也。所以上文研究造化宇宙的个体，重在此生物个体所在地整个的春夏秋冬。不可将南方的春夏，与北方的秋冬作一整个看，亦不可将北方的春夏，与南方的秋冬作一整个看。

☯ 现代科学的证明

法医学的证明

法医学检验婴儿尸体，以通大气者，为已有生命，未通大气者，为无生命。未通大气者，肺脏肉质，未成海绵体，是紧小的云云。

婴儿身体，当未通大气，肺脏肉质未成海绵体之前，呼吸器官不起呼吸作用，循环器官不起循环作用，消化器官不起消化作用，排泄器官不起排泄作用。通入大气之后，呼吸器官先起作用。其他器官，乃随之而起作用。婴儿生命，于是完成。

婴儿产生之后，必经呱呱一声。此一声，即大气由鼻孔压入肺脏，肺脏肉质扩张成海绵体之时。大气压入肺脏，通达全身，与本身中气感召，中气遂旋转起来。中气右转，大气吸入，中气左旋，大气呼出，中气旋转不已，大气即呼吸不已。直至天年尽时，中气旋转终了，呼出不吸，然后人死。此大气即生命之证据也。人的生命，始于一吸，终于一呼。呼而不吸，所谓断气。

人的生命即是大气，所以一息离了大气则死。凡久病之人与带病年老之人，每当节气交替，或忽晴忽雨，大气变动较烈之时，身体必有不适的感觉，或病加重，或且就死啦。人死之时，俗谓断气者，便是断了大气也。大气变动较烈者，圆运动郁而后通也。人的个体，是圆运动的大气生成的、长养的。大气运动失常，呼吸之，影响其生活之常，所以人体不安也。美国妇女于大气变动，便觉不适，谓为天气病。

疾病有四时之别。古中医的治法，有四时之异。因人的气，与造化的大气，原是一气。四时的大气，有升浮降沉之不同，故人身的病，有四时之不同也。学佛法静坐呼吸，可能却病强身。因人的呼吸，出多入少。静坐呼吸，出少入多。大气出少入多，大气存积身内者多，身内的圆运动，加密加速，故能却病强身，且增加智慧。

中医于手腕动脉，诊治全身。此动脉为肺脉穴道，名曰太渊。谓太渊为脉之大会。于肺脉穴道诊知全身各内脏的脉，即是呼吸器官先起作用，各器官乃随肺的呼吸而起作用之故。故中医又曰：肺朝百脉也。此人身是大气的科学证明，与中医诊腕上动脉能知全身疾病的科学证明也。

植物学的证明

植物学谓一株树的个体，有导管，有筛管，有树瘤。导管由根须输送水分，上至枝叶。筛管由枝叶输送养分，下至根须。树瘤在根干之交，环扭如瘤。导管、筛管的升降，由树瘤出发，水分、养分的升降，由树瘤分布。当此株的种子，种在土内，已经发芽尚未出土之时，发根的芽，并非一直向下生的，发干的芽，并非一直向上生的。乃相抱旋转，有如环形云云。

地面之际，为造化的中心。大气的升降，在此交汇。树株种子，秉升降交会的大气以发芽。大气旋转升降，将此种子，搓挪而成此旋转相抱之环形。即圆运动的造化的中气现象，即造化工作之结果也。根干之间的树瘤，即此环形已老之状态。导管输送水分上升，筛管输送养分下降。水分，水也，养分，火也。水能上升，火能下降，非造化圆运动的中气的力量，其谁能之？

人生乃一温润之体。水气升入火气之中则润，火气降入水气之中则温。然非中气旋转于中，水火不能升降于上下也。所谓中气如轴，四维如轮。观于植物个体的运动，可悟人身个体的运动，可悟造化个体的运动。

造化一年的大气，本升浮降沉的自然，成生长收藏的宏功。最完备者莫如人身，最显见者莫如植物。植物经秋而叶落者，阳气之收敛而下降也。经冬而根向下穿插者，阳气之封藏而下沉也。经春而发芽者，阳气之疏泄而上升也。经夏而茂盛者，阳气宣通而上浮也。一个圆运动的造化个体，地面上得一半，地面下得一半，观植物个体升降的现象可无疑矣。一个生物所在地，即一个造化的单位也。

植物学又谓太阳的光热，是植物的绿叶素云云。

此绿叶素有先天的、后天的之别。秋后大气收降，将太阳射到地面的热，收而降于地下，经冬气之封藏，又将降下的热藏于水中。交春阳气上升，草发木芽而呈绿色。此绿色即上年夏秋之间太阳的热也。此《易经》八卦，悦言乎兑劳乎坎帝出乎震的事实，此先天的关系也。太阳照到植物的热，后天的关系也。

以人事言，春季为一年之始。以造化言，秋季为一年之始。秋季如不将地面所受太阳的热，收而降于地面之下，春季草木，便无发生绿色之资也。

造化圆运动的个体，地面上有一半，地面下有一半。地面上为阳，地面下为阴。阳者万物资始，将成造化之先，地面上的一半，为地面下的一半之本。阴者万物资生，既成造化之后，地面下一半，又为地面上一半之本。而且从此上下互为其本。成造化者，由升降而成中气也。

吾人于交秋之后，身体结实，精神充足。于交春之后，身体疲软，精神困乏。秋后地面上的阳气，降入地面之下。人身上部的阳气，降入中气以下。春后地面下的阳气，升出地面之上。人身下部的阳气，升出中气以上。造化个体，秋后中下阳实，春后中下阳虚。阳气入土则实，阳气出土则虚。中下为造化之本，人身个体亦复如是。

春月小儿出疹子，医家用寒性之药为治者多死。寒药伤害阳气，中下阳虚，又加伤害，故死。此宇宙造化个体，地面上一半地面下一半，是整个圆运动的科学证明也。

化学的证明

化学化验大气，大气中有氢气、碳气，有氧气，有氮气。氢气之性，往上浮的。碳气之性，往下沉的。氧气之性，往上升的。氮气之性，往下降的。氢气自己燃烧。

氧气在水中燃烧，唯草木中最多。氮气富有矿素。碳气乃大气压力压沉地下所成云云。

氢气性往上浮，能自己燃烧，火气也。氧气性往上升，在水中燃烧，唯草木中最多，木气也。木气者，水中之火也。氮气性往下降，富有矿素，金气也。碳气性往下沉，最沉者水，最沉者炭也。河图代表造化生物生命的宇宙大气整个的圆运动。大气之中藏有五行，化学化验大气藏有氧氢氮碳，可以思矣。

生物乃大气所生，乃大气整个圆运动时所生也。化学化验大气，乃化验整个不运动的大气也。河图者，示人以整个圆运动的大气，又示人以分析不运动的大气。示人以分析不运动的大气，正示人以愈能明了整个圆运动的大气。此宇宙大气中有五行的科学证明也。

生物学的证明

生物学化验动物尸体，以寻找生物的生命。见死体之内，尽是氧氢氮碳等毒质。生物个体原质甚多，唯此四种占最多数。兽脏粉内尤为显著。生命乃在毒质之中，实为奇事云云。

毒质之中绝无生命，浅而易知，显而易见之事。化验一切生物死体，尽是氧氢氮碳等毒质，生物个体，何以会有氧氢氮碳？氧氢氮碳，何以会成毒质？本是极难知道之事。知道大气的圆运动，则知道也。

大气之中，本来原有氧氢氮碳。若是毒质，人人呼吸大气，岂不人人都不能生活乎？不知大气中的氧氢氮碳，本是升浮降沉圆运动而中和的。中和者，氧氢氮碳分析不开，彼此融合，彼此互化，如河图的中气是也。五行的中气，是生物的生命。氧氢氮碳的中和，即是生物的生命。大气为生物的父母，生物个体的质素，为大气赋予的。赋予时是圆运动的，化验时是不圆运动的。圆运动时是中和的，不圆运动时是无中和的。无中和，则四气分析，分析则成毒质。

生物个体，本来是毒质所成的。不见为毒质，只见为生命者，圆运动而已。氧氢氮碳等毒质，兽脏粉内犹为显著。兽的内脏内，有氧氢氮碳。人的内脏内当然亦有氧氢氮碳。人身内脏内既有氧氢氮碳，人身内脏内当然有五行，可以思矣。

大气中有升浮降沉中五种物质。西医取氧氢氮碳中和，中医取木火金水中气。中医所取的五行，以物质发生的作用为主。一切生理病理医理，无处不是五行作用的关系。顾名思义，则氧氢氮碳的作用，不如木火金水的作用周备。故用氧氢氮碳中和来谈中医，谈得合处未免太少了。用氧氢氮碳中和来证明中医的五行，则可矣。此人身有五行的科学证明也。人身的五行详原理上篇古方等篇。

生理剖解学的证明

生理剖解学，谓人身各内脏的神经节，皆通胃中云云。

造化的中气在地面上下之际，细胞的中气在核，人身的中气在胸脐之间，胸脐之间，胃也。

圆运动学，是中气万能的。大气呼吸枢机在胃。肺为呼吸的官能，中气为呼吸的主使。饮食的消化在胃。饮食化血，呼吸化气，分布各脏，已达全身的动力亦再胃。胃者，中气之位也。吾人胃脏健强，各脏皆强。胃脏如坏，各脏皆败。治各脏之病的药，皆由胃脏输运以达各脏。非各脏的神经结皆通胃中，如何能由胃已达各脏乎。此中气所以为万能也。

生理剖解学谓各内脏的神经结皆通胃中，是胃脏之中原有各内脏的元素矣。河图一二三四之中，皆有五数，实由于五数之中原有一二三四也。

科学家谓成人的血液，一小时行六百八十七英里。运行之速，莫如圆运动。圆运动必有中力。中医学中气如轴，四维如轮。非各内脏的神经结皆通胃中，运动哪能迅速如此。此中医学中气如轴，四维如轮的科学证明也。

细胞学的证明

细胞学谓一个细胞，有膜，有螺旋网状，有核。一个分裂为二，二分为四，以至分为无数细胞。无数细胞，集合而成人的个体。无数个细胞的物质能力，与运动的规则，与最初一个细胞无异。将一个细胞，切成两半，一半有核，一半无核。无核的一半，立刻死灭，有核的一半，经核的运动，仍能回复成一整个细胞。又云细胞是氧氢氮碳所成云云。

阴阳二气，交合运动则成细胞。圆运动的古中医学，视人身个体只是一个细胞耳。细胞膜者，个体外维也。螺旋网状者，各脏腑经络的升降也。细胞核者，中气也。

将一个细胞切为两半，无核的一半，立刻死灭者，无中气也。有核的一半，仍能恢复成一整个的细胞者，中气运动，能生四维也。一个细胞分裂为二者，中气运动，细胞增生也。无数细胞，集合而成人的个体者，中气分布也。无数细胞的物质能力与运动的规则，仍与最初的一个细胞无异者，人身是一个河图，无数个细胞，仍是一个河图也。一个造化的单位，只是一个河图，只是一个细胞耳。

氧氢氮碳是升浮降沉圆运动大气内的物质。细胞是氧氢氮碳成的，可知细胞是升浮降沉圆运动的大气成的。科学家能得见细胞中氧氢氮碳，不能得见细胞中氧氢氮碳的中和。氧氢氮碳的中和，细胞的生命也。科学无法得见细胞的生命，只因科学有法得见细胞的氧氢氮碳故耳。此中气运动则生四维的科学证明也。

营养学的证明

营养学谓，用分析过的食物各成分，由人工混合以行动物实验。其结果和天然食物大不相同。用分析过纯碎的牛乳蛋白质、豚脂、糖类、无机盐类，照牛乳的成分配合以为饲料。将肢体重量和发育状态相等的数头白鼠，分为甲乙两组。于上列饲料之外，并加二毫升的鲜牛乳于甲组，乙组不加，比较各组发育状态。结果乙组体重日减，逐渐衰弱，甲组发育健全，体重日增。十八日之后，加同量的鲜牛乳于乙组，甲组不加。其结果适相反，甲组渐衰，乙组迅速地恢复其体重。这天然食物内，必有一种营养上不可缺的活力素云云。

生物秉宇宙圆运动的大气而生，大气是天然的圆运动，生物亦是天然的圆运动。天然的圆运动，所谓活力素是也。天然的圆，一经分析，便成不圆。既成不圆，与生活力量的元素相反，故有上述结果。生物生命是整个的圆，故化学分析，独不可用于生物生命上。所以古中医的学理方法，总是一整个的圆运动。此整个圆运动乃有生命的科学证明也。

气象学的证明

气象学谓包围地面的天空，皆是极厚的星气。此星气压入地面之下，则成矿质，矿气上升，又成星气云云。

矿为金属。星气能成矿质，是星气即金气也。满地面皆此星气的金气所降压，是极冷极阴极缩的，为何能成有生物生命的宇宙。被金气降压的地面，有了太阳的光热。此光热射到地面，是往上膨胀的。尽它的膨胀力量，将星球下降的压力散开。散开的范围内，就是一个生物生命的宇宙。散开的力量，最小是冬至前后，最大是夏至前后。此力量的大小，循环增减。大气中的膨力与压力，亦循环增减。膨压循环，因成岁气。膨是由地面之下膨出地面上来，膨力增则大气升浮。压是由地面上压入地面下去，压力增则大气下沉。升浮则热，降沉则寒。地面上见为寒，地面下已热矣。地面上见为热，地面下已寒矣。矿坑底的矿工，夏日着冬衣，冬日着夏衣。地面之下，夏寒冬热之故。

化学家于秋后化验二十吨海水，内含三便士金质。于秋前化验二十吨海水，不及三便士金质云云。此大气中的金气旺于秋之据。秋后大气压力较大，金气降入海水者较多也。

游泳家谓水中温度，秋后比秋前高。此秋金下压的事实也。

气象学又谓由地面往上若干尺为大气的对流层，对流层以上，为大气的同温层。又谓地面以下若干尺内，为不定温层。若干尺外，为有定温层云云。对流层，大气圆运动个体的上方也。不定温层，大气圆运动个体的下方也。地面之际，为大气圆运动的中心。所以植物种子所发的芽，是旋转相抱的环形也。

说者谓树株个体，在地面上者较长，在地面下者较短。认为地面之际非圆运动的中心。不知地面上是虚空的，地面下是实体的。气往地面上行易，气往地面下行难。地面上下的大气运动，容量是上多下少，力量则上下平均。如不平均，种子发芽，如何能有旋转的环形乎。

大气距地面远则稀薄，距地面近则浓厚。造化生物生命的宇宙，当在大气浓厚之处，中气多则浓厚。对流层以下无定温层以上近地面之处，则中气多。造化个体皆中气的圆运动所分布，中气的中心，则在地面上下之际也。

航空探险家谓同温层，一月与七月比较，七月距地面最远，一月距地面最近。大气的压力加多则近，减少则远也。整个远近中间，可以悟《易经》宇宙大气造化圆运动个体的范围焉，此宇宙大气中金气的的科学证明，与宇宙大气圆运动个体的上下范围的科学证明也。

土壤学的证明

土壤学谓试取地面上一克重的土壤分析化验。此些许土壤中，竟含有三十六种生物的元素。这些许土壤，不唯此处与彼处不同，即同一地的土壤，所取之时不同，所取得的土壤亦不同云云。一克约重二分六厘。

其不同者，大气圆运动的时间不同，与圆运动的力量不同，所成的中气亦不同也。些许土壤而有如许之多的生物元素者，土壤为大气升降交会的中气之所在。中气之所在，乃生命之所出也。

常见种旱地麦的两家人。一家三日锄土一次，一家总共只锄土一次。到了收获的时候，三日一锄的比只锄一次的多收麦七八倍。因三日一锄的，土质轻松，地面上的热力容易降下去，地面下的水分容易升上来。地面之际，乃大气升降制造中气之处。升降密则中气旺，中气得的多，故生命力多，所以收获多。只锄一次的，土质缪固，大气的升降不能迅速，所造成的中气减少，所有收获减少也。如将三日一锄的土壤，用化学化验，或不止有三十六种生物的元素，亦未可知。造化生命的中气，时时不同，所以人的清浊寿夭，人的灵愚贤蠢，亦各不同也。

吾人居住楼房，不如居住平地健康，居住水门丁建筑的市场，不如居住野地健康。一离大气圆运动中气的中心近，一离大气圆运动中气的中心远也。一则中气少，一则中气多也。人身触电，速用黄土调水敷身，可望救活。任何毒物，埋于土中，其毒自消。造化之中和，在土壤之际也。此宇宙大气的中气在地面之际的土中的科学证明也。

无线电学的证明

无线电学谓无线电收音机之发音，乃大气中的电波，由天线地线通入机中，发生感应作用。由感应振动，发生音波。但必须天线地线通入机内之线，作多数线圈之后，方能发生感应作用。如无线圈，谨系直线，便不能发生感应作用。海洋面与低原地面，诱电率极大，平原次之，大建筑物多的城市又次之，山岩诱电率极少云云。

电气是充满于造化生物生命的宇宙个体之间的。此宇宙个体，地面上得一半，地面下得一半。两半之间，中气所在，中气乃阴电阳电交合的媒能。宇宙的圆运动，为制造中气的工作。天线地线通入收音机之线，作多数圆圈，天线地线便是一个制造中气的大圆运动。一个线的圆圈，又是一个制造中气的圆运动。圆运动的个体多，增加的中气多，即是增加的媒能多，所以感应而发音也。

电气升降，通过水质较通过土质迅速。水面之际，为电气升降交会之处，中气较地面之际特多，故诱电率极大。低原地水质较平原地多，中气亦较平原地多，故诱电率亦较大。平原地水气较少，故诱电率亦较少。如在蒙古沙漠极乏水质之地，诱电率必较更少。人行沙漠，呼吸短促，大气的中气缺乏故也。凡大建筑物多之地，地面用水门丁坚筑之，大气不易升降，中气已少，砖壁相接，又将大气中原有的圆运动，阻碍而消灭之，中气更少，所以诱电率更少。山岩的岩石，既无土质，又无水质，中气少所以诱电率亦少。所以在建筑物多的市场居住的人，身体不壮，寿命不长。偶游郊野，便觉大快也。医院不可用水门丁筑地，更不可住楼。

印度学者，利用宇宙电磁的能力治病。其法用汽车的发电机，以铅线数尺，一端系于电机，一端插入水瓶。俟电发后，水瓶的水起了电华，将此水治剧痛，并治神经衰弱，名曰感电水。剧痛者，人身阴阳二气的圆运动不通也。神经衰弱者，人身阴阳二气所成的中气不足也。感电水，感受宇宙电磁阴阳二电圆运动之能力，故效。此水用雨水，不用井水、河水。

近代卫生学，谓海洋的大气最能健身。何以最能健身，因其封藏的阳气多、升降速、中气密，圆运动的力量较陆地的大气大也。人谓陆地有五行，海洋五行不全。不知木气乃太阳的热，被金气收入水底，再由水底升出水外之称。土气即升降浮沉的中气。土气亦称中气，中气亦称土气。海洋无土气，有中气。将海水分作上下两层看，下层属水气，上层属中气。此海洋之河图也。

以前天津租界，英国花园、法国花园。英国花园游人极少，法国花园游人极多。英国的多是水门丁筑地面。法国的地面是松土上敷细石子，时时洒水，地面上的大气升降密，中气多。游人呼吸其间，身体顿觉爽健也。此宇宙大气阴阳升降则生中气的科学证明也。

力学的证明

力学云：宇宙之间，只有五力，升力、降力、离心力、向心力、平衡力云云。

向心力，秉宇宙的阴气。离心力，秉宇宙的阳气。升力，秉阴气中的阳气。降力，秉阳气中的阴气。平衡力，秉宇宙的中气。向心力，河图之水气也。离心力，河图之火气也。升力，河图之木气也。降力，河图之金气也。

由气生力，由力生作用。升力生疏泄的作用，降力生收敛的作用，向心力生封藏的作用，离心力生宣通的作用，平衡力生运化的作用。运化者，中气运动则四维化合而得其平也。总由太阳的阳热，射到阴冷的地面，运动而成。整个的五力，唯河图能表现之也。

河图的力学，向心力系由地面之上，向入地面之下。离心力系由地面之下，离出地面之上。升力系由地面之下，升出地面之上。降力系由地面之上，降入地面之下。平衡力系圆运动于地面上下之中。而升力即是降力，降力即是升力。离心力即是向心力，向心力即是离心力。皆由平衡力的中气所变化。此河图圆运动的万能也。

力学又云，升降不已，则生中力。造化的大气，本阴阳升降的交合，而成生物个体的中气。生物的个体，本个体的中气，而交合各个体的阴阳升降。中气者，交合阴电阳电之媒能，所谓以太是也。古中医学谓由升降而成中气，是为先天。由中气而成升降，是为后天。升降不已，则生中力。既生中力，升降更不能已。此古中医学先天后天并包之圆运动法也。此河图代表宇宙造化整个圆运动，与代表生物个体整个圆运动的科学证明也。

物理学的证明

牛顿发明宇宙引力，是直线的。爱因斯坦绝不相信引力是直线。谓宇宙引力，一定是曲线云云。河图的圆运动，即是曲线也。

爱因斯坦相对论，谓引力场和电磁场，其实是一个东西，只须用一种公律，便支配了它们两个云云。河图的圆运动，乃完全的公律也。

科学家谓原质变化，为宇宙的原则云云。河图的圆运动，乃原则也。

物理学前三十年，曾于阴电子阳电子之间，发现中子。谓一个阳电子，与一个阴电子，紧密接合，遂运动而成中子。宇宙间一切物质，根本归于阳电子、阴电子与中子。近三十年又于中子之间发现卍子云云。中子者，河图中气也。卍子者，整个的河图运动也。物理学既发明中子，乃谓中子为零元素，阳电子与阴电子是相对的，中子无相对的，故称曰零也。河图的中子，则与各方面均相对的，而且各方面的运动，皆有中子化合在内。卍子为整个河图运动。中子为河图中心。故中医学的生理、病理、医理，无不归纳于一个河图。此大气中有河图的科学证明也。

☯ 医学大概的意义

人之生也，得大气五行圆运动之全，故人为万物之灵。物之生也，得大气五行圆运动之偏，故物为人身之药。全者，五行调匀、不偏多、不偏少、圆而又圆之意。偏者，五行圆运动中，有一方偏多偏少之意。类如中医之麻黄，偏于疏泄作用；芍药，偏于收敛作用；半夏，偏于下降作用；升麻，偏于上升作用；甘草，偏于补中作用。古中医治病方法，汗闭恶寒之病，是人身疏泄作用偏少，收敛作用偏多。用疏泄作用偏多之麻黄，以增加疏泄减少收敛为药。汗多发热之病，是人身收敛作用偏少，疏泄作用偏多。用收敛作用偏多之芍药，以增加收敛减少疏泄为药。呕吐之病，是人身下降作用偏少。用下降作用偏多之半夏为药。肛门重坠之病，是人身上升作用偏少。用上升作用偏多之升麻为药。收敛与疏泄欲调于平，上升与下降欲调于平，必赖中气之旋转。故用以上诸药，必兼用甘草以补中气。反之汗闭恶寒而用芍药，汗多发热而用麻黄，呕吐而用升麻，下坠而用半夏，与用上升下降收敛疏泄之药而不用中气之药，皆能将人身不圆的运动，偏上加偏，使圆运动的个体，成了直不运动的个体而死。人身五行的作用，运动圆则为人之生，运动偏即是人之病。人身五行的作用，是人身的病，即是人身的药。药的作用，所以帮助人身自己的作用，以治自己的病。倘人身的作用已无，药亦不发生作用的效力也。古中医学，用物性圆运动之偏，以调和人身圆运动之偏之学也。此其大概也。

汉代张仲景先师，著《伤寒杂病论》，为中医内科方药祖本。无一方不是整个五行圆运动的治法。虽局部之病，治法仍是整个。自来医书，虽为无有系统，无有原则，无有证实说明，学者虽不知道五行圆运动的所以然，然总在五行圆运动里摸索，所以随时随地皆有良医继起，使中医学至今不衰。历代皆有整理中医之举，规模之宏，用款之多，以前清乾隆年间诏修《医宗金鉴》为极盛。书成，除针灸正骨外科之外，徒乱人意，无有用处。因当事者不知阴阳五行之所以然，敷衍成书故也。今何如者。

最早的生物学，分生气说、机械说。生气说，无物质上的证据。机械说，有物质上的证据。故生气说不能存在，而机械说独能盛行。生气者大气也。生气是整个圆运动不能分析的，科学是以分析为能事的，所以证明不出也。

中医学自来认为人身是大气所生，故仲景先师《伤寒杂病论》的病证方法，根于大气。又申其说曰：人秉五行以有五脏。宇宙造化、生物生命、古中医学，并非分析得开的三个，乃是分析不开的一个。不知生物之生命，不见宇宙造化之成功。不知宇宙的造化，不知生物生命的来源。古中医学，乃宇宙生命的解剖与修理学也。

近代生理学，发明人身内分泌物，乃人身的刺激素，为人身无形的联络。刺激者，人身的气的整个圆运动的表现也。无形的气的联络，死体剖解学中求之无有也。商务印书出版之蔡翘生理学有云：细胞之生活作用如何，吾人不可得而知。若用化学方法去分析他，他的作用，就会马上停止，今天所讲的，就是从生活作用停止后得来的云云。细胞生活作用停止后的生理学中，无有中医学也。

以后国民，皆科学青年。古中医学，将来之或兴或废，全视科学青年之能彻底认识大气的物质能力运动与否。

科学方法改良中医。科学云者，有原理有系统有证实之谓。非死体剖解之谓。死体剖解学，是分析的，是片段的，是直不运动的，是死的。大气的古中医学，是不能分析的，是整个的，是圆运动着的，是活的。彼此立场，适成相反。由死体剖解来学中医的医家，未曾见其能治大病者。

凡改良一事，必须确知此事本身的究竟，而后可言何者为良，何者为不良。向相反之立场上去求改良，结果必更加不良而已。分析的死体剖解学，只可作外科手术的研究。

人是生物之一，生物是大气生的，故人也是大气生的。世界的人如都认识人是大气生的，岂止中医得着改进的根本办法而已哉。中医不良，非中医学本身不良，乃为中医学本身说法的书不良耳。不注意此点，乃曰取消五行，是无异坐井观天者，嫌天小也。老子曰：执古之道，以御今之有。能知古始，是谓道纪。老子之言善夫。

汉儒董仲舒，谓大雪节，天气上升，地气下降，闭塞成冬。关于生物生命的宇宙大气圆运动，总是天气下降地气上升，从无一息是天气上升地气下降者。至于大雪之时，地下封藏的阳气特别之多，圆运动的力量特别之大，更不闭塞。董仲舒下帏读书，目不窥园者三年。研究宇宙，全要在事实上寻出实在凭据来。三年目不窥园，在布帏子里面，凭空瞎造谣言。后人尊之，未免太不实事求是了。荀子曰：六淫之气，皆出于地。荀子乃从实地考研得来，有科学家的眼光。中国的哲学史，有实地整理之必要矣。

☯ 王养林书后

去年夏，中央国医馆馆长焦易堂先生设特别研究班。陈立夫先生荐彭师子益充该班系统学教授。学员八十人，皆医专毕业，与行医多年之士。有充大学教授者，有业西医者。毕业之日，一致欢喜曰：今乃得见我中国古医学的本身真相，早已合乎现代医学矣。养林闻之，叹为先得我心。敢掬诚敬告于我辈科学青年，如学中医，读《圆运动的古中医学》，可省在医校学医十分之九的脑力，即能得到中医学整个的根本解决。读生命宇宙篇，即能得到中医学整个的根本信念。中医书籍，无有将古中医学原则的本身真相树立起来，使学者读之，了解中医学的所以然者。有之，自吾师《圆运动的古中医学》一书始。

江苏省政府主席陈果夫先生设医政学院。考选各县有科学思想之中医六十人，到院训练，特约吾师演讲，听众相率请益，岂偶然欤。

中医是生命与宇宙合一之学。明了生命宇宙，乃能明了阴阳五行。却非在现今科学潮流澎湃时代，无法证明阴阳五行。中国文化本位，自力更生，读此篇得见焉。中医的《内经》有云：善言天者必验于人，善言古者必合于今，善言气者必彰于物。此篇有之。今之言物者不知有气，言人者不知有天，言今者不知有古，读此篇必知所返矣。

铁道部技正孙子明先生于吾师抵南京之日，邀集现任要职曾留学欧美之张德流诸先生六十余人。先后在南京第一公园五洲公园听吾师讲演生命宇宙。孙先生继言于众曰：现今世界科学方法所不能解决之事物，唯生命宇宙耳。彭叟由大气运动中得着解决，将我中国古代的形上文化，与现代世界的科学文化，合而为一。源源本本，信而有徵。爱因斯坦发明相对论，已令举世震惊，今彭叟发明生命宇宙，伟大过之。为天地立心，为生民立命，为往圣继绝学，非彭叟不足以当之云。

"中华民国"二十六年元旦太原川至医专学校毕业门人

山西屯留王养林谨跋于南京清凉山扫叶楼

☯ 汪英时书后

　　彭子益先生所著《圆运动的古中医学》，新旧中医学者皆喜读之。谓其能建设中医学原则系统，能增加中医治疗功效，使学中医者容易成功。因叩先生此书所以能至于此之由。先生曰：中医学乃人身一小宇宙之学。而关于生物生命宇宙中心，究在何处，中西学说，无道及者。《伤寒论》为中医方法祖本，首一方桂枝汤治中风发热，桂枝汤中的芍药，系收敛作用。既因中风而发热，反用芍药以收敛之。是何理由，历来注释，无能解者。宇宙之中心不知，宇宙的上下四维，便无法认识。《伤寒论》首一方不解原理，学医入门，便被阻拦。宇宙中心，中医学原则中心也。《伤寒论》，中医学原则之分则也。原则不知，何有分则。中医书籍，囫囵支离。后人从何学起。废书长叹而已。民国六年知山西霍县事，农桑局种核桃，久不出土。掘而视之，见发根之芽与发干之芽，并不直上直下，乃相抱如环，作圆运动之态。盖天气下降，地气上升，升降搓挪而成此圆运动也。于是得知宇宙中心之所在。一日到圣佛村办公，见儿童摘食未熟小杏，欲止之。一老人曰：时行病发大热，用此小杏十数枚，捣烂加盐少许，煎汤热服，即汗出热退也。于是得知《伤寒论》桂枝汤用芍药之原理。且并得知自来用银翘散治温病，用升麻葛根汤治麻疹错误的原因。乃于公余之暇，将整个囫囵支离之中医学，揭出原则，定出系统，重新编订。此本书之由来也云云。夫核桃发芽，煮食小杏，亦寻常耳。一与有心人接触之下，数千年之中医学理，遂得大明于世，殆有天意存乎其间欤。爰述先生之言，以告读先生书者，知此书之起源焉。

"中华民国"三十年端午乡后学吴门汪英时

谨跋于国立桂林师范学院附中宿舍

☯ 王 详 瑞 赞

　　古中医学，河图起源。圆的运动，万物皆然。五种物质，各有能力。运动失圆，因成病矣。原则系统，本来如此。书说不明，中医之耻。

　　吾师彭曻，得天独厚。圆运动学，浅明深透。初学入门，举步升堂。科学多种，对证周详。古中医学，乃大自然。中医真相，至今始传。

"中华民国"三十六年清明广西博白王详瑞谨赞

编后语

遇到李可老师是我中医生涯中最大的机缘。见面之初我深深地被他博学的中医知识、独到的见解所打动。尤其是在谈到他治疗糖尿病时，认为：今人阳虚寒湿为患，治糖尿病应从三阴立法，并引用了彭承祖言"阳明燥热，永不敌太阴寒湿"，力斥滋阴降火之非，糖尿病初病出现三多，绝不用人参白虎、知柏六味之类，以免治标害本，一用苦寒、甘寒，迅速虚化、寒化，阳明转属太阴，首先危及后天之本。一旦食少便溏便自断化源，必然转化为少阴下消，至此刻后天先天二本飘摇，久病不复，成为终身痼疾。在治疗上认为：后天为先天之本，"三阴统于太阴"（彭承祖），一线生机全看中气之强弱存亡。因此初治即以大剂理中汤救胃气，生津液，合引火汤加油桂粉、乌梅，可使三多现象于 10 日内迅速改观，20 ~ 30 日血糖水平基本复常。看到一个个被西医学判为终身疾病的患者康复，我既感于老师医技的精湛，也对彭承祖产生了极大的兴趣，随后在老师的指导下开始了收集整理彭承祖遗著的工作。

彭承祖，字子益 (1871—1949)，云南大理鹤庆人，清末至民国年间著名白族中医学家，精通经史子集，醉心医学，曾任清太医院医师，1914 年受山西督军阎锡山先生之邀南下山西，先后署理汾西、霍州、介休、灵石、平陆，据灵石县志记载"1925 年县长彭承祖"，《医学衷中参西录》收录了他的文章《山西平陆县尹彭子益致山西医学会理事长书》。当时彭氏医名远播，慕名求医、拜师者众多，彭氏遂辞官不做，在灵石县城东介庙创办了绵山中医院，另设山西中医改进研究会，并于太原开设中医专门学校，办传习班、专门班五期，培训 500 余名学员，遍及山西各地。他的大半生就此在讲授中医学理论和培养中医人才中度过。抗战开始后，山西失守，彭子益赴南京任国医馆编辑员，得陈立夫先生推荐任特别研究班教师。南京不守，返回云南，在民政厅长丁又秋支持下，继续中医学教育，为云南培养中医 400 余人。后游历重庆，于吴棹仙创办之重庆巴县国医学校任教。后又到成都四川国医学院任教。1942 年返回云南，于桂平、博白、合浦等处讲学数载。1949 年前往越南海防市应诊，不久病卒于越南，享年 78 岁。他的生平在《中国各民族英杰·第四卷》《续滇南碑传集校补》《云南辞典》均有收录。

《圆运动的古中医学》最早版本名为《实验系统医学》，印于山西省立中医专校，该书线装石印，李可老师在动乱时期冒险保存了其中的《伤寒理路篇》《杂病根源篇》《温病汗泄篇》《系统药性篇》，虽非齐全，但属全书精华，医学见解可谓独具慧眼，精辟新颖，句句道破玄机，启人心扉。为使此书能使更多人受益，经李可老师和众多朋友的不懈努力，在伤寒网和民间中医网的大力宣传下，终于找到了云南特别研究班讲义《唯物论的系统医学》、四川成都国医学院讲义《系统的古中医学》，以及彭子益年74岁时最后一版《圆运动的古中医学》上编。最后一版比其他版本编排合理，能很快地使学者入中医之门，提高中医疗效，在伤寒论坛发布原书图片后，当即受到极大的欢迎，在伤寒论坛的大力支持下，大家自发地参与到研究整理工作中，回贴率、点击率一度排名第一，形成一个学习的高潮。尤其要感谢的是参与组织整理、无私奉献的网友：海天、跛脚的蜗牛、明德、凤凰涅槃、高烧、小于石头、烂衫居士、初生、罗本逊、hjz168、一鸣、朱文正、冬、风，以及加拿大的网友大大阿哥、美国网友潇蒙。

　　《圆运动的古中医学》得到李可老师的极高评价，认为彭氏立足医易源头，上承《内经》要旨、仲景心法，以医易河图中气升降之理，串解中医经典之奥秘，犹如庖丁解牛，悉中肯綮。全书没有引用一句经文，而是跳出条文的圈子，避繁就简，由博返约，采取抽丝剥茧的方法，以通俗畅晓的语言，从头绪纷繁的古医经中，理出了科学的中医系统，而且一线贯穿于辨证论治、理法方药的各个环节。彭氏强调"中气"的作用，"中气者，脾胃二经中间之气也"。河图之理以土居中，上下左右，无土不成。故《内经》之理，仲景之学，独重中气。土为万物之母，在人身为后天之本、生命之根。故五脏六腑以脾胃为核心，十二经气机升降变化，以中气为轴心。五行学说，不是简单的生克平列图，而是"土为中心"论。正是《内经》"五脏皆秉气于胃"的具体化。一切外感、内伤，无非中气受损，升降乖乱。升者不升，遂生下陷诸病；降者不降，遂生上逆诸病。各经之病，无非虚实寒热；治病之法，无非补泻温清。而虚实寒热之病，无非升者不升，降者不降；补泻温清之法，无非逆者降之，陷者升之，复其升降之常而已。但经气如轮，中气如轴，中气乃经气之根本。升降上下左右之经气，须先照顾中气。如轻病转重，必是中气为医治伤；重病致死，必是中气为医治脱；轻病不医自愈，必是中气自然复原；大病治愈，必是中气为医药恢复。所以，治病便是治中气！古人释河图之理，引经据典，力求深奥，反使原义隐晦，使人如入云雾。彭氏拨开云雾，开门见山，以寥寥千余字便把河图之理、中气升降致病之根源、见证、演变，以及《内》《难》《伤寒》《金匮》之理，洞察病机之法，正邪进退之势，结合人体生理、病理、治则、方药诸方面的具体运用，讲得头头是道，启悟后学非浅。

　　《圆运动的古中医学》作为教材不同于以往的中医古籍，而且是最接近现代的民国时期著作，一方面是循序渐进地从传统文化入手，引导学者步入中医之门，一方面在文法上接近现代阅读习惯，十分有利于学习真正的传统中医知识。这本书不像现在高等院校教材教给学生的是名词概念，而是在反复的讲述过程中使学者形成一种观念，而这种观念正是当今院校毕业学生所不具备的，它是进行辨证论治思维过程的核心，是中医的灵魂！我一直认为中医的经典是一棵有生命力的大树，而现代某些教材只是从这棵树上取下的枯枝，堆积得再多，如果没有中医的灵魂，在临床上就不能取得应有的效果。李可老师常讲，学好古中医要"洗脑"，所谓的"洗脑"我想就是形成有中国传统文化特色的观念。是否能精通深入一门学科，首要的是要明白确立这门学科的世界观是什么，而在西方文化影响下，中华传统文化教育缺失的年轻一代，形成气一元论、形神一体观的观念靠现有的院校教材是难以做到的，西方医学名词的掺入，更是混乱了中医的思维，而扭转这一危局，给予一个明确的方向，我想《圆运动的古中医学》是最恰当的，正如书中讲到："言脾胃必称脾土胃土者。因脾胃秉造化之土气而生。脾胃病湿，因土气为湿也。脾胃病寒，因土气根于相火，相火少故中土寒也。中土运动是为升降。脾胃秉土气，故脾经病则不升，胃经病则不降。如只言脾胃的肉质，则湿寒升降，皆无根由矣。"文中处处句句传达的是天人一体的观念，而一个熟背天人一体名词而不明二十四节气内涵的中医学生，又如何能成为真正的中医呢？因此这本书对当今学好中医，提高中医诊治疾病的疗效真是太重要了。作为一个院校毕业的学生，我是深有感触的，从事了十多年中医教学管理和临床教学管理，看到的是全国很多的中医学生一直到毕业都掌握不了辨证论治，更是让我心痛，这些也是我一心将此书向社会推荐的一个主要动力。

《圆运动的古中医学》不同版本内容不完全相同，此次出版内容以原书上编为主，下编及其他版本的内容以后也可能整理推出。在整理过程中，我们主要是对原书进行了点校，统一修改了古今通假字，而一些原书强调的有特殊内涵的名词做了保留，如原书"舌胎"，书中明确讲到："舌胎的胎字，有写作胎字者，胎乃底子之意，不可写作胎字。舌本的本字，是整个肉质，胎乃面上一层，不可认为胎字。"至于明显的错讹字句，则随文予以订正，以求其更易于阅读。此书的出版是在李可老师的指引下，众多学者学习研究的总结。原书义蕴深远，有待更多的朋友研究，我们深知自己水平有限，疏误之处自知不免，敬请广大读者指正，以期再版修订完善。

李洪渊

2007 年 4 月于太原

后 记

打造"中医师承教育"权威基地

《中医名家　绝学真传》丛书　主编刘观涛

作为国家中医药管理局直属的中央级专业出版社，我们在出版大学中医药教材的基础上，还致力于"打造'中医师承教育'权威基地，还原'老中医手把手'传教实况"。

师承实录："不掺假"的完全记录

翻看中医图书，满眼皆是"应手取效、效如桴鼓"，似乎写书者都是胸有成竹、百发百中的"神医下凡"。从某种意义来说，现在的有些中医专家所出版的医学专著，对中医学习者有着一种不自觉的"误导"。因为医著中所列举的实例，多是典型病例、特殊病例，而且多是最终治好的病例。"看其专著，叹为神医；跟其临床，不过如此！"——这也不能苛求专家，因为专著篇幅毕竟有限，所以，自然要"精选"典型的、治愈的病例。为什么看其专著和跟师学习差别如此之大？为什么中医界一直呼吁"跟师学习"？因为跟师学习，才能真实地、没有任何"掺假"地反映老师的疗效、细节，包括失误、困惑、曲折等真实体验。

但是，跟师学习，要放弃原有的工作、待遇，大多数人是做不到的。一年放弃5万元的收入，还要投入几万元的生活、学习费用，中医师承教育的费用，也相当于高额的 MBA、EMBA 的十几万学费。——怎么办呢？我经过反复思索、反复探讨，最后发现：我们可以用一种现代技术手段，接近于"完全还原"跟师学习、师承教育的全过程，也就是不间断、长时间地记录中医名师的每个临床案例；或者，不间断、长时间地记录弟子与师父的学术对话。为什么我们要特别提出"不间断"这个字眼呢？因为凡是"剪辑、精选"，就有可能不自觉地偏离"真实"，走向"粉饰"。所以，真正意义的"师承教育"，一定不要对"师父的完全录音"做任何删节、处理，哪怕录音的过程有杂音，有干扰，有拖沓，也要尊崇完全真实的"师承理念"。——正如国际新闻界最著名的记者法拉奇，她在采访各国总统、主席的时候，"用录音机录下访问中的全部内容，然后一字不漏地以原对话形式全文加以发表"。

这项在中医学界史无前例的"师承全记录"工作，从2005年开始正式启动了。我寻找到的第一位师承名师，是一位农村家传中医薛振声老大夫，他殚精竭虑写成一部医学专著，很多临床中医师用了他的方子都觉得"立竿见影、疗效很高"。——这位70多岁的老中医，每天坚持到医院里行诊，星期六、星期天从来没有休息过，即便是春节期间的大年三十，也坚持为病患服务。每天晚上，我和他通电话，他口述他每天行医所诊治的每例病案的详细情况（读者甚至会听到春节期间鞭炮齐鸣的"背景音乐"），并且从不讳言自己失败的病例。——把自己的完全真实的病案，进行如实公布，需要极其之大的勇气和胆识！这相当于把自己的医术"赤裸裸地"公开给世人，没有大海一样的胸怀、过硬的临床水平，并不敢这样做！——所以，当我开始每天和薛老的"完全记录"工作之后，刘力红博士给我致函："您能对中医如此用心，功不唐捐，中医会记住您，历史也会记住您！"其实，我更认为：刘力红对我的评价，更是对薛老——这位农村家传中医、一位开拓性的中医名家的评价。因为，薛老的这个"师承记录"行动，标志着中医学术"师承教育"广泛传播的崭新开端。在这种"师承全记录"新方式的启发下，刘力红也和他的师父卢崇汉开始了不间断的"师承学术对话"，不间断的录音，记录下两位中医名家的"师承实况"。

三大要求：打造"师承教育"最佳读本

作为在全国医学专业图书中的首创，我们开始陆续对我们的专家作者提出如下"新要求"。

第一，一定要有1个月以上或100例以上"连续不间断、完整不删节"的行诊全程纪录（保留录音或录像原始记录）。这相当于让读者全程跟随、考察这位专家的实际疗效，而不是看其"精选"的有效案例。（事实上，哪怕随便一个刚出校门的中医师，都可以"精选"一本"疗效如神"的医案。因为看病水平再差，也总会碰到治好的病案！）这就相当于让读者跟其临床，现场考察。

第二，一定要详细阐释"从脉证到辨证、再到方药"的详尽、真实思考过程。现在的多数中医专著，遵循历史传统的写作格式：先列某患者的脉证，然后辨证为诸如太阳伤寒，再开出方剂加减。此后，才开始阐释为什么这样辨证、开方。——从余国俊先生的《中医师承实录》开始，我们便开创了更加便于读者学习、阅读的医案写作格式。即先列患者脉证，然后开始分析辨证的详细思考过程（包括各种可能性的分析，猜测、排除、再猜测、再排除，也包括犹豫、担心、把握性比例等真实细节），最后，才是得出的辨证结果。正如同侦破案件一样，不能先告诉读者谁是罪犯，再分析为什么他是罪犯。而要对每个人进行嫌疑排查，再逐一从诸多可能的犯罪嫌疑人中进行筛选。这个过程中时常会有误断，会有反复，但这就是真实的侦探过程！所以，中医医案的写作要向这种"真实的思考过程"过渡，甚至附上诸多学生和老师的互动疑问（比如，为什么只用这个方剂，换个类似的方剂可不可以？）。

第三，写作时要注意参照"三个标准"。第一个标准是"中医经典"，比如，《伤寒论》《黄帝内经》（甚至还包括近代名著《医学衷中参西录》）等，作者可以阐释如何在传统经典的基础上进行承前启后、开拓创新。第二个标准是"临床概率"，对于当代临床经常出现的病种（国内、国际当代最新疾病谱系），要加大力度进行阐释，比如，痛风、癌症、艾滋病、前列腺疾病等，要勇于面对最新的常见病种。第三个标准是"大学教材"，大学教材的体系毕竟代表着一种现代的分类方式，很便于中医学子们接受。

真正的中医名家，应该如同牛顿、爱因斯坦等科学巨匠，愿意把自己的毕生心血"精细入微、条分缕析、知无不言、言无不尽"地讲解、传授，把自己的毕生研究成果汇集成学术论著，传诸后世，造福人类。特别是临床操作要具有很强的"可学习性、可操作性"，学生们学习老师的著作后，也能够在临床上逐步达到较高水平。

基于这种真实还原师承教育实况的思想，我们中国中医药出版社陆续策划、出版了《中医新课堂丛书》:《中医师承实录》（余国俊著）、《我的中医之路》（余国俊著）、《我的脉学探索》（金伟著）、《名医师承讲记》（李静著）、《小说中医》（张大明著）、《小说中医续集》（张大明著）等"师承教育"类丛书，被读者们称为"中医师承教育最好的读本"。此外，我们还陆续推出面向初学者的"中医入门系列"、面向专业中医师的"临床经典系列"等多种书系。

师承大学堂:"详加辨证，愈辨愈明，才能使病无遁形，药不虚发"

对于中医师承教育，"北京四大名医"之一的孔伯华先生，曾经与肖龙友先生联手创建"北平国医学院"，并担任院长，办学 15 年，为祖国培养了数百位杰出的中医骨干。孔伯华先生坚持师承教育的方式，临床见习时，每遇疑难病证，当即提示生徒，或事后进行讨论，允许提出不同看法和意见，畅所欲言，尽情辩论，然后做出总结，指归而教之，倡导"详加辨证，愈辨愈明，才能使病无遁形，药不虚发"。1929 年，国民党政府提出"取缔中医"的议案，孔伯华被推选为全国医药团体联合会临时主席，率领全团前往南京汪精卫国民党政府请愿。面对汪精卫，孔伯华先生义正严词地提出

"用临床效果打擂"。汪精卫政府眼见为实，看到中医的良好疗效，最后撤销了"取缔中医"的提案。中华人民共和国成立后，孔伯华对毛泽东主席等中央首长的医疗保健工作，备至关怀，多所建树，受到周总理当面表扬："孔老不高谈空理，务求实干。"教委的同志把孔伯华解放前创办"北平国医学院"的办学资料取走，开始编写新中国的中医教学大纲，创办新中国的中医学院。

昔日，孔伯华先生在北京西单北白庙胡同，创办"北平国医学院"；今日，孔伯华医馆联手中国中医药出版社等中央级医学机构，邀请中医临床名家开设"教学、临床、带教"全程记录、传播的"中医师承大学堂"。除了由孔伯华先生的学术继承人讲述"孔伯华中医学说"之外，现代经方大师胡希恕先生的弟子、中日友好医院冯世纶教授将在此开设"伤寒论临床师承讲座"，并进行手把手的临床带教。胡希恕先生作为临床效果卓著的经方大家，被中医名家刘渡舟高度评价："每当在病房会诊，群贤齐集，高手如云，唯先生能独排众议，不但辨证准确无误，而且立方遣药，虽寥寥几味，看之无奇，但效果非凡，常出人意料，此得力于仲景之学也。"胡希恕先生倡导对《伤寒杂病论》执简驭繁、唯求疗效，其"方证是辨证的尖端"学术体系，成为中医人士"一通百通用伤寒"的高效捷径。中国中医药出版社将陆续出版"中医师承大学堂"的全部讲座和带教实录。

为什么我们致力于推出"中医师承大学堂"呢？被誉为"中国近代医学第一人"的张锡纯，曾经这样总结自己的中医教学效果："三年期满，皆能行道救人。"而对比传统中医教学，则是"取《内经》《难经》《伤寒》《金匮》诸书为讲义。然如此以教学生，取径太远，非殚十年之功于此等书，不能卒业；即能卒业者，果能得心皆应手乎？"新教学的三年、传统教学的十年；皆能行道救人、不能卒业／得心应手——差别何其之大！关键在于教学手段和方法。中医的"师承式教育"，已经成为与"学院派教育"相互补充、必不可缺的关键环节！

最后，作为本书系的策划编辑，欢迎您对本书提出意见或建议，也欢迎您向中国中医药出版社踊跃投稿。

本书策划编辑刘观涛邮箱：liuguantao@vip.sina.com（投稿邮件 24 小时内回复）。